Carl-Auer

Systemische Kinder- und Jugendpsychotherapie

Sie halten ein Buch aus der pinkfarbenen Praxisreihe des Carl-Auer Verlages in Händen. Diese Reihe ist der Systemischen Therapie und Beratung mit Kindern und Jugendlichen und ihren Familien gewidmet. Gute Therapeut:innen wussten schon immer, dass Kindertherapie ohne Eltern einem Schwimmbad ohne Wasser gleicht. In der Praxis reduziert sich der Einbezug der Eltern jedoch meist auf informative Gespräche, in denen über den Therapieverlauf berichtet wird. Um in der obigen Metapher zu bleiben: So wird maximal der Nichtschwimmerbereich mit Wasser gefüllt.

Systemische Kinder- und Jugendpsychotherapie bildet hier einen zentralen Unterschied. Die gesamte Familie, inklusive der Eltern, wird zum Gegenstand der Therapie. Das Kind bzw. der Jugendliche wird eher als Anlass, als Indexpatient:in verstanden; die Veränderung, die Entwicklung wird durch das gesamte Familiensystem angeregt und gefördert. Die Arbeit im Mehrpersonensetting ist sicherlich einer der größten Schätze der Systemischen Therapie, und die besondere Energie dieser Arbeitsweise trägt wesentlich dazu bei, Entwicklungen in der Familie anzustoßen. Durch die sozialrechtliche Anerkennung der Systemischen Therapie für Erwachsene sowie für Kinder und Jugendliche können Systemische Therapeut:innen jetzt auch im System der Gesetzlichen Krankenkassen systemisch arbeiten. Damit können nun alle Bevölkerungsschichten die hohe Wirksamkeit und Effektivität der Systemischen Therapie genießen. Jetzt müssen sich nur noch ausreichend viele junge Kolleg:innen finden, die sich im Vertiefungsgebiet Systemische Therapie approbieren und dann auch einen Kassensitz erwerben können, damit diese Therapieform in allen Regionen Deutschlands verfügbar ist.

Sie finden in dieser Reihe Konzepte der systemischen Kinder- und Jugendpsychotherapie, herausragende Fallstudien, Sammlungen von Techniken und Methoden, hypnosystemische Konzepte, lösungsorientierte Ansätze, Beiträge zur Spieltherapie, Embodiment-Verfahren und vieles mehr. Neben Publikationen von erfahrenen Praktiker:innen, die schon lange im systemischen Feld bekannt und geschätzt sind, stehen Veröffentlichungen von jungen Autor:innen, die ihre kreativen Konzepte, Zugänge und Interventionen vorstellen. Alle Bücher verfolgen ein gemeinsames Ziel: Therapeut:innen und Psychiater:innen in ihrer täglichen Arbeit mit Kindern, Jugendlichen und ihren Familien optimal zu unterstützen.

Reinert B. Hanswille
Herausgeber der Reihe

Fabian Schneider

Systemische Gruppenpsychotherapie mit Jugendlichen

Eine multimethodische Kombination mit Ego-State- und Körperpsychotherapie

Mit einem Vorwort von Wilhelm Rotthaus
sowie Beiträgen von
Margarethe Kruczek-Schumacher
und Heidrun Lioba Wunram

2025

Themenreihe »Systemische Kinder- und Jugendpsychotherapie«
hrsg. von Reinert B. Hanswille
Reihengestaltung: Uwe Göbel
Umschlaggestaltung: B. Charlotte Ulrich
Umschlagmotiv: © Victoria Schumacher
Illustrationen: Victoria Schumacher, Afshin Amirsadri
Redaktion: Veronika Licher
Satz: Verlagsservice Hegele, Heiligkreuzsteinach
Printed in Germany
Druck und Bindung: CPI books GmbH, Leck

MIX
Papier | Fördert gute Waldnutzung
FSC® C083411
FSC www.fsc.org

CPI klimaneutral
Mehr Bäume.Weniger CO_2

Erste Auflage, 2025
ISBN 978-3-8497-0602-9 (Printausgabe)
ISBN 978-3-8497-8554-3 (ePUB)

Bibliografische Information der Deutschen Nationalbibliothek:
Die Deutsche Nationalbibliothek verzeichnet diese Publikation
in der Deutschen Nationalbibliografie; detaillierte bibliografische
Daten sind im Internet über http://dnb.d-nb.de abrufbar.

Informationen zu unserem gesamten Programm, unseren Autoren
und zum Verlag finden Sie unter: **https://www.carl-auer.de/**.

Inhalt

Dieses Buch widme ich meiner Lehrerin Maria Bosch,
die mich als Erste für die Systemische Therapie begeisterte.

Vorwort

Gruppenpsychotherapie wird in den Praxen niedergelassener Kinder- und Jugendpsychiaterinnen[1] selten durchgeführt. Ihre Häufigkeit dürfte, verglichen mit Einzelterminen, im niedrigen einstelligen Prozentbereich liegen (in der Therapie mit Erwachsenen liegt sie bei ca. 3 %). Das erstaunt. Denn die Wirksamkeit von Gruppenpsychotherapie ist in der Wissenschaft unbestritten und die Zahl der Jugendlichen, für die sie nicht in Betracht kommt, eher niedrig. Zugleich sind die organisatorischen Schwierigkeiten gut zu bewältigen, wenn mit einer offenen, störungsübergreifenden Gruppe gearbeitet wird. Finanziell lohnend ist die Gruppentherapie schließlich auch.

Fabian Schneider stellt sein Konzept einer systemischen Gruppenpsychotherapie mit Jugendlichen in maximal praxisorientierter Weise vor. Er gliedert den Text in überschaubare Abschnitte, deren Aussagen er jeweils in einem Kasten noch einmal kurz zusammenfasst. Zudem wird das konkrete Vorgehen mit einem Fallbeispiel veranschaulicht.

Am Anfang des Buches erörtert der Autor ganz konkrete Fragen der Gruppengröße, des Altersspektrums, der Akquise und der Abrechnungsmöglichkeiten. Letztere wurden mit dem Ziel der Verbreitung von Gruppentherapie seitens der Kassenärztlichen Vereinigung sehr erleichtert: Die Kombination von Gruppentherapie und Einzeltherapie ist unproblematisch, sei es in der Durchführung durch dieselbe Therapeutin oder aber von zwei verschiedenen Therapeutinnen des gleichen Therapieverfahrens. Auch eine gegebenenfalls engmaschige Eingliederung von Terminen mit der Familie oder sonstigen Bezugspersonen ist möglich. Darüber hinaus werden materielle Erfordernisse dargestellt, angefangen von der Raumgröße bis zu den wünschenswerten Materialien.

Aufgrund seines systemischen Therapieverständnisses ist für den Autor die Einbindung der Familie unverzichtbar. Die Familiengespräche vor Beginn der Gruppenarbeit werden genutzt für das Erkennen der familiären Muster, die das Problem aufrechterhalten, und

1 Ich schließe mich hier der Praxis des Autors an, für Personen einheitlich die weibliche Form zu verwenden.

der Funktion, die die Symptomatik in den familiären Beziehungen erfüllt. Es erfolgt die Auftragsklärung und eine Entwicklung erster Lösungsideen mit Eltern und Jugendlichen gemeinsam. Regelmäßig stattfindende begleitende Familien- oder Bezugspersonengespräche werden vereinbart, deren Frequenz an die jeweilige Symptomatik und die Familiendynamik angepasst wird. Geschwistertermine sowie Gespräche mit Großeltern oder auch Lehrerinnen und Sozialpädagoginnen finden je nach Konstellation ergänzend statt. Die Bedeutung der begleitend zur Gruppentherapie stattfindenden Familiengespräche zeigt sich, so der Autor, nicht zuletzt in Krisensituationen, in denen eine Stabilisierung der Jugendlichen mithilfe des familiären Systems am effektivsten gelingt.

Für die Gruppenarbeit wird eine Ablaufstruktur vorgestellt. Eingehend werden sodann Haltung und Rolle der Therapeutin im Sinne des Prinzips der aktiven Co-Regulation dargestellt. Sie sollte je nach Situation sowohl Zeit haben, auf die tagesaktuellen Bedürfnisse und Themen ihrer Patientinnen ausreichend einzugehen, als auch bei Bedarf aktiv und strukturierend in das Therapiegeschehen einzugreifen und die Gruppe in die gewünschte Richtung zu führen. Um bei ihren Patientinnen das Gefühl der Sicherheit und Selbstwirksamkeit zu fördern, bringt sie ihnen spezifische Techniken und Übungen bei, um Gedanken, Gefühle, Empfindungen und das autonome Nervensystem positiv zu beeinflussen.

In der Gruppe treten die Jugendlichen als Expertinnen für ihre altersgemäßen Probleme auf. Interpersonales Lernen findet nicht zuletzt dadurch statt, dass die Gruppenmitglieder immer wieder zwischen der Rolle der Lösungsideen suchenden Patientin und der der kotherapeutischen Unterstützerin und Problemlöserin wechseln. Dadurch entsteht eine sehr fruchtbare, lösungsorientierte Dynamik, die Gunter Schmidt (2022, S. 64) veranlasst, von der therapeutischen Gruppe als »Kompetenztreibhaus« zu sprechen.

Anschließend wird eine kurze Einführung in die Ego-State-Therapie gegeben und dargestellt, wie auch in der Gruppe individuelle Zugänge zu den verschiedenen Ich-Zuständen angeregt werden können. Nicht zuletzt bei psychosomatischen Beschwerden nutzt der Autor diesen Therapieansatz und kombiniert ihn häufig mit körperpsychotherapeutischen Techniken, die er im Folgenden recht ausführlich darstellt. Dabei kommen mehrere Konzepte zur Sprache, so das des *sechsten Sinns* nach Daniel Siegel, Peter Levines Theorie der körperlichen Reaktionen auf Verletzungen, die Klopftechnik nach Michael Bohne, das therapeutische Yoga sowie Techniken aus der Polyvagaltheorie. Die jeweils aus diesen Theorien abgeleiteten Anleitungen des Therapeuten werden sehr konkret mit der wörtlichen Ansprache an die Gruppenmitglieder dargestellt, sodass ein ganz anschauliches Bild dieser Arbeit entsteht.

In einem abschließenden Kapitel wird eine Auswahl ergänzender Themen und Interventionen dargestellt, wie das Thema der gemeinsamen Mahlzeiten in der Familie und des eigenständigen Kochens (das in längeren Abständen in der Praxis mit der Gruppe tatsächlich durchgeführt wird) sowie des Umgangs mit Schlafproblemen und Albträumen. Imaginative Stabilisierungstechniken schließen dieses Kapitel ab.

Der Autor hat ein »Mutmachbuch« geschrieben. Das gelingt nicht nur dadurch, dass er sein gruppentherapeutisches Vorgehen ganz konkret und anschaulich schildert, sondern auch dadurch, dass die Leserin auf jeder Seite des Buches die Begeisterung und Freude des Autors an dieser Arbeit spürt und den Impuls empfindet, selbst möglichst bald mit einer Gruppe von Jugendlichen zu starten. Was hindert Sie noch, liebe Kollegin?

Dr. Wilhelm Rotthaus
Bergheim, im Januar 2025

1 Einleitung

Dieses Buch soll psychotherapeutische Kolleginnen[2] jeglicher Therapieverfahren dazu ermutigen, Gruppenpsychotherapien anzubieten. Denn die Wirkfaktoren, die die Gruppentherapie gegenüber der Einzeltherapie auszeichnen, sind weitgehend unabhängig vom Therapieverfahren. Im Folgenden werden der Leserin eine systemische Grundhaltung, die Struktur der Gruppentherapie sowie Techniken der Gesprächsführung und Kontaktgestaltung vermittelt und ein umfassender Baukasten von Interventionen und Übungen an die Hand gegeben. Veranschaulicht wird die praktische Relevanz der gruppentherapeutischen Arbeit anhand von 21 Fallbeispielen.

Das hier vorgestellte Konzept einer Gruppentherapie mit Jugendlichen soll Kinder- und Jugendlichen-Psychotherapeutinnen dazu inspirieren, systemische Therapie, Ego-State-Therapie und Körperpsychotherapie in ihrer Gruppentherapie miteinander zu kombinieren. Es wurde in der ambulanten Praxis entwickelt, kann aber ohne Weiteres auf Gruppentherapien im stationären Setting übertragen werden. Teile dieses Modells können auch in ein bereits bestehendes Gruppentherapiekonzept integriert werden.

Bei einer multimodalen Publikation ergibt sich das Dilemma, dass einerseits mehrere Therapiemethoden in einem Buch behandelt werden, um den Gesamteindruck einer solchen therapeutischen Kombination zu vermitteln. Andererseits würde jeder Therapieansatz für sich genommen bei ausführlicher Darstellung ein ganzes Buch füllen. Daher wurde eine Auswahl derjenigen Teile aus den drei Therapiemethoden getroffen, die sich in der Praxis bewährt haben und für Jugendliche geeignet sind.

Eine seriöse Anwendung der genannten Therapiemethoden setzt selbstverständlich voraus, dass die Therapeutin sich bei fundierten Lehrerinnen fortbildet und sich fachkundig supervidieren lässt.

2 Der Klarheit der Formulierungen zuliebe wird im folgenden Text für Personen einheitlich die weibliche Form verwendet. Der Verfasser bittet alle männlichen und diversen Leser, sich ebenso angesprochen und einbezogen zu fühlen wie die weibliche Leserschaft.

1.1 Ambulante Gruppentherapien braucht das Land

Im Deutschen Ärzteblatt vom Juli 2020 hieß es anlässlich des Jahrestages der Deutschen PsychotherapeutenVereinigung (DPtV), bei dem die Gruppentherapie im Mittelpunkt stand:

> »Gruppenbehandlungen werden in der ambulanten psychotherapeutischen Versorgung selten angeboten, trotz hoher Wirksamkeit und Effizienz« (Bühring 2020).

Die Zahl der Psychotherapeutinnen, die 2020 ambulante Gruppentherapien in Deutschland anboten, wurde in diesem Artikel auf 300 beziffert, wohingegen 8500 Psychotherapeutinnen eine Berechtigung zur Ausübung von Gruppentherapie in der kassenärztlichen Versorgung hatten. Dabei hatte die Kassenärztliche Vereinigung 2017 und 2019 die Regularien und Abrechnungsmöglichkeiten für die Gruppentherapie vereinfacht, um ihre Attraktivität zu steigern. So gibt es für den Langzeittherapie-Antrag einer Gruppentherapie, anders als bei der Einzeltherapie, kein Gutachterverfahren mehr. Außerdem kann die Gruppenpsychotherapie sowohl bei derselben Therapeutin mit Einzeltherapiesitzungen kombiniert werden als auch mit der Einzeltherapie bei einer anderen niedergelassenen Therapeutin des gleichen Psychotherapieverfahrens.

Auch wenn die Anzahl der angebotenen Gruppentherapien mittlerweile angestiegen sein mag und die in den kinder- und jugendpsychiatrischen Sozialpsychiatriepraxen angebotenen Gruppentherapien nicht mit erfasst sind, so bleibt Gruppentherapie im ambulanten Setting bisher eine Ausnahmeerscheinung. Schäfer (2022, S. 3) bezifferte den Anteil des Einzelsettings an der ambulanten Psychotherapie auf 97%.

Nichtsdestotrotz sehen Strauß und Mattke eine positive Zukunftsperspektive für die ambulante Gruppenpsychotherapie (Strauß u. Mattke 2018, S. 3):

> »Wir gehen davon aus, dass Gruppen nicht nur aus ökonomischen Gründen, sondern aufgrund ihres großen Potentials, das wissenschaftlich zunehmend fassbarer wird (vgl. Burlingame et al. 2004, 2013), eine positive Zukunft haben werden und bei der Behandlung vieler Störungsbilder bzw. in vielen Anwendungsbereichen noch sehr an Bedeutung gewinnen werden.«

Langenbach und Pape (2022) nennen in ihrem Übersichtsartikel »Ambulante Gruppentherapie als psychotherapeutisches Behandlungsverfahren« mehrere Studien, die die Wirksamkeit der Gruppenpsychotherapie belegen.

Barkowski et al. (2016) fanden in ihrer Übersicht über metaanalytische Studien, die Primarstudien zum Vergleich von Einzel- und Gruppentherapie zusammenfassten, sowohl störungsspezifisch als auch störungsübergreifend eine vergleichbare Wirksamkeit beider Formate.

Leider gibt es zu wenig wissenschaftliche Evidenz für die Gruppentherapie von Jugendlichen. Tschuschke (1996, S. 38) fasst dies zusammen:

> »Gruppentherapeutische Behandlungsansätze von Jugendlichen sind wissenschaftlich bislang kaum untersucht, obwohl klinische Beobachtungen gerade diese Behandlungsform als sehr vielversprechend beschreiben.«

Der amerikanische Psychoanalytiker Yalom, ein Vorreiter der Gruppentherapie für Erwachsene, gewichtet die klinische Relevanz der Gruppentherapie höher als die Zugehörigkeit zu einer bestimmten Therapieschule (Yalom 2021, S. 23–42). Langenbach und Pape (2022, S. 10) haben Yaloms Darstellung der Wirkfaktoren der Gruppentherapie wie folgt zusammengefasst:

> »1. **Hoffnung einflößen:** Hoffnung in Gruppen entsteht durch die Glaubwürdigkeit des Psychotherapeuten beziehungsweise der Psychotherapeutin und durch die Fortschritte, die die Patientin oder der Patient bei anderen Gruppenmitgliedern wahrnimmt. Dieser Faktor ist oft eine Vorbedingung dafür, dass andere Faktoren überhaupt wirksam werden können.
>
> 2. **Universalität des Leidens:** Viele Patient*innen glauben, nur sie allein hätten belastende oder ängstigende Lebenssituationen, Gedanken, Impulse und Fantasien. Die Relativierung dieser Überzeugung durch den Austausch in der Gruppe bringt Erleichterung und Entlastung mit sich und fördert die Selbstakzeptanz.
>
> 3. **Mitteilung von Informationen:** Hierunter versteht Yalom einerseits psychoedukative Unterweisungen über seelische Gesundheit und Krankheit durch die Psychotherapeutin oder den Psychotherapeuten, andererseits auch Ratschläge, die sich Patient*innen gegenseitig geben.
>
> 4. **Altruismus:** Anfangs glauben viele Patient*innen, den anderen Gruppenmitgliedern nichts Wertvolles bieten zu können. Doch bald werden

engagierte Anmerkungen von Gruppenmitgliedern gern aufgenommen und als besonders glaubwürdig hoch geschätzt. Die Erfahrung, für andere wichtig sein zu können, hebt das Selbstwertgefühl und die Selbstachtung der Gruppenmitglieder.

5. **Entwicklung von Techniken des mitmenschlichen Umgangs:** Soziales Lernen in Gruppen kann explizit oder indirekt stattfinden. Gruppentherapiepatient*innen, die länger an Gruppen teilnehmen, lernen nachweislich eine Reihe positiver sozialer Fertigkeiten im Umgang mit ihren Mitmenschen. Dazu gehören unter anderem Techniken der Konfliktlösung, Toleranz und Einfühlung in andere.

6. **Nachahmendes Verhalten:** Gruppenpsychotherapeut*innen und auch Gruppenmitglieder mit ähnlichen Problemen und guten Therapieerfolgen dienen als Modelle, zum Beispiel für Selbstenthüllung und für Unterstützung. Neue Mitglieder orientieren sich in ihrem Verhalten an ›älteren‹ Gruppenmitgliedern, mit denen sie sich identifizieren können, oder an der Psychotherapeutin beziehungsweise dem Psychotherapeuten.

7. **Interpersonales Lernen:** Yalom sieht diesen Faktor als besonders wichtig und komplex an; in seinen Fragebögen ist er in ›Input‹ (wie andere einen sehen) und ›Output‹ (wie man mit anderen umgeht) aufgeteilt. Da es den Patient*innen oft an engen zwischenmenschlichen Beziehungen fehlt, ist die Gruppe als sozialer Mikrokosmos ein wichtiger Ort für korrigierende emotionale Erfahrungen und ehrliche Rückmeldungen zu ihrem Sozialverhalten und damit für die Entwicklung alternativer Interaktionsmöglichkeiten. Das beinhaltet auch das Durcharbeiten von Beziehungen zu anderen Gruppenmitgliedern und das Erkennen von Übertragungen, wobei er dem Konzept der ›genetischen Einsicht‹ im Sinne frühkindlicher Zusammenhänge eine eher untergeordnete Bedeutung zumisst.

8. **Gruppenkohäsion:** Der Gruppenzusammenhalt oder das Wir-Gefühl einer Gruppe ist ähnlich wichtig wie die therapeutische Beziehung in der Einzeltherapie. Psychotherapeut*innen investieren viel Energie in den Aufbau von Gruppenkohäsion, weil die Kohäsion eine entscheidende Vorbedingung dafür ist, dass andere therapeutische Faktoren wirksam werden können.

9. **Katharsis:** Hier geht es um den offenen Ausdruck von intensiven Gefühlen. Katharsis scheint notwendig und wirksam für ein gutes Therapieergebnis zu sein, vor allem wenn der interpersonale Kontext berücksichtigt wird und stützende Gruppenbindungen entstanden sind. Blindes Ausagieren von Gefühlen hat dagegen eher ungünstige Folgen.

10. **Existenzielle Faktoren:** Gruppen kommen immer wieder auf Themen wie Leben und Tod, Krankheit und Gesundheit, Einsamkeit und Gemeinsamkeit, Verantwortung und Ausgeliefertsein zu sprechen. Erfahrene

> Gruppenmitglieder betrachten existenzielle Einsichten als bedeutsam für ihre Fortschritte. Die existenziellen Faktoren spielen bei Patient*innen mit lebensbedrohlichen Krankheiten oder bei Hinterbliebenengruppen eine besonders große Rolle.«

Es gibt also genug Argumente, den geringen Anteil der Gruppentherapie an der ambulanten psychotherapeutischen Versorgung zu steigern, sowohl für Erwachsene als auch für Kinder und Jugendliche. Erwähnenswert ist, dass Gruppentherapie im stationären Setting sehr viel häufiger angeboten wird als in der ambulanten Versorgung. Die Kliniken haben demnach die Bedeutung der Gruppentherapie erkannt und setzen sie um. Sicherlich wäre es interessant, zu untersuchen, aus welchen Gründen die Häufigkeit von Gruppentherapien im stationären und im ambulanten Setting so weit auseinanderklafft.

Kurz gefasst:

- Während sich Gruppentherapien im stationären Setting fest etabliert haben, bleiben sie im ambulanten Setting eine Ausnahmeerscheinung.
- Die Kassenärztliche Vereinigung fördert ambulante Gruppentherapie durch ein vereinfachtes Antragsverfahren und flexible Möglichkeiten der Kombination mit Einzeltherapie.
- Wissenschaftliche Evidenz bestätigt die Wirksamkeit von Gruppentherapien als gleichwertig mit der von Einzeltherapien.
- Unabhängig von der therapeutischen Schule wirken in Gruppentherapien Gruppeneffekte, die in Einzeltherapien nicht zum Tragen kommen.
- Dieses Buch stellt ein spezifisches Konzept für eine systemische Gruppentherapie vor, das Konzepte aus der Ego-State-Therapie und der Körperpsychotherapie integriert.

1.2 Familiengespräche als Basis der systemischen Gruppentherapie

Jede Mutter will eine gute Mutter,
jeder Vater will ein guter Vater,
jedes Kind will ein gutes Kind sein.

Wilhelm Rotthaus

Das systemische Konzept der hier vorgestellten Gruppentherapie basiert auf einer kombinierten Terminplanung von Gruppenterminen und Familiengesprächen. Die Einbindung der Familie ist dabei von grundlegender Bedeutung und unverzichtbar.

Abbildung 1 zeigt, wie die Familie, die Therapiegruppe und die Peergruppe der Jugendlichen bei dem hier vorgestellten Konzept miteinander in Verbindung stehen: Die Jugendliche ist Teil der Familie und der Therapiegruppe. Gleichzeitig ist sie auch Mitglied ihrer Peergruppe oder, falls sie sozial isoliert sein sollte, strebt sie idealerweise den Aufbau eines Freundeskreises an. Die Therapeutin ist sowohl Teil der Therapiegruppe als auch im Kontakt mit der Familie.

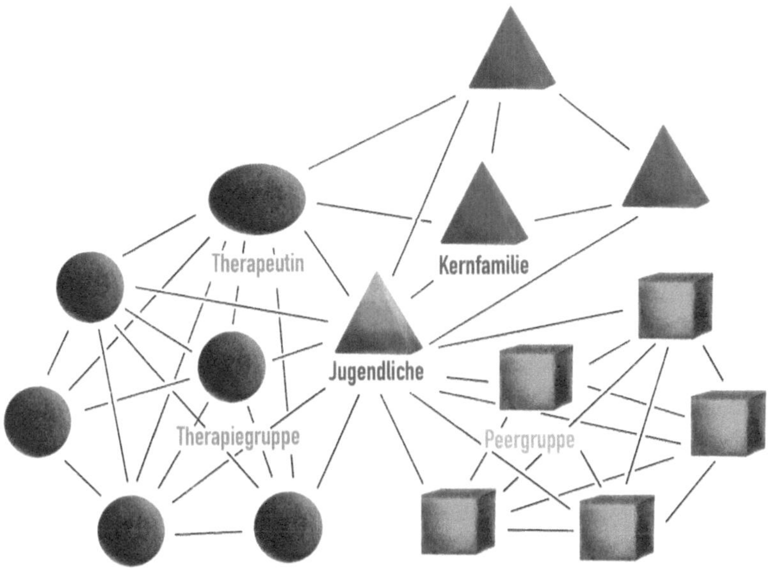

Abb. 1: Die Beziehungen zwischen Patientin, Therapeutin, Therapiegruppe, Familie und Peergruppe (© Victoria Schumacher)

Da die Familie naturgemäß der primäre Lebenskontext einer Jugendlichen ist, kann die Therapeutin ihre Patientin und deren Symptomatik unter Einbeziehung der Familie am besten verstehen. Die Beobachtung und Analyse der familiären Interaktion und Kommunikation, die sich erst in Familiengesprächen mit allen Familienmitgliedern in einem Raum manifestiert, ist dafür eine Grundvoraussetzung. Dies zeigt sich am deutlichsten in Krisensituationen, in denen eine Stabilisierung der Jugendlichen mithilfe des familiären Systems am effektivsten gelingt.

Die Entwicklung einer Jugendlichen steht in Wechselwirkung mit der Entwicklung ihrer Eltern und Geschwister. Wie das Konzept der komplementären Entwicklungsaufgaben von Wilhelm Rotthaus (siehe Abschnitt 5.1) zeigt, werden die Entwicklungsschritte einer Jugendlichen durch komplementäre Entwicklungsschritte der Eltern wesentlich beeinflusst. Entwicklung vollzieht sich als familiäre Koevolution.

Daraus folgt, dass die Prozesse der Auftragsklärung (siehe Abschnitt 2.3) und der Entwicklung von Lösungsideen nur mit Eltern und Jugendlichen gemeinsam gelingen können. Wenn der Kontakt zu den Eltern abgebrochen ist, sollten stattdessen die engsten Bezugspersonen der Jugendlichen, zum Beispiel Pflege- und Adoptiveltern oder Wohngruppenbetreuerinnen, in die Behandlung einbezogen werden.

Ein wesentliches Ziel der Auftragsklärung besteht darin, die Aufmerksamkeit der Klientinnen vom Problemverhalten und -erleben auf das gewünschte, zukünftige Verhalten und Erleben umzulenken. Diese Aufmerksamkeitsfokussierung ist dann besonders effektiv und nachhaltig, wenn sie nicht alleine bei der Patientin, sondern möglichst bei allen Familienmitgliedern evoziert werden kann.

Daher werden zusätzlich zu den Gruppenterminen in regelmäßiger Frequenz Familien- oder Bezugspersonengespräche vereinbart, deren Häufigkeit an die jeweilige Symptomatik und die Familiendynamik angepasst wird. Auch andere Familienmitglieder wie zum Beispiel Geschwister oder involvierte Großeltern beeinflussen mitunter den Therapieverlauf entscheidend und werden daher je nach Familienkonstellation eingeladen. Diese sogenannten Setting-Entscheidungen der Therapeutin, also die Frage, wen sie wann zum Gespräch einlädt, sind von elementarer strategischer Bedeutung für den Therapieverlauf (siehe Abschnitt 2.4).

Rotthaus widmet dem Thema »Setting als Intervention« in seinem Artikel »Der aktuelle Stand der Systemischen Kinder- und Jugendlichenpsychotherapie« einen eigenen Abschnitt (Rotthaus 2023a, S.109):

> »Dadurch, dass mehrere Personen Veränderungsimpulse erhalten und die Therapeutin dadurch eine Chance hat, im System eine Koevolution anzuregen, wird eine hohe Nachhaltigkeit des Therapieprozesses erreicht. Eine Reihe von Studien konnten nachweisen, dass Systemische Therapie nicht unbedingt erfolgreicher als andere Verfahren ist, dass der Behandlungserfolg aber in weniger Therapiestunden erreicht wird und ansteigt, je länger die Katamnesezeit andauert. Im Mehrpersonensetting ist es am einfachsten zu erreichen, das Kind aus der Sündenbockrolle zu

befreien, in die viele Kinder und Jugendliche, die vorgestellt werden, in den Monaten und Jahren zuvor geraten.«

Bei getrennten Eltern, die nicht zu einem gemeinsamen Gespräch bereit sind, sollten getrennte Elterngespräche mit Vater und Mutter angeboten werden, sofern die Jugendliche zu beiden Kontakt hat. Keineswegs sollte aber auf Familiengespräche verzichtet werden.

Die Kassenärztliche Vereinigung erlaubt, im Therapieantrag an die Krankenkassen ein flexibles Verhältnis von Familiengesprächen zu Gruppentherapieterminen zu beantragen. Die Therapeutin kann also durchaus von dem in der Richtlinientherapie üblichen Standardverhältnis von einem Bezugspersonen-Termin zu vier Jugendlichen-Terminen abweichen zugunsten häufigerer Familiengespräche, wenn dies als erforderlich angesehen wird. Die Krankenkasse genehmigt im Bewilligungsbescheid die entsprechende Anzahl von Gruppen- und Bezugspersonenterminen.

Die neueste Entwicklung der systemischen Gruppentherapie hat die sogenannte Multifamilientherapie hervorgebracht, bei der mehrere Familien in einem Raum behandelt werden. Dieser vielversprechende Ansatz ist zwar für niedergelassene Psychotherapeutinnen aufgrund der Raumgröße, die für mehrere Familien erforderlich ist, in der Regel nicht realisierbar, zeigt aber, welche Möglichkeiten das Gruppentherapiekonzept birgt. Die Multifamilientherapie wird zum Beispiel am Institut für Systemische Familientherapie, Supervision und Organisationsentwicklung (ifs) in Essen gelehrt und an der Tagesklinik Pionierstrasse, Klinik und Ambulanz für Kinder- und Jugendlichenpsychiatrie und Psychotherapie in Köln, praktiziert. Asen und Scholz (2019) sowie Liddle (2009) haben dieses Konzept theoretisch dargestellt und manualisiert.

Kurz gefasst:

- Entwicklungsschritte von Jugendlichen setzen komplementäre Entwicklungsschritte ihrer Eltern voraus.
- Die Stabilisierung von Jugendlichen in Krisensituationen gelingt meist nur unter Einbeziehung der Familie.
- Die Therapeutin kann die Symptomatik der Jugendlichen nur im Familienkontext, das heißt im Gespräch mit allen Familienmitgliedern, wirklich verstehen.

- Studien zeigen, dass die systemische Therapie unter Einbeziehung der Familie zwar nicht besser, aber mit weniger Terminen und nachhaltiger wirkt als Einzeltherapie.
- Die Vereinbarung von Familiengesprächen und die Setting-Entscheidungen der Therapeutin sind entscheidend für den Therapieverlauf.
- Bei der Krankenkasse können häufigere Familiengespräche beantragt werden. Das in der Richtlinientherapie übliche Verhältnis von einem Bezugspersonen-Termin zu vier Jugendlichen-Terminen kann zugunsten der Bezugspersonengespräche verändert werden.

1.3 Eine neue Struktur für aktive Co-Regulation

Wie kann die Gruppentherapeutin ihre jugendlichen Patientinnen im störungsübergreifenden Gruppensetting am besten erreichen, auf sie eingehen und ihnen das Gefühl von Sicherheit geben?

In einer störungsübergreifenden Gruppentherapie wie der hier dargestellten kommen Patientinnen mit sehr unterschiedlichen Funktionsniveaus zusammen. Will man Jugendlichen mit zum Beispiel Angststörungen oder traumatischem Hintergrund in der Gruppe gerecht werden, erfordert dies von der Therapeutin die Fähigkeit, flexibel im Kontakt auf die jeweiligen emotionalen Bedürfnisse der Patientinnen einzugehen. Die Praxis der aktiven Co-Regulation ermöglicht es, den Jugendlichen ein Gefühl der Sicherheit zu geben und so den Teil des autonomen Nervensystems zu aktivieren, der Kontakt und soziale Interaktion ermöglicht. So kann es gelingen, die verschiedenen Patientinnen in das Gruppengeschehen zu integrieren.

Das Konzept der Co-Regulation stammt aus der Erforschung der Interaktion zwischen Eltern und Kindern. In der Psychotherapie beschreibt Co-Regulation einen Prozess, bei dem die Therapeutin aktiv daran beteiligt ist, durch reziproke Interaktion mit den Klientinnen diesen zu helfen, ihre Emotionen zu regulieren. Erfolgreiche Co-Regulation führt bei der Patientin zu einem Gefühl der Sicherheit und ist heilungsfördernd.

Porges und Porges (2023, S. 104) beschreiben Co-Regulation als grundsätzliches menschliches Bedürfnis:

> »Aus Sicht der Polyvagal-Theorie geht es bei der sozialen Interaktion um die Förderung der Co-Regulation. Damit ist gemeint, dass unser Körper in der Lage sein muss, im Kontakt mit anderen Menschen Hinweise für

> Sicherheit sowohl zu senden als auch zu empfangen. Sind wir dazu in der Lage, können wir unser Nervensystem so steuern, dass wir Zustände erreichen, die Gesundheit, Entwicklung und Regeneration fördern.«

Welcher strukturellen Voraussetzungen bedarf es in einer Gruppentherapie, damit die Therapeutin das Prinzip der aktiven Co-Regulation im Kontakt mit ihren Patientinnen umsetzen kann? Sie sollte je nach Situation sowohl Zeit haben, auf die tagesaktuellen Bedürfnisse und Themen ihrer Patientinnen ausreichend einzugehen, als auch bei Bedarf aktiv und strukturierend in das Therapiegeschehen einzugreifen und die Gruppe in eine entwicklungsfördernde Richtung zu führen. Um bei ihren Patientinnen das Gefühl der Sicherheit und der Selbstwirksamkeit zu fördern, bringt sie ihnen spezifische Techniken und Übungen bei, um Gedanken, Gefühle, Empfindungen und das autonome Nervensystem positiv zu beeinflussen.

Hierfür erweist sich weder das Vorgehen anhand eines durchstrukturierten verhaltenstherapeutischen Manuals noch die psychoanalytische Haltung der therapeutischen Abstinenz als geeignet. Wenn in einem Manual die Themen jeder Sitzung vorgegeben sind beziehungsweise durchgearbeitet werden müssen, lässt dies zu wenig Raum, um ausführlich auf die aktuellen Anliegen und Bedürfnisse der Jugendlichen einzugehen. Sollte andererseits die Therapeutin sich weitgehend abstinent verhalten und den Gesprächsverlauf und die Themenwahl ausschließlich der Gruppe überlassen, kann sie sich nicht ausreichend aktiv einbringen, um ihre Patientinnen bei der Emotionsregulation zu unterstützen und so zu stabilisieren. Um sich sicher zu fühlen und sich weiterzuentwickeln, benötigen die Jugendlichen eine Therapeutin in einer aktiven Führungsrolle. Auch wenn die Gruppenteilnehmerinnen viele Lösungsideen und Ressourcen in die Gruppentherapie einbringen, so bedürfen sie dennoch der Unterstützung und neuer Impulse durch die Therapeutin.

Die folgende Struktur der Gruppensitzung (siehe Abb. 2) ermöglicht der Therapeutin, die aktive Co-Regulation in die Praxis umzusetzen. Sie bietet der Therapeutin sowohl Raum, auf die von den Gruppenmitgliedern thematisierten Nöte und Probleme einzugehen, als auch die Möglichkeit, den Jugendlichen ein vielfältiges Repertoire zur Steuerung ihrer Emotionen und Konflikte an die Hand zu geben. Detailliert wird dieses Vorgehen in Kapitel 4 beschrieben.

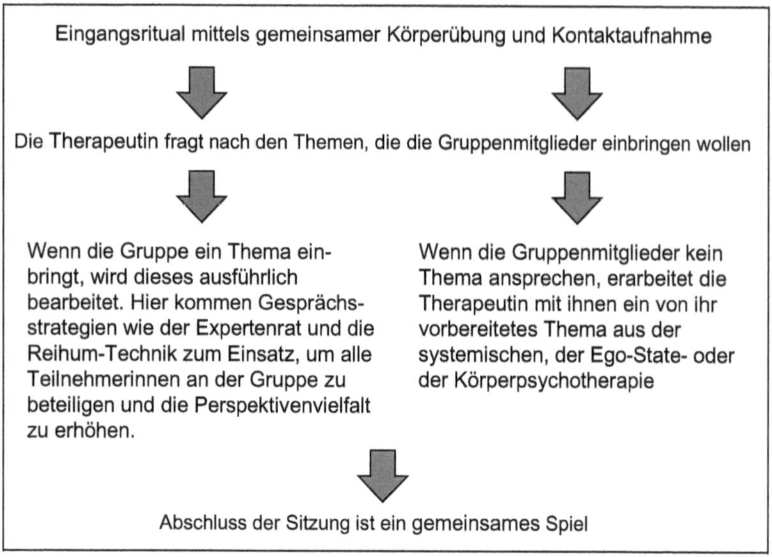

Abb. 2: Struktur der Gruppensitzung

In diesem Strukturkonzept werden zwei wesentliche Aspekte miteinander verbunden:

1) Spontan von der Gruppe eingebrachte Themen werden gehört und mithilfe der Therapeutin ausführlich bearbeitet, wobei in der Regel der Hauptteil der Lösungsideen aus der Gruppe kommt. Die Therapeutin begleitet diesen Prozess und unterstützt ihn soweit nötig, indem sie ordnend in den Gesprächsverlauf eingreift.
2) Die Jugendlichen lernen die von der Therapeutin vorgestellten therapeutischen Methoden kennen und üben mit ihr zusammen Interventionen ein, die ihnen helfen, ihre Emotionen und Beziehungen besser zu verstehen und zu regulieren.

Die Gruppenmitglieder nehmen entscheidenden Einfluss auf den skizzierten Ablauf, indem sie entweder in Eigeninitiative ihre Themen einbringen oder der Therapeutin genügend Zeit für die von ihr ausgewählten Inhalte lassen. Indem die Therapeutin diese Entscheidungen der Gruppe akzeptiert, achtet sie deren Selbstorganisation.

Kurz gefasst:
- Die störungsübergreifende Gruppe mit den unterschiedlichen Funktionsniveaus der Patientinnen erfordert eine neue Rolle der Therapeutin: die aktive Co-Regulation.
- Diese wird durch eine spezifische Struktur der Gruppensitzungen jenseits eines Manuals oder therapeutischer Abstinenz ermöglicht.
- Die Therapeutin akzeptiert die Selbststeuerung des Gruppensystems und passt sich flexibel im jeweiligen Tagesprogramm an die Bedürfnisse der Gruppe an.
- Gesprächstechniken wie der Expertenrat und die Reihum-Technik gewährleisten Perspektivenvielfalt und die Beteiligung aller Jugendlichen.
- Mit den in den Kapiteln 5–7 dargestellten Themen aus der systemischen, der Ego-State- und der Körperpsychotherapie gestaltet die Therapeutin die Sitzungen, in denen die Gruppe selbst keine Themen einbringt.

1.4 Wie sich systemische Therapie, Ego-State-Therapie und Körperpsychotherapie gegenseitig ergänzen

Warum ist die Kombination von systemischer, Ego-State- und Körperpsychotherapie in einer Gruppentherapie sinnvoll? Und warum bietet sie den Patientinnen und ihren Familien ein vielseitiges Repertoire an Lösungsmöglichkeiten für ihre Probleme?

Grundlage der hier dargestellten Therapieform sind folgende systemischen Prinzipien:

- die Neutralität der Therapeutin
- die Kontextorientierung
- der Respekt vor der Selbstorganisation des Systems bei gleichzeitiger Respektlosigkeit vor den Ideen der Systemmitglieder
- das systemische Verständnis von »Problemen«
- die Herausarbeitung der unterschiedlichen Perspektiven und Lösungsansätze aller Beteiligten
- das im sozialen Konstruktionismus entwickelte Verständnis von Realität als einer Wirklichkeit, die in zwischenmenschlichen Prozessen »konstruiert wird« (siehe Abschnitt 2.1)

Der systemische Rahmen ermöglicht unter Einbeziehung aller relevanten Familienmitglieder, insbesondere der Geschwister, eine nachhaltige, lösungs- und entwicklungsfokussierte Ausrichtung der Therapie.

Durch die Ego-State- und die Körperpsychotherapie wird dieses systemische Grundkonzept wirkungsvoll erweitert: Die Klientinnen erlernen dabei sowohl theoretische Konzepte und Sichtweisen als auch praktische Fertigkeiten, die ihnen helfen, ihr inneres Team aus Ich-Zuständen besser wahrzunehmen sowie die mit diesen assoziierten Emotionen, Körperempfindungen und Körperreaktionen zu akzeptieren und positiv zu beeinflussen. Letzteres hat wiederum Auswirkungen auf die Beziehungsqualität in der Familie, die Empathie der Familienmitglieder und ihre gegenseitige Zugewandtheit.

Die drei therapeutischen Schulen der systemischen, der Ego-State- und der Körperpsychotherapie sind durch inhaltliche Schnittmengen miteinander verbunden und ergänzen sich auf sinnhafte Art und Weise.

Gemeinsamkeiten zwischen dem Konzept der Ego-States und der systemischen Therapie finden sich schon Mitte der 1960er-Jahre in der von der Familientherapeutin Virginia Satir entwickelten Idee der *Parts Party* (deutsch: Teile-Party). Satir war eine Pionierin der Familientherapie und entwickelte die Familienskulptur. Bei der Parts Party treffen die verschiedenen Persönlichkeitsanteile aufeinander, wodurch zum Beispiel innere Widersprüche besser verstanden werden können (Satir et al. 2011, S. 195–226).

Die für die systemische Therapie grundlegende Idee der Perspektivenvielfalt findet auf der individuellen Ebene ihre Entsprechung in dem Konzept der Ego-States, das die verschiedenen Persönlichkeitsanteile sichtbar macht. Im Kapitel 6 wird gezeigt, wie durch die Identifikation und das Verständnis von Ich-Zuständen verschiedene Symptomatiken behandelt werden können.

Watkins und Watkins (2019, S. 147) beschreiben eine Parallele zwischen Ego-State- und Familientherapie:

> »Die Lösung des Problems liegt innerhalb der Persönlichkeit und muss von den inneren Personen geleistet werden. Abgesehen davon, ist es nicht der Zweck der Ego-State-Therapie, die Dissoziation noch zu verstärken, indem man sich ohne spezifischen therapeutischen Grund mit einem Ich-Zustand unterhält. Das Ziel der Familientherapie besteht darin, dass die Familienmitglieder normal miteinander interagieren. Der

> Therapeut interagiert bei einem Familienmitglied nur, solange es nötig ist, um eine gewisse Veränderung zu erreichen. Dasselbe gilt auch für den therapeutischen Umgang mit Ich-Zuständen.«

Interessanterweise hat Virginia Satir schon in den 1960er-Jahren konsequent den Körper in ihre therapeutische Praxis einbezogen, wie man auf Videos ihrer öffentlichen Demonstrationen sehen kann. Sie nahm regelmäßig körperlichen Kontakt zu ihren Patientinnen auf, indem sie sie berührte. Andreas (1994, S. 60–61) schildert dies wie folgt:

> »Eines der Kennzeichen von Virginias Arbeit war ihr Gebrauch von Berührung. Auch wenn es der vielleicht umstrittenste Teil ihrer Arbeit ist (jede körperliche Berührung zwischen Therapeut und Klient ist in der Schulpsychiatrie nach wie vor ausdrücklich als unethisch verpönt), hielt Virginia Berührung für wesentlich. Berührung ist ein wesentlicher Teil familiärer Intimität. Untersuchungen haben gezeigt, dass Kinder, die ansonsten gut versorgt sind, ohne Berührung sterben. Doch in zerstrittenen Familien berühren sich die Familienmitglieder entweder gar nicht, oder nur auf grobe Weise, wenn sie wütend oder verärgert sind oder sexuellen Kontakt haben.«

Ich-Zustände, die in einer Belastungssituation entstanden sind, haben ein eigenes Alter und auch entsprechende körperliche Eigenschaften. Oft sind sie mit einem spezifischen Zustand des autonomen Nervensystems assoziiert, wie zum Beispiel einer Aktivierung des sympathischen oder parasympathischen Nervensystems und den damit einhergehenden körperlichen Merkmalen oder Symptomen. Durch diese körperliche Dimension der Ich-Zustände ergibt sich eine Verbindung zwischen Ego-State-Therapie und Körperpsychotherapie.

Unter dem Begriff Körperpsychotherapie werden Psychotherapiemethoden zusammengefasst, die sowohl die psychischen als auch die körperlichen Aspekte menschlichen Erlebens behandeln. Hierzu zählen unter anderem *Somatic Experiencing (SE)®*, traumatherapeutisches Yoga, medizinische Klopftechniken und die Prozess- und Embodimentorientierte Psychologie (PEP®). Das Beobachten, Erfühlen und Verstehen des eigenen Körpers erweitert das therapeutische Gespräch um eine neue Ebene: die Einbeziehung des Körpers, der in den klassischen gesprächsorientierten psychotherapeutischen Schulen bisher eine eher untergeordnete Rolle spielte. Die in unserem westlichen Denken seit Jahrhunderten weitgehend dominante Vorstellung der Trennung von Geist und Körper aufzugeben, ist bereichernd für den Therapieprozess. Wittfoth (2022, S. 63) bemerkt zu den Ursachen dieser »Nichtberücksichtigung des Körperlichen«:

> »Es ist relativ einfach und für die meisten Menschen alltagspsychologisch relativ naheliegend zu glauben, dass das Denken ein irgendwie von der Körperlichkeit abgehobener und separierter Prozess ist. Ebenso muss man einige Anstrengungen aufwenden und benötigt einige zusätzliche Informationen, um zu erkennen, inwieweit geistige Prozesse von körperlichen Prozessen abhängig sind.«

Wittfoth (2022, S. 65) verweist auf Erkenntnisse neuerer Forschung über die enge Verbindung von körperlichen, emotionalen und kognitiven Prozessen:

> »Doch die Beziehung zwischen Emotionen und körperlichen Signalen und ihren Veränderungen ist nicht die einzige, die entdeckt wurde. Ebenso sind kognitive und emotionale Prozesse, die zunächst nur als separate Prozesse vorstellbar sind, häufig ohne einander nicht zielführend. Interessanterweise werden auch immer mehr Hinweise darauf entdeckt, dass selbst einfache Denkprozesse nicht ohne körperlich-emotionale Beteiligung ablaufen können.«

Die kulturell geprägte Erwartungshaltung vieler Klientinnen, in einer Psychotherapie ausschließlich zu sprechen und zu reflektieren, wird zugleich irritiert und erweitert, wenn körpertherapeutische Interventionen eingesetzt werden. Der Zugang zu den körperlichen Dimensionen des eigenen Fühlens und Denkens erweist sich als heilungsfördernd und horizonterweiternd, sofern die Vorgehensweise individuell an die Patientinnen angepasst wird. Körperübungen und -wahrnehmung ermöglichen Jugendlichen und ihren Familienmitgliedern Erfahrungen jenseits von Gespräch und kognitiver Reflexion. Die Einbeziehung des Körpers trägt nicht nur zur Verbesserung der Achtsamkeit bei, sondern ermöglicht auch ein anderes Verständnis des eigenen Selbst.

Kurz gefasst:

- Die Kontext-, Entwicklungs-, Zukunfts- und Lösungsorientierung der systemischen Haltung ist die Grundlage des hier dargestellten Gruppentherapiekonzepts.
- Die drei Schulen der systemischen, der Ego-State- und der Körperpsychotherapie ergänzen sich inhaltlich zugunsten einer vielseitigen Gruppentherapie.

- Die Idee der verschiedenen Persönlichkeitsanteile der Ego-State-Therapie findet sich schon Mitte der 1960er-Jahre in Virginia Satirs Parts Party in der systemischen Familientherapie.
- Watkins und Watkins (2019) ziehen eine Parallele zwischen Ego-State- und Familientherapie; bei beiden geht es darum, dass die Familienmitglieder resp. Ego-States besser miteinander interagieren.
- Die Ego-State- und die Körperpsychotherapie sind durch die körperliche Dimension der Ich-Zustände, wie zum Beispiel die Aktivierungszustände des autonomen Nervensystems, miteinander verbunden.
- Die Einbeziehung des Körpers in die klassische gesprächszentrierte Psychotherapie erweitert die therapeutischen Handlungsmöglichkeiten um eine neue Dimension.

1.5 Warum Gruppentherapie so viel Spaß macht und es für die Therapeutin immer spannend bleibt

Mit einer Gruppentherapie begibt sich die Therapeutin auf eine Reise voller Überraschungen und unerwarteter Entwicklungen. Die bei einer fortlaufenden Gruppe sich in Abhängigkeit von der Gruppenzusammensetzung stets wandelnde Gruppendynamik ist reich an neuen Impulsen, Assoziationen und bisweilen Situationskomik.

Die Interaktion der verschiedenen Persönlichkeiten und Persönlichkeitsanteile der Gruppenmitglieder generiert eine Diversität an Ideen und Themen, die nicht nur die Gruppenteilnehmerinnen, sondern auch die Therapeutin inspiriert. Durch die Offenheit des hier dargestellten Konzepts für neue Inhalte aus der Gruppe passt sich die Gruppentherapie an die sich ständig wandelnden gesellschaftlichen Einflüsse und die sich verändernde Jugendkultur stetig an und bleibt dadurch lebendig. Dies fördert bei der Therapeutin das Gefühl der Sinnhaftigkeit des eigenen Tuns und Wirkens.

Die Therapeutin kann von ihren Patientinnen lernen und neue Lebenserfahrungen gewinnen. Die aufgrund der Selbstorganisation der Gruppe nur bedingte Steuerbarkeit des Gruppengeschehens verhindert Routine und Langeweile und ermöglicht unvorhersehbare Entwicklungen.

Wenn es der Therapeutin mit den in den Abschnitten 4.3 und 4.4 geschilderten Gesprächstechniken gelingt, alle Gruppenteilnehmerinnen in den Prozess einzubinden und den Dialog untereinander zu fördern, wird sie immer wieder überrascht sein, welche Ressourcen in den Jugendlichen schlummern. Die Stärken jedes Einzelnen treten gerade in der Interaktion der Patientinnen zutage.

Das Beziehungsnetz, das zwischen allen Beteiligten inklusive der Therapeutin entsteht, ist wesentlich komplexer als in einer dyadischen Beziehung zwischen einer Patientin und ihrer Therapeutin in der Einzeltherapie. In der Gruppentherapie und in den Familiengesprächen erlebt die Therapeutin ihre Patientin in unterschiedlichen Kontexten und kann ihre Entwicklung auf vielseitige Weise fördern.

Die Spielsequenz am Ende der Gruppensitzungen ist eine Quelle der Kreativität. Ihre beziehungsstiftende Qualität verbindet die Gruppe. Das mit dem Spiel einhergehende Zufallsprinzip birgt die Chance des Rollenwechsels für alle Beteiligten. Hier entfalten sich oft ungeahnte Kompetenzen der Jugendlichen. Dabei zeigen sich häufig andere Charakterzüge der Jugendlichen als in dem vorangegangenen Teil der Gruppensitzung. Spielerisch können Wettbewerb, Konkurrenz und der Umgang mit Glück und Unglück, Erfolg und Niederlage unterhaltsam erprobt werden. Nicht zuletzt entfalten sich dabei Humor und Situationskomik in der Gruppe.

Kurz gefasst:

- Die sich stets wandelnde Gruppendynamik und -zusammensetzung birgt Überraschungen und Abwechslungsreichtum auch für die Therapeutin.
- Die Therapeutin lernt von den von der Gruppe eingebrachten Themen und Ideen.
- Durch den Input der Teilnehmerinnen nimmt die Therapeutin die gesellschaftlichen Entwicklungen in das Gruppengeschehen auf und die Gruppentherapie entwickelt sich stetig weiter.
- Die Wechselwirkung der Gruppentherapie mit den Familiengesprächen beschert der Therapeutin neue Einsichten und offenbart ihr die Kontextabhängigkeit des Verhaltens der Patientin.
- Im gemeinsamen Spiel entfalten sich ungeahnte Potenziale und es ermöglicht überraschende Rollenwechsel.

2 Der systemische Rahmen

Niemand ist alleine für das Problem,
aber alle sind für die Lösung verantwortlich.

Ben Furman

2.1 Zum systemischen Verständnis von Realität, Kausalität, Problem und Beziehungen

Eine umfassende Erörterung der systemischen Theorie ist nicht Gegenstand dieses Buches und würde den Rahmen sprengen. Aufgrund ihrer Relevanz für das systemische Denken seien an dieser Stelle aber drei grundlegende Begriffe und ihre spezifisch systemische Interpretation kurz dargestellt.

2.1.1 Das systemische Realitätsverständnis

Das systemische Verständnis von Wirklichkeit ist geprägt von den postmodernen Philosophien des Konstruktivismus und des sozialen Konstruktionismus. Gemeinsam ist beiden die Ablehnung einer »objektiven Realität« zugunsten einer vom Betrachter »konstruierten« oder in den zwischenmenschlichen Beziehungen und der Kommunikation entstehenden Wirklichkeit. Von Schlippe und Schweitzer (2003, S. 89 f.) fassen dies so zusammen:

> »Ähnlich wie der Konstruktivismus geht der Konstruktionismus von der prinzipiellen Unerfassbarkeit einer ›objektiven Realität‹ aus. Er kritisiert jedoch, dass im Konstruktivismus und in der Theorie autopoietischer Systeme das Individuum, sein Gehirn und seine Art, eine Welt zu erschaffen, Ausgangspunkt der Beobachtung sind. Im Gegensatz dazu geht der soziale Konstruktionismus explizit von der Bezogenheit aus, von der Koordination der Personen untereinander. Individualität wird eher als Nebenprodukt angesehen. Menschliche Wirklichkeit wird in Prozessen menschlicher Kommunikation ›gesellschaftlich konstruiert‹ in einem jeweils spezifischen historischen Kontext. Eine besondere Bedeutung misst der soziale Konstruktionismus dabei der Sprache zu.«

Wie sehr unsere Sprache Wirklichkeit konstruiert, zeigt sich zum Beispiel an der gängigen Formulierung »er hat ein ADHS«. Hierdurch wird suggeriert, dass der Betreffende lebenslang an einer angeborenen, genetisch bedingten Erkrankung leidet, die eine fortdauernde Symptomatik bedingt. Entsprechend gering wird die Veränderungserwartung in diesem System sein. Im Gegensatz dazu impliziert die Formulierung »er verhält sich kongruent zu einem ADHS«, dass der Patient aktuell ein Verhalten und Erleben zeigt, das den in einer Diagnoseklassifikation, wie beispielsweise der ICD-10, von Wissenschaftlern definierten Kriterien eines ADHS entspricht. Anders als in der ersten Formulierung werden aber keine Assoziationen über die Ursache oder die Prognose des Verhaltens hervorgerufen. Dies erhöht die Chancen, dass erwünschte Veränderungen eintreten.

Um ein solches in der Sprache tief verwurzeltes Denken zugunsten einer systemischen Haltung zu verändern, ist viel Übung und ein regelmäßiger Austausch mit anderen Systemikerinnen erforderlich, zum Beispiel in einer Supervisions- oder Intervisionsgruppe.

2.1.2 Das systemische Kausalitätsverständnis

Die Therapeutin wird im Gespräch mit ihren Klientinnen in der Regel mit der Frage nach der »Ursache für das Symptom« konfrontiert, bei der meist auch die Schuldfrage, wer denn das Problem verursacht hat, mitschwingt. In diesem Zusammenhang ist das systemische Verständnis oder besser gesagt »Nicht-Verständnis« von Ursache und Wirkung von zentraler Bedeutung.

Da in einem System jedes Systemmitglied Beobachterin sein kann und es daher kein objektiv beschreibbares System gibt, richtet sich das Augenmerk auf die Wechselwirkungen zwischen den Teilen des Systems und auf die Muster solcher rekursiver Wirkungen. Jede Änderung in einer Beziehung zwischen zwei Systemmitgliedern wird wahrgenommen, hat Auswirkungen auf andere Beziehungen im System, und diese Änderungen wirken wiederum zurück. Das heißt, jede Veränderung ruft neue Veränderungen an anderer Stelle des Systems hervor, die wiederum weitere Änderungen bewirken usw. Will man etwas in einem System verändern, geht es folglich darum, solche Muster zu unterbrechen oder zu verstören.

Aus systemischer Sicht gibt es daher nicht eine oder mehrere Ursachen für ein Problem. Kausalität wird grundsätzlich infrage gestellt (vgl. von Schlippe und Schweitzer 2003, S. 90–93). Für die Therapeutin erübrigt sich daher die Frage: »Warum?«. Anstatt zu fragen »Warum sind Sie zu mir gekommen?« und damit die Aufmerksamkeit auf die von der Familie postulierten Ursachen (und meist die Vergangenheit) zu lenken, kann eine Systemikerin erwünschte Veränderungen in der Zukunft fokussieren, indem sie fragt: »Wofür sind Sie zu mir gekommen?« oder: »Stell dir vor, das Problem wäre weg. Was wäre dann anders in deinem Alltag? Woran würdest du das erkennen?«.

2.1.3 Das systemische Problemverständnis

So wie die Realität ist auch das sogenannte »Problem« keine objektive Tatsache, sondern wird von den Mitgliedern eines Systems konstruiert. Eine wichtige Rolle bei der Erzeugung eines Problems spielen ein problemdeterminiertes Kommunikationssystem, eine Erklärung für das Problem und problemstabilisierende Verhaltensmuster.

Schmidt (2019, S. 89 f.) führt in dem Kapitel »Probleme – Gibt's die?« aus:

> »Wenn Therapeuten und Berater so intensiv danach suchen, was denn das Problem nun ist, an dem sie arbeiten sollen (Auftragsklärung), hätten sie es doch gewiss verdient, dass sie es auch endlich finden. Aber das Leben ist hart und ungerecht, auch für Therapeuten und Berater. Sosehr sie auch danach suchen, sie finden ›Es‹ meist nicht. Denn: Je mehr Beteiligte sie fragen, desto unterschiedlichere Beschreibungen bekommen sie, oft sogar heftig umstrittene.«

In seiner *Anleitung zum Unglücklichsein* greift Paul Watzlawick (1983) dieses Problemverständnis auf und zeigt am Beispiel des Unglücklichseins exemplarisch, wie man ein Problem möglichst effektiv konstruieren kann.

Es liegt auf der Hand, von welch hoher Relevanz ein solches systemisches Problemverständnis für das Denken und Handeln der Therapeutin und ihrer Klientinnen ist. Denn sie werden ihre Aufmerksamkeit auf die Kommunikationsmuster der Systemmitglieder richten und ihre Definitionen sowie Erklärungen für das Problem hinterfragen.

2.1.4 Die Verortung des Problems in den Beziehungen

Wie stark das systemische Denken immer noch der heutigen, mehrheitlichen Auffassung über »psychische Störungen« und dem Umgang mit Patientinnen in unserem Gesundheitssystem, in den psychiatrischen Kliniken und in der Psychotherapie widerspricht, erkennt man am besten daran, dass Systemikerinnen das Problem nicht in einem Individuum mit einer oder mehreren Diagnosen verorten, sondern in den zwischenmenschlichen Beziehungen zwischen den Mitgliedern des Systems.

Dieses Weltbild widerspricht in der Regel auch dem Denken der Familien, die in die Therapie kommen. Wenn es der Therapeutin gelingt, diese Sichtweise konsequent selbst zu praktizieren und sie ihren Klientinnen zu vermitteln, ergeben sich daraus radikale Konsequenzen für die Suche nach Lösungen, die Einbeziehung der Systemmitglieder, die Therapieinhalte, Gesprächsthemen und die Erwartungen aller Beteiligten an die zukünftige Entwicklung.

Rotthaus (2023a, S.109) erläutert dies am Gleichnis eines Mobiles:

> »Nicht ein Defizit oder eine ›Störung‹ der Person liegt also dem Verhalten des Kindes oder Jugendlichen zugrunde, sondern die Beziehungsmuster, die sich in der Familie herausgebildet haben. Das heißt auch: jedes Familienmitglied kann einen Beitrag zur Auflösung des Problems leisten. Das muss nicht derjenige sein, der das Problemverhalten zeigt. Denn die Systemmitglieder sind miteinander verbunden, wie die Teile eines Mobiles. Und an einem Mobile ist leicht zu beobachten: Verändert ein Teil durch einen Anstoß von außen seine Position, fangen alle anderen Teile an zu tanzen, und sie werden mit großer Wahrscheinlichkeit an einer anderen Stelle wieder zur Ruhe kommen und dann in einer geänderten Beziehung zueinander stehen. Darin liegt die große Chance eines konsequenten systemtherapeutischen Vorgehens.«

Wer in seinem Behandlungsraum ein Mobile aufhängt, kann diese Perspektive den Familien anschaulich demonstrieren.

Kurz gefasst:

- Der soziale Konstruktionismus lehnt eine »objektive« Realität ab zugunsten einer Wirklichkeit, die in der menschlichen Kommunikation und Bezogenheit »konstruiert« wird.
- In Systemen wird jede Veränderung wahrgenommen und hat Wechselwirkungen zwischen anderen Teilen des Systems zur Folge, die wiederum neue Wirkungen entfalten.
- Daher wird aus systemischer Sicht Kausalität infrage gestellt und es gibt nicht eine oder mehrere Ursachen für das sogenannte »Problem«.
- Das systemische Problemverständnis geht davon aus, dass ein »Problem« in der Kommunikation der Systemmitglieder, durch eine Problemerklärung und durch problemstabilisierendes Verhalten erzeugt wird.

- Ein Mobile ist eine hilfreiche Metapher für die Verortung des Problems in den Beziehungen und die Beteiligung aller an der Lösung.

2.2 Systemische Hypothesen

Das Gesundheitssystem und das diagnosezentrierte Denken seiner Akteure birgt für systemisch denkende Psychotherapeutinnen die ständige Verführung, in ein individuumzentriertes Denken zurückzufallen. Dazu trägt auch die Verkennung der psychischen Diagnosen (in der ICD-10 »Störungen« genannt) als ätiologische Kategorie bei: »Weil das Kind ein ADHS hat, verhält es sich so oder so.« Dieses weitverbreitete Denken trägt zur Chronifizierung von psychischen Symptomen bei (vgl. Rotthaus 2023a).

Systemische Hypothesen bewahren die Therapeutin davor, sich von diesem individuumzentrierten Sog auf Abwege bringen zu lassen. Der beste Ort für die Bildung systemischer Hypothesen ist eine Gruppensupervision. Die Therapeutin ist sich bewusst, dass es nicht darum geht, eine »richtige Hypothese« zu finden. Ihre Hypothesen werden im Behandlungsverlauf geprüft und gegebenenfalls verworfen oder angepasst.

Von Schlippe und Schweitzer (2003, S. 117–118) erläutern, wann eine Hypothese nützlich ist:

> »Eine systemische Hypothese ist mit um so größerer Wahrscheinlichkeit passend und nützlich, je mehr Mitglieder eines Problemsystems sie umfasst und je mehr sie in der Lage ist, die Handlungen der verschiedenen Akteure in wertschätzender Weise zu verbinden. Eine Hypothese sollte möglichst so formuliert sein, dass sie alle Mitglieder eines Problemsystems einschließt und dabei entweder *gute Absichten* mit unbeabsichtigten *negativen Folgen* oder umgekehrt das *Leiden an* einem Problem mit *positiven Nebenwirkungen* des Problems verknüpft.«

Hanswille unterscheidet in seinem 4-Schritte-Modell der systemischen Hypothese folgende Ebenen: die Beobachtungsfunktion, die Ordnungsfunktion, die Anregungsfunktion und die abgeleitete Intervention. Zur Anregungsfunktion führt er Folgendes aus (Hanswille 2024, S. 59–60):

> »Die beraterische und therapeutische Prozesskompetenz ist die Basis der Anregungsfunktion. In ihr werden Ideen gebündelt, die für die Therapeutinnen und die Familien neue Sichtweisen über Interaktionsprozes-

> se anbieten, um neue Muster zu entwickeln und eingefahrene Spuren zu verlassen. Die Anregungsfunktionen haben für die Familie oft einen Neuigkeitscharakter, und manchmal überprüfen sie die Annahmen der Therapeutin. Sie stehen in engem Zusammenhang mit den Zielen des Klientensystems, nutzen dessen Ressourcen und werden gerahmt durch die Selbstorganisation dieses Systems.«

Das Konzept der komplementären Entwicklungsaufgaben (siehe Abschnitt 5.1) erweist sich für die Gruppentherapie von Jugendlichen als eine wichtige Quelle für nützliche Hypothesen. Hypothesen können dann hilfreiche Entwicklungen anstoßen, wenn sie sich nicht primär auf die Vergangenheit und die vermeintlichen Ursachen, sondern auf die Zukunft und die Entwicklungsmöglichkeiten der Familie beziehen.

Die Therapeutin lenkt auf der Basis ihrer Hypothesen die Aufmerksamkeit der Familie in der Therapie auf Themen wie Interaktionsmuster, gute Absichten mit negativen Folgen, das Leiden an Problemen mit positiven Nebenwirkungen und Entwicklungsperspektiven. Insofern bestimmt sie mit ihren Hypothesen den Therapieverlauf in entscheidender Weise. Die Fähigkeit der Therapeutin, hilfreiche Hypothesen zu entwickeln, erweist sich daher als eine ihrer Kernkompetenzen. Umgekehrt trägt sie unter Umständen auch eine Mit-Verantwortung für das Scheitern der Therapie, wenn sie mit individuum- oder diagnosezentrierten Hypothesen den Therapieverlauf in eine ungünstige Richtung lenkt.

Da die Gruppensupervision der Therapeutin ein wichtiger Ort für ihre Hypothesenbildung ist, kommt der Auswahl einer erfahrenen, inspirierenden Supervisorin, zu der die Therapeutin eine gute Beziehung aufbauen kann, eine entscheidende Bedeutung zu.

Kurz gefasst:

- Systemische Hypothesen bewahren die Therapeutin vor der Gefahr individuum- und diagnosezentrierten Denkens.
- Eine systemische Hypothese ist umso nützlicher, je mehr Mitglieder eines Problemsystems sie umfasst und je mehr sie in der Lage ist, die Handlungen der verschiedenen Akteure in wertschätzender Weise zu verbinden.
- Systemische Hypothesen umfassen vier Ebenen: die Beobachtungsfunktion, die Ordnungsfunktion, die Anregungsfunktion und die abgeleitete Intervention.

- In der Anregungsfunktion werden Ideen gebündelt, die für die Therapeutinnen und die Familien neue Sichtweisen über Interaktionsprozesse anbieten, um neue Muster zu entwickeln und eingefahrene Spuren zu verlassen.
- Der wichtigste Ort zur Hypothesenbildung für die Therapeutin ist eine Gruppensupervision bei einer erfahrenen, inspirierenden Supervisorin, zu der sie eine gute Beziehung aufgebaut hat.

2.3 Auftragsklärung und »Wunschtrance« mit Jugendlichen und Eltern

Für die systemisch arbeitende Therapeutin hat die Klärung des Überweisungskontextes, der Aufträge und der Zielvorstellungen, die im Behandlungsverlauf immer wieder aktualisiert wird, zentrale Bedeutung. Sie dient sowohl dem Verständnis der Menschen und des Systems, mit dem sie arbeitet, als auch der Zukunftsorientierung des Therapieprozesses und der Fokussierung des Unterbewussten auf die erwünschten Ziele, der sogenannte »Wunschtrance«. Schmidt (2019, S. 183) erläutert Letztere wie folgt:

> »Der Trancebegriff umfasst alle Erlebnisprozesse, bei denen unwillkürliches Erleben vorherrscht. Dabei können zwei Grundrichtungen von ›Trance‹ beschrieben werden, ›Wunschtrancen‹ und ›Problemtrancen‹.«

Eine Auftragsklärung kann von Paradoxien und Ambivalenzen geprägt sein und dann zu einem spannenden Prozess für die Therapeutin und ihre Klientinnen werden. Unterschiedliche Familienmitglieder haben in der Regel verschiedene, sich widersprechende, bisher nicht ausgesprochene Aufträge und Zielvorstellungen, die in Anwesenheit aller offengelegt und diskutiert werden sollten.

Von Schlippe und Schweitzer (2003, S. 148) definieren die Auftragsklärung wie folgt:

> »Bei der Auftragsklärung geht es inhaltlich um die Klärung der oft vielfältigen und widersprüchlichen Erwartungen, der expliziten, vor allem aber der bislang unausgesprochenen Aufträge der verschiedenen an einer systemischen Beratung beteiligten Parteien – und das sind oft nicht nur die Teilnehmer an einem Beratungsgespräch! Oft haben Dritte, die aktuell gar nicht dabeisitzen, das Gespräch veranlasst.«

Im weiteren Verlauf des gleichen Kapitels definieren von Schlippe und Schweitzer folgende Schritte der Auftragsklärung, die sie ausführlich erläutern (von Schlippe und Schweitzer 2003, S. 149–154):

- »Den Überweisungskontext erfragen
- Die Erwartungen der Anwesenden erfragen
- Das Problempaket erfragen
- Die Beschreibungen rund um das Problem erfragen
- Den Tanz um das Problem erfragen
- Erklärungen für das Problem erfragen
- Bedeutung des Problems für die Beziehungen erfragen«

Der Auftrag kann eine lösungsfokussierte, suggestive Wirkung dann entfalten, wenn er positiv formuliert wird, also ohne Verneinungen (hierzu zählen unter anderem die Formulierungen »keine«, »aufhören«, »nicht mehr«). Gelingt es, Ziele positiv zu beschreiben, wird anstatt des Defizits das gewünschte Verhalten in den Fokus der bewussten und unbewussten Aufmerksamkeit gerückt und so eine Wunschtrance ermöglicht. Dieser Schritt kann Geduld erfordern. Die Therapeutin sollte die Familie beziehungsweise den Jugendlichen in diesem Findungsprozess ausreichend unterstützen und wertschätzen, denn es kann mehrere Anläufe erfordern, bis zum Beispiel aus dem Auftrag »ich möchte keine Zwangsgedanken mehr haben« ein positiv formuliertes Ziel wird, wie »ich möchte schneller auf ein anderes Thema umschalten können und mich dann auf eine Tätigkeit oder einen zwischenmenschlichen Kontakt konzentrieren, auch wenn ich mich noch nicht richtig gut fühle«.

Durch die Auftragsklärung werden Lösungen angebahnt und es kann in der Folge diskutiert werden, welche Entwicklungsschritte und welche Unterstützung durch wen hilfreich wären, um zu dem erwünschten Zustand zu gelangen. Anschließend sollte diskutiert werden, welche oft stabilisierende Funktion die Symptomatik für die intrafamiliären Beziehungen hat und welche neuen Probleme in den Beziehungen auftauchen könnten, wenn das aktuelle Problem gelöst wäre.

Fallbeispiel 1:

Während einer Auftragsklärung versuchten die Eltern und ihre Tochter zunächst vergeblich, eine Alternative zu dem ursprünglich formulierten Auftrag zu finden, dass die Tochter »keine Zwänge mehr haben« sollte.

Schließlich äußerte der Vater, dass er diesen Prozess als schwierig empfinde.

Dies konnte die Therapeutin wertschätzend bestätigen: »Da haben Sie vollkommen recht. Das ist richtig anspruchsvoll und es ist toll, wie sehr Sie sich da reinhängen. Und ich glaube, dass diese Suche, auch wenn sie nicht leicht ist, Sie als Familie entscheidend voranbringen wird.«

Daraufhin bat die Therapeutin die Eltern, nicht für ihre Tochter, sondern für sich selbst zu überlegen, was ihnen für die Zukunft wirklich wichtig sei. Da der Prozess stockte und möglicherweise der Druck, direkt eine Antwort zu finden, in diesem Moment für alle Beteiligten zu groß war, wurde die Fragestellung als Hausaufgabe bis zur nächsten Familiensitzung mitgegeben.

In der darauffolgenden Sitzung konnte dann jedes Familienmitglied für sich mehrere Ziele formulieren, ohne dabei Bezug auf die Zwänge zu nehmen. Die Stimmung war gelöster als in der vorangegangenen Sitzung, es wurde gelacht und ironisiert. Am Ende der Sitzung wurde die Liste mit den Zielen aufgeschrieben und mit nach Hause gegeben zur Fortführung der Lösungstrance. Die Liste lautete wie folgt:

- Vater:
  - *Spontaneität*
  - *mehr Selbstvertrauen*
  - *Unbeschwertheit und Optimismus*
- Mutter:
  - *Vertrauen ineinander*
  - *optimistischer sein*
  - *mehr in mir ruhen*
  - *aufmerksamer für die Stimmung aller Beteiligten sein*
  - *entspannter sein und meinen Interessen nachgehen*
- Tochter:
  - *unbeschwerter sein*
  - *dass es vorangeht: zum Beispiel anziehen, was ich will*
  - *mich auf das Hier und Jetzt konzentrieren*

Nicht selten verändern sich Aufträge im Laufe der Therapie. Oder ursprüngliche Aufträge geraten in Vergessenheit. Daher sollte die Therapeutin sowohl im Familiengespräch als auch in den Gruppenterminen in gewissen Abständen erneut die Aufträge erfragen. Dies kann zum Beispiel so formuliert werden: »Angenommen, die Therapie würde euch helfen können: Was soll für euch Positives in ca.

sechs Monaten dabei herauskommen, wenn ihr diese Gruppe weiter besucht?« Eine gute Gelegenheit, alle aktuellen Aufträge erneut zu erfragen, ist, wenn eine neue Person in die Gruppe eintritt. Es bietet sich an, regelmäßig zu gewissen Zeitpunkten, zum Beispiel jeweils nach den Schulferien an Ostern, im Sommer, Herbst und an Weihnachten, eine neue Runde der Auftragsklärung in der Gruppe zu machen.

Nicht jeder formulierte Auftrag stellt sich als geeignet für die Therapie heraus. Daher sollten Aufträge auf ihre Machbarkeit und eventuelle Fallstricke geprüft und gegebenenfalls Alternativen angeboten und ausgehandelt werden. Hier erweist sich die systemische Haltung der Respektlosigkeit vor den Ideen der Familie bei gleichzeitigem Respekt vor den Personen als hilfreich. Auch die Hypothesenbildung sollte an dieser Stelle genutzt werden, um hilfreiche Entwicklungsziele für alle Familienmitglieder zu finden. Es kann Fingerspitzengefühl erfordern, einen unerfüllbaren Auftrag nicht anzunehmen oder, wie Wilhelm Rotthaus sagt, die Familie »nicht zu verstehen«. Dabei ist »Nicht-Verstehen« hier als therapeutische Kompetenz zu verstehen. Denn in manchen Aufträgen steckt ein Teil des Musters, das das Problem aufrechterhält. Hier ist die Therapeutin gefordert, das Muster zu verstören oder zu unterbrechen, anstatt es zu übernehmen beziehungsweise sich »anstecken zu lassen«. Dies wird von den Klientinnen am ehesten akzeptiert, wenn geeignete Alternativen angeboten werden.

Fallbeispiel 2:

Ein Patient möchte in der Therapie erreichen, dass er keine Ängste und Panikattacken mehr hat. Dies erscheint der Therapeutin angesichts des Ausmaßes der Ängste, die schon seit dem Kindergarten bestehen, als ein unrealistisches, zumindest aber als ein auf Anhieb sehr großes Ziel, das eine erhebliche Gefahr des Scheiterns in sich birgt. Außerdem hat die Therapeutin in dieser Familie ein Muster erkannt, sich mit hohen Leistungszielen stark unter Druck zu setzen, was wiederum den grundlegenden Stresslevel und damit die Ängste verstärkt. Im Gespräch gelingt es der Therapeutin, das ursprüngliche Ziel in den zunächst realistischeren Auftrag abzuwandeln, mit den Ängsten und Panikattacken besser leben zu lernen und häufiger Momente der Entspannung zu erleben. An dieser Stelle eröffnet die Ego-State-Therapie die Möglichkeit, einen oder mehrere ängstliche Persönlichkeitsanteile zu identifizieren, zu würdigen und die dahinter liegenden Bedürfnisse zu verstehen. Denn Ängste haben wichtige Funktionen im Leben, sie haben sich im Laufe der Evolution nicht ohne Grund als ein Selektionsvorteil erwiesen.

Kurz gefasst:

- Die Klärung des Überweisungskontextes, der Aufträge und der Funktion der Symptomatik für die familiären Beziehungen erfolgt mit der ganzen Familie und in der Gruppe.
- Sie wird im Verlauf aktualisiert und angepasst.
- Nur wenn die Aufträge positiv formuliert werden, können sie zu einer lösungsorientierten »Wunschtrance« führen.
- Die Aufträge einer Familie können ambivalent, sich widersprechend und paradox sein.
- Oft sind nicht alle Aufträge ausgesprochen und sollten daher offengelegt werden.
- Die Therapeutin prüft die Aufträge und bietet gegebenenfalls Alternativen an. Hierbei kommt die Hypothesenbildung zum Einsatz.

2.4 Familiengespräche und Setting-Entscheidungen

Interveniere erst,
wenn du das System verstanden hast.

Salvador Minuchin

2.4.1 Familiengespräche planen

Die Therapeutin kann familiäre Muster, die das Problem aufrechterhalten, und die Funktion, die die Symptomatik in den familiären Beziehungen erfüllt, nur erkennen, wenn sie die ganze Familie mit Eltern und Geschwistern in Interaktion in einem Raum erlebt.

Entscheidend für den Therapieprozess sind daher neben der Kontext- und Auftragsklärung die jeweiligen individuell abgestimmten Setting-Entscheidungen der Therapeutin (vgl. Rotthaus 2023a, S. 105), das heißt, wie häufig und mit wem Familiengespräche begleitend zur Gruppentherapie stattfinden. Diese Terminplanung sollte zu Beginn einer Therapie mit der Familie als Voraussetzung für einen gelingenden Prozess ausgehandelt werden, damit die Eltern für sich klären, ob, wann und wie oft sie zu Familiengesprächen in die Praxis kommen können. Die Erfahrung zeigt, dass berufstätige Eltern häufig vor Therapiebeginn erst abklären müssen, ob sie zeitliche Freiräume für Therapiesitzungen schaffen können. Andererseits kann der Therapieprozess nicht gelingen, wenn er ohne die Familie der Jugendlichen geplant wird. Die Vereinbarung, wer wann wie häufig zu Gesprächen erscheint, der sogenannte Rahmenkontrakt, ist entscheidend für das Gelingen der Therapie.

Voraussetzung für einen solchen Rahmenkontrakt ist die Entscheidung der Therapeutin, bei welcher Familie mit welcher Symptomatik sie wie häufig Familiengespräche als notwendig ansieht, um zu einer Lösung zu kommen. Das heißt, sie muss noch bei der Auftragsklärung für sich festlegen, welche Symptomatik und Familienkonstellation häufigere Familiengespräche erfordert, wer zu den Familiengesprächen kommen soll oder wann sie mehr mit den Jugendlichen bei selteneren Familiengesprächen arbeiten kann.

Grundsätzlich empfiehlt es sich, je ausgeprägter die Symptomatik ist und je komplexer die innerfamiliären Beziehungen sind, desto häufigere Familiengespräche zu terminieren. Bei instabilen Patientinnen oder chronifizierter Symptomatik, wie zum Beispiel bei ausgeprägten Zwängen, erweist sich initial ein zweiwöchiger Rhythmus von Familiengesprächen als günstig, um eine tragfähige therapeutische Beziehung aufzubauen und mit der Familie einen effektiven Prozess in Gang zu bringen. Je nach Verlauf der Therapie kann die Frequenz später gegebenenfalls reduziert werden. Umgekehrt sollte bei einer Verschlechterung der Symptomatik die Frequenz entsprechend gesteigert werden. Tabelle 1 zeigt exemplarisch die Terminplanung für eine Gruppenpsychotherapie mit fünf Patientinnen inklusive aller Bezugspersonengespräche anhand des ersten Quartals 2024.

Die Vereinbarung von Familien-, Eltern- und Geschwistergesprächen hat eine entlastende Wirkung auf die Jugendliche. Denn hier wird auf der Handlungsebene signalisiert, dass das Problem nicht alleine von der Jugendlichen gelöst werden kann, sondern nur mithilfe der ganzen Familie. Dies strahlt auf die von der Familie konstruierten Erklärungsansätze und die damit verbundenen Schuldzuweisungen aus, wer für das Problem verantwortlich sei.

Manchmal wird die Einladung zu regelmäßigen Elterngesprächen von Eltern als Schuldzuweisung der Therapeutin interpretiert, denn in der Gesellschaft hat sich die Sichtweise etabliert, dass die meisten psychischen Probleme ihre Ursache in der Kindheit haben und folglich meistens durch die Eltern verursacht worden sind (vgl. hierzu Furman 2019).

An dieser Stelle besteht die therapeutische Kunst darin, den Blick der Eltern von der Vergangenheit auf die Zukunft zu lenken und sie zu überzeugen, dass sie als Eltern unverzichtbar für die zukünftige Lösung des Problems sind. Die Therapeutin kann in diesem Zusammenhang die Gelegenheit nutzen, die positiven Eigenschaften des Kindes zu loben und den Beitrag der Eltern daran zu würdigen, dass sich die Jugendliche in diesem oder jenem Bereich so gut entwickelt hat. Dadurch wird die emotionale Bedeutung der Eltern für ihr Kind und für dessen zukünftige Entwicklung in den Fokus gerückt. So kann es gelingen, die Widerstände mancher Eltern, aber auch Jugendlicher gegen Familiengespräche zu überwinden und Vertrauen für den weiteren Therapieprozess aufzubauen.

Die Therapeutin sollte explizit darüber aufklären, dass sie nicht nach Ursachen des Problems in der Vergangenheit, sondern nach Lösungen in der Zukunft sucht. Denn viele Klientinnen sind der Auffassung, dass man ein Problem nur lösen kann, indem man seine Ursachen identifiziert und behebt. Diesem Modell stellt die Therapeutin ihren lösungsfokussierten Ansatz gegenüber.

Anhand eines Gleichnisses kann die Therapeutin die Andersartigkeit ihrer Haltung erklären: »Wenn Sie Ihr Auto in die Werkstatt bringen, wird die Kfz-Mechanikerin die Ursache für den Defekt suchen und beheben, damit Ihr Auto wieder fährt. So funktionieren Maschinen, aber nicht Menschen. Menschen sind in Beziehungsgeflechte mit ständigen Wechselwirkungen zwischen allen Familienmitgliedern und weiteren Bezugspersonen eingebunden. Daher gibt es für viele Probleme zwischen Menschen keine eindeutige Ursache, wie zum Beispiel bei einem Schaden am Auto. Eine Lösung für Familien kann besser gefunden werden, wenn in der Therapie der Blick in die Zukunft gerichtet wird, anstatt nach einer Ursache zu suchen.«

Allerdings kann die Therapeutin die Familie überfordern, wenn sie zu wenig Raum für die Darstellung der Vergangenheit lässt. Sie sollte aber beizeiten einen geeigneten Moment abpassen, um den Inhalt des Gespräches auf die Entwicklungsperspektiven und Lösungsmöglichkeiten zu lenken.

Bei Jugendlichen, die in Wohngruppen wohnen, sollten die dort tätigen Pädagoginnen zu den Bezugspersonengesprächen eingeladen werden. Wenn die Jugendlichen Kontakt zu einem oder beiden Elternteilen haben, sind Gespräche mit Betreuerinnen und Eltern zusammen zu empfehlen.

	9 Gruppentermine	**Patientin 1**	**Patientin 2**	
Januar				
Woche 1	Urlaub	Urlaub	Urlaub	
Woche 2	1.	Elterngespräch		
Woche 3	2.			
Woche 4	3.			
Woche 5	4.	Geschwistergespräch		
Februar				
Woche 6	5.		Familiengespräch (Eltern, Patientin, der bereits ausgezogene Bruder)	
Woche 7 (Karneval)	6 Tage Urlaub	6 Tage Urlaub	6 Tage Urlaub	
Woche 8	Pause	Kooperationskonferenz (Eltern, Patientin, Familienhelferin, Jugendamtsmitarbeiterin)		
Woche 9	6.			
März:				
Woche 10	7.			
Woche 11	8.	Familiengespräch		
Woche 12	9.			
Woche 13 (Ostern)	Urlaub	Urlaub	Urlaub	

Tab. 1: Schema der Terminplanung für ein Quartal (1. Quartal 2024)

3 Familiengespräch = Gespräch mit den Eltern und der Patientin.

Patient 3	Patientin 4	Patient 5
Urlaub	Urlaub	Urlaub
Familiengespräch[3]		Familiengespräch
	Gespräch mit Mutter und Patientin (Eltern konflikthaft getrennt)	
		Kooperationskonferenz (Eltern, Patientin, Schulsozialarbeiterin, Stufenleiterin)
6 Tage Urlaub	6 Tage Urlaub	6 Tage Urlaub
Elterngespräch	Gespräch mit Vater	
		Geschwistergespräch
Familiengespräch (Eltern, Patientin, Großmutter)		
		Elterngespräch
Urlaub	Urlaub	Urlaub

Kurz gefasst:
- Das Erkennen der familiären Muster, die das Problem aufrechterhalten, und der Funktion, die die Symptomatik in den familiären Beziehungen erfüllt, ist nur in Familiengesprächen möglich.
- Familiengespräche haben für die Jugendliche eine entlastende Wirkung.
- Pro Jugendlicher und Quartal werden durchschnittlich ca. drei Familien- und Geschwistergespräche sowie Kooperationskonferenzen eingeplant (siehe Tab. 1).
- Unser kulturell geprägtes Erklärungsmodell für psychische Probleme, nämlich dass die Ursache meist in der Kindheit liegt, verursacht öfters Schuldgefühle bei Eltern, wenn sie zu Gesprächen eingeladen werden.
- Die Therapeutin sollte den Eltern erklären, dass sie nicht auf Ursachenforschung geht und dass Lösungen besser gefunden werden können, wenn alle den Blick in die Zukunft richten.

2.4.2 Geschwistergespräche

Wenn Sie nicht weiterkommen,
erweitern Sie das System!

Wilhelm Rotthaus

Um die Entwicklung der Familien positiv zu beeinflussen, sind neben den Eltern der Jugendlichen oft ihre Geschwister eine ausschlaggebende Ressource. Auch andere Bezugspersonen, zu denen die Jugendlichen in enger Beziehung stehen, sollten zu Gesprächen eingeladen werden. Dies können zum Beispiel Stiefeltern, Großeltern, Onkel oder Tanten, aber auch Lehrerinnen oder Sozialarbeiterinnen sein. Je festgefahrener ein Therapieprozess ist, umso mehr lohnt es sich, das System zu erweitern, also weitere Familienmitglieder mit einzubeziehen.

Der Rolle der Geschwister in der Psychotherapie wurde bisher sowohl in der Forschung als auch in der Literatur wenig Achtung geschenkt. Cierpka (2001, S. 442) führt zur Bedeutung der Geschwisterbeziehungen Folgendes aus:

> »Über die aktuelle Familie und die Herkunftsfamilie des Patienten wird in der therapeutischen Situation viel gesprochen. Im Vergleich zur Schilderung der Eltern-Kind- Dynamik wird jedoch relativ wenig auf den Einfluss der Geschwister auf die Entwicklung der Persönlichkeit, auf die

psychosexuelle Entwicklung und die aktuelle Lebenssituation des Patienten eingegangen. Dies ist eigentlich nur damit zu erklären, dass offensichtlich in der Wissenschaft den hierarchischen Beziehungen bei den Untersuchungen der Vorrang vor den partnerschaftlichen-horizontalen Beziehungen gegeben wurde. Die Psychoanalyse trägt mit der Zentralität des Ödipus-Komplexes dazu bei, die Lerntheorie durch das Lernen am Modell: die Kinder identifizieren sich in der Regel mit den Eltern. Bei der Verinnerlichung der eigenen Familie spielen Geschwistererfahrungen aber eine bedeutsame Rolle. Der eigene Bruder oder die Schwester begleitet einen durchs Leben. Es kann sein, dass man am Ende des Lebens die Geschwister länger kennt als die eigene Frau und die eigenen Kinder. Die Beziehung zu den Geschwistern besteht länger als jede andere Beziehungsform, sie besteht über die Ablösung von der Familie hinaus, wenngleich sie sich über die Lebensspanne hinweg enorm verändert. Gerade die Erfahrungen mit den Geschwistern prägen oft den Eindruck von unserer Kindheit. Diese Erfahrungen beeinflussen das, was man auch das Familiengefühl nennen kann. Durch die Verinnerlichung von Familienerfahrungen entstehen Familienrepräsentanzen, die mit dem Erwerb des Familiengefühls einhergehen.«

Es gilt, sowohl die Perspektiven der Geschwister auf das familiäre Geschehen als auch erfolgreichen Copingstrategien in Erfahrung zu bringen. Auf diese Weise werden neue Informationen gewonnen, die das System anregen.

Rotthaus empfiehlt, Geschwistergespräche parallel zu Elterngesprächen durchzuführen (Rotthaus 2025, S. 10):

»Hilfreich ist es, wenn diese Elterngespräche parallel von Geschwistergesprächen begleitet werden, in denen dasselbe Thema aus Sicht der Jugendlichen oder jungen Erwachsenen erörtert wird. Welche Phantasien haben sie dazu, wie die Mutter oder der Vater es verkraften, wenn ihre Kinder sich ganz der eigenen Autonomieentwicklung widmen? Ist es undankbar, die Eltern, die so viel für sie getan haben, allein zu lassen? Da die Geschwister meist in ihrer Ablösungs- und Autonomieentwicklung unterschiedlich weit fortgeschritten sind, ergeben sich anregende Gespräche. Das Geschwistersetting unterstreicht zudem die Generationengrenze und vermittelt den Hinweis, dass beide ›Parteien‹ die jeweiligen Entwicklungsaufgaben in der ihrem Alter angemessenen Art und Weise zu bewältigen haben.«

Geschwister, die von der Familie nicht als Symptomträger identifiziert werden, haben häufig die klarste Perspektive auf die Familiendynamik und vermögen hilfreiche Lösungsvorschläge zu formulieren. Sie können für die Patientin als Modell für Problemlösungsverhalten und erfolgreiche Entwicklungsschritte fungieren.

Fallbeispiel 3:

Die Behandlung einer 17-jährigen Patientin nahm nach einem Familiengespräch mit dem älteren Bruder eine unerwartete Wendung. Die Jugendliche wurde von ihrer Einzeltherapeutin, die sie aufgrund sozialer Ängste und von Konzentrationsproblemen behandelte, überwiesen, um die Gruppentherapie parallel zur Einzeltherapie zu besuchen. Sie leide unter ausgrenzenden Erfahrungen in der bisherigen und leider auch in der neuen Schule. Außerdem gebe es zu Hause häufige Konflikte mit den Eltern und mit der jüngeren Schwester, die von der Mutter in Schutz genommen werde. Die Mutter leide unter Panikattacken. Ein jüngerer Bruder wurde als unauffällig beschrieben, der ältere Bruder war schon vor Jahren ausgezogen, besuchte die Familie aber häufig.

Zu Beginn der Gruppentherapie fiel die Jugendliche dadurch auf, dass sie wiederholt ihre Situation als vollkommen ausweglos schilderte und alle Hilfestellungen oder Lösungsideen aus der Gruppe als ungeeignet verwarf. Die Gruppe gab sich sehr viel Mühe und versuchte über einen längeren Zeitraum, der Jugendlichen zu helfen, aber ohne Erfolg. Aufgrund der häuslichen Konflikte wünschte sich die Patientin, auszuziehen. Doch alle Entwicklungsperspektiven für die Zukunft, wie zum Beispiel eine Ausbildung zu machen und eigenes Geld zu verdienen, um sich eine eigene Wohnung leisten zu können, erklärte sie für unmöglich. Sie sei nicht in der Lage, sich auf einen Berufswunsch festzulegen, und könne daher keine Ausbildung beginnen.

In den ersten beiden Familiengesprächen zeigte sich eine verhärtete Konfliktdynamik mit ausgiebigen gegenseitigen Schuldzuweisungen zwischen der Jugendlichen und ihren Eltern. Diese waren noch zu Sowjetzeiten in Osteuropa aufgewachsen und hatten eine gänzlich andere Kindheit erlebt als ihre Tochter. Der Vater war der Meinung, dass Therapie eher schädlich sei und dass täglicher Sport und schulische Leistungen besser helfen könnten. Zum dritten Familiengespräch wurde der erwachsene Bruder eingeladen. Er entlastete seine Schwester und äußerte, dass die Eltern sie mehr unterstützen und die jüngere Schwester mehr begrenzen müssten. Die Eltern zeigten sich von diesen Vorschlägen zwar unbeeindruckt, aber für die Patientin war es erleichternd, dies zu hören und von ihrem Bruder aus der Position der »Schuldigen« entlassen zu werden.

Nach ihren Ablösungserfahrungen befragt, schilderten der Vater und der ausgezogene Bruder Folgendes: Der Vater hatte die Mutter im Alter von 18 Jahren in der Nachbarschaft kennengelernt, als er in ihrem Haus etwas repariert hatte. Der Vater und die Mutter wohnten zu diesem Zeitpunkt bei ihren jeweiligen Eltern in derselben Straße. Sie heirateten bald und zogen zusammen.

Der Bruder war anlässlich eines heftigen Streits mit dem Vater von zu Hause ausgezogen und hatte sich später mit seinem Vater wieder versöhnt. Seit seinem Auszug hatte sich sein Verhältnis zu den Eltern entspannt und er besuchte sie jedes Wochenende. Die Schilderung des erfolgreichen Ablösungsprozesses ihres Bruders zeigte bei der Jugendlichen zügig Wirkung.

Eine Woche nach dem Familiengespräch kam die Jugendliche nach der Gruppentherapie zum Therapeuten und berichtete, dass sie sich bei der Schulsozialarbeiterin erkundigt habe, wie sie beim Jugendamt eine eigene Wohnung beantragen könne. Sie wog die Entscheidung noch eine Woche lang ab und stellte dann mit dem Einverständnis ihrer Eltern den entsprechenden Antrag beim Jugendamt. Nach dieser überraschenden Wendung übernahm sie in der Gruppe eine kompetentere Rolle und wirkte nun optimistisch.

In seltenen Fällen übernehmen volljährige Geschwister die Funktion von Ersatzeltern. Wenn die Therapeutin die Geschwister nicht kennenlernt, kann es passieren, dass entscheidende Ressourcen ungenutzt bleiben und sie wichtige Strukturen des familiären Systems übersieht, wie das folgende Fallbeispiel zeigt.

Fallbeispiel 4:

Die Behandlung einer 16-jährigen Patientin mit Zügen einer Persönlichkeitsentwicklungsstörung, Suizidversuchen und wiederkehrenden Suizidgedanken gestaltete sich schwierig, sodass der Therapeut den Fall in seiner systemischen Gruppensupervision vorstellte. Die Jugendliche lebte mit fünf Geschwistern und ihren Eltern zusammen. Die Eltern waren vor der Geburt der Kinder aus einem asiatischen Land, in dem seit Jahrzehnten Krieg herrschte, nach Deutschland eingewandert. Bisher hatte der Therapeut nur mit den Eltern Gespräche geführt, aber die Situation der Patientin verschlechterte sich zunehmend. Der Supervisor riet, die 23-jährige älteste Schwester der Patientin einzuladen, um zu eruieren, ob sie eine Ressource für die Behandlung sein könne.

Als die älteste Schwester beim nächsten Familiengespräch erschien, stellte sich heraus, dass sie Psychologie studierte und sich schon seit Langem intensiv um ihre Schwester gekümmert hatte, ohne dass der Therapeut während der über einjährigen Behandlung davon erfahren hatte. In der Folge sprach der Therapeut häufiger mit der Schwester als mit den Eltern. Unter anderem aufgrund ihrer im Studium erworbenen psychologischen Kenntnisse und ihrer Position erfüllte sie im Familiensystem eine Art Ersatzelternfunktion für die Patientin. Sie begleitete ihre Schwester regelmäßig bei Arzt- und Klinikterminen, kontrollierte die Einnahme der Psychopharmaka und gab den Ärzten Feedback zum psychischen Zustand ihrer Schwester. So konnte der Therapeut sie als Co-Therapeutin engagieren und würdigen.

Kurz gefasst:

- Der Einfluss der Geschwister und anderer Familienmitglieder auf die Persönlichkeitsentwicklung von Jugendlichen wird häufig unterschätzt.
- Oft dauert die Geschwisterbeziehung im Leben länger als die Beziehung zu den Eltern.
- Rotthaus empfiehlt, parallel zu Elterngesprächen Geschwistergespräche zu führen, in denen die Autonomieentwicklung thematisiert wird.
- In Geschwistergesprächen können Patientinnen am Modell ihrer Geschwister lernen.
- Geschwister bringen wertvolle Impulse in die Therapie ein, die zur Problemlösung beitragen.
- Immer wieder übernehmen ältere Geschwister die Funktion von Ersatzeltern.

2.4.3 Lehrerinnen und Pädagoginnen

Um ein Kind zu erziehen,
braucht man ein ganzes Dorf.

Afrikanisches Sprichwort

Bei schulischen Problemen, insbesondere bei Mobbing, ist der Kontakt zu Lehrerinnen und Sozialpädagoginnen häufig unverzichtbar. Leider hat die Inzidenz von Mobbing in den letzten Jahren in der kinder- und jugendpsychotherapeutischen Praxis zugenommen. Nach Daten der OECD, die im Rahmen der PISA-Studie 2022 erhoben wurden, sind in Deutschland 21 Prozent der 15-jährigen Schülerinnen und Schüler laut Selbsteinschätzung mehrmals im Monat von Mobbing betroffen (Deutscher Bundestag 2024). Bei Mobbing, das häufig als sehr belastend empfunden wird, sollte der Versuch unternommen werden, Gespräche mit Eltern, Lehrerinnen und der Patientin zu organisieren, um Informationen auszutauschen und auszuloten, ob und wie Lehrerinnen und Sozialpädagoginnen mit der Klasse sprechen und dem Mobbing vorbeugen können. Rotthaus (2019, S. 100–105) beschreibt drei Konzepte gegen Mobbing. Entscheidend ist es, nicht mit den Täterinnen zu sprechen, was leider häufig in der Praxis geschieht, sondern mit den Mitschülerinnen, damit diese den Täterinnen ihre Unterstützung entziehen.

Häufig kommt es bei Schulproblemen zu gegenseitigen Schuldzuweisungen zwischen Lehrerinnen und Eltern, die eine positive Entwicklung blockieren. Je offener die Kommunikation und je besser die Integration aller Beteiligten gelingt, desto eher können solche Triangulationen aufgelöst und Lösungsideen gefunden werden. Dabei kommt der Therapeutin die Rolle der Vermittlerin zu, die am ehesten aus einer neutralen Haltung heraus möglich ist.

Wenn sich in diesem Prozess in ungünstiger Weise herauskristallisiert, dass eine konstruktive Zusammenarbeit zwischen der Familie und dem Schulsystem nicht mehr möglich ist, hat dies Konsequenzen für die therapeutische Strategie. Erkennen kann die Therapeutin dies meist aber erst in einem gemeinsamen Gespräch. Es ist davon abzuraten, ohne die Eltern mit Lehrerinnen und Sozialarbeiterinnen zu sprechen, da dies Spaltungsprozesse – falls vorhanden – weiter vertieft. Die Therapeutin wird dann oft von den Parteien dazu gedrängt, Nachrichten an die jeweils andere Seite zu übermitteln: ein äußerst undankbarer Auftrag, der nicht zu einer Lösung beiträgt.

Kurz gefasst:

- Bei Mobbing sollte das gemeinsame Gespräch mit Eltern, Jugendlichen, Lehrerinnen und Sozialpädagoginnen gesucht werden.
- Gespräche mit Lehrerinnen ohne die Eltern fördern Triangulation und Spaltungsprozesse.
- Bei Mobbing sollte mit der ganzen Klassengemeinschaft gesprochen werden. Es ist ein Fehler, nur mit den Tätern zu reden.
- Die Therapeutin nimmt eine neutrale Haltung ein, aus der heraus sie vermitteln kann.

3 Die wichtigsten Eckpfeiler dieser Gruppentherapie

3.1 Eine störungsübergreifende Gruppentherapie für Jungen und Mädchen

Die störungsübergreifende Gruppe wird von Jugendlichen mit unterschiedlichsten psychischen Auffälligkeiten besucht. Es gibt keine Diagnose oder Gruppe von Diagnosen als Eingangsvoraussetzung. Im Gegensatz zu störungsspezifischen Konzepten existiert daher kein gemeinsames Störungsbild, das mit der Gruppe erarbeitet wird. Dies hat den positiven Effekt, dass die Aufmerksamkeit der Teilnehmerinnen anstatt auf ein Störungsbild und die damit einhergehenden Defizite auf Entwicklungsziele und Lösungsmöglichkeiten von Problemen fokussiert werden kann. Hypnotherapeutisch gesprochen schalten die Patientinnen und ihre Familien von der »Problemtrance« auf eine »Wunschtrance« um (vgl. Schmidt 2019, S. 183).

In einer Gruppe von Jugendlichen mit heterogenen psychischen Problemen können die Teilnehmerinnen mehr voneinander lernen als in einer störungsspezifischen Gruppe. Denn die Diversität der Stärken und Ressourcen der Teilnehmerinnen korrespondiert mit der Unterschiedlichkeit ihrer Probleme und Defizite. So kann zum Beispiel eine Jugendliche mit Prüfungsangst, die gut in ihre Peergruppe integriert ist, diejenige beraten, die unter Zwängen leidet und neue Freunde finden möchte. Umgekehrt kann die zwanghafte Jugendliche der Prüfungsängstlichen Tipps geben, wie sie sich strukturierter auf Prüfungen vorbereitet.

Ratschläge, die von Gleichaltrigen kommen, werden in der Regel besser angenommen als die der meist 10 bis 40 Jahre älteren Therapeutin, denn sie erscheinen den Jugendlichen glaubwürdiger. Jugendliche kennen ihr gegenseitiges Lebensumfeld am besten. Der reziproke Beratungsprozess unter den Gruppenmitgliedern hat den Vorteil, dass die Jugendlichen auf diese Weise immer wieder in die Rolle der kompetenten Beraterin kommen. So werden sie sich ihrer Stärken bewusst und in ihrem Selbstbewusstsein gestärkt.

In der störungsübergreifenden Gruppe können Mädchen und Jungen gemeinsam behandelt werden, ohne dass dies die Qualität der Therapie mindert. Im Gegenteil: Der Austausch von Jugendlichen beiderlei Geschlechts fördert die Perspektivenvielfalt und damit den Ressourcenreichtum der Gruppe.

Für die niedergelassene Therapeutin hat das störungsübergreifende Konzept den nicht zu vernachlässigenden Vorteil, dass sie schneller neue Patientinnen für die Gruppe findet, denn sie hat eine größere Auswahl an potenziellen Gruppenteilnehmerinnen, als wenn sie zum Beispiel nur Patientinnen mit Ängsten oder mangelnden sozialen Kompetenzen akquirieren könnte. Dies erleichtert die Suche nach neuen Teilnehmerinnen erheblich. Schließlich müssen Jugendliche gefunden werden, die am gleichen Wochentag zur gleichen Zeit in die Praxis kommen können.

3.2 Die Eingangsdiagnostik

Vor Beginn einer Psychotherapie sollte eine begrenzte Diagnostik erfolgen. Das gilt auch für das hier vorgestellte Gruppentherapiemodell. In der Praxis haben sich, bis auf seltene Ausnahmen, drei Diagnostiktermine mit Lehrerfragebögen als ausreichend erwiesen.

Es ist zu empfehlen, standardmäßig den IQ vor Beginn einer Psychotherapie zu bestimmen. Dies ist nicht erforderlich, wenn es einen Vorbefund gibt, es sei denn, es besteht der begründete Verdacht, dass dieser nicht dem tatsächlichen IQ der Patientin entspricht. Eine Leistungsdiagnostik ist aus folgenden Gründen zu empfehlen:

- Nicht selten trügt der klinische Eindruck der Behandlerin von der Intelligenz, insbesondere wenn der verbale IQ deutlich über dem Handlungs-IQ liegt. Es gibt immer wieder Fälle, bei denen trotz jahrelanger Psychotherapie eine intellektuelle Überforderung der Patientinnen in der Schule übersehen wurde. Eine dauerhafte Überforderung hat immer Auswirkungen auf die psychische Symptomatik.
- Wenn schulische Probleme vorliegen oder Entscheidungen über Ausbildung, Studium und Berufswahl getroffen werden müssen, kann die Therapeutin ohne eine gewisse Objektivie-

rung der Begabung diesen Prozess nicht kompetent begleiten.
- Aber auch bei schulisch erfolgreichen Patientinnen ist es wichtig zu wissen, wie diese in Stresssituationen mit Leistungsanforderungen umgehen, ob sie sich unter Druck setzen oder dabei belastet wirken. Erfahrungsgemäß spielen überzogene Leistungsanforderungen Jugendlicher an sich selbst und entsprechende innere Konflikte zunehmend eine Rolle.
- Nicht zuletzt gelingt in der Testsituation eine Beobachtung der Konzentration, der Motivation sowie des Durchhaltevermögens.

Bei Hinweisen auf Teilleistungsstörungen (Lese- und Rechtschreibstörung und/oder Rechenstörung) sollten entsprechende Tests durchgeführt werden. Um Informationen aus dem schulischen Kontext zu bekommen, wird der Lehrerfragebogen TRF[4] und bei Konzentrationsproblemen zusätzlich der DISYPS FBB ADHS[5] genutzt, erhältlich über die Testzentrale der Hogrefe Verlagsgruppe unter www.testzentrale.de.

Für die systemische Diagnostik hat sich der Family-Relations-Test für Kinder und Jugendliche (FRT-KJ) bewährt, in dem die Jugendliche den Familienmitgliedern eine Reihe positiver und negativer Items zuordnet.

Bei Hinweisen auf eine Autismus-Spektrum-Störung sollte diese abgeklärt werden. Ein ausgeprägter Autismus gehört zu den Kontraindikationen für die Gruppentherapie (siehe Abschnitt 3.10).

3.3 Akquise über die Einzel-Kurzzeittherapie

Manche Jugendlichen haben Berührungsängste mit der Gruppentherapie. Meist basiert dies auf der Befürchtung, in der Gruppe auf »psychisch kränkere« Jugendliche zu treffen oder sich vor anderen exponieren zu müssen. Diesen durchaus nachvollziehbaren Bedenken kann in einem Aufklärungsgespräch begegnet werden. Bei den Jugendlichen, die trotzdem eine Einzeltherapie bevorzugen, hat sich in der Praxis gezeigt, dass fast alle nach dem Beziehungsaufbau in einer Kurzzeittherapie im Einzelsetting davon zu überzeugen waren, die

4 Lehrerfragebogen über das Verhalten von Kindern und Jugendlichen (TRF6-18/R).
5 DISYPS-III: Diagnostik-System zur Erfassung von psychischen Störungen nach ICD-10 und DSM-5 bei Kindern und Jugendlichen.

Gruppe zu besuchen. Es ist hilfreich, zunächst einen Schnuppertermin anzubieten mit der Option, sich anschließend gegen die Gruppe zu entscheiden. Letztere wird erfahrungsgemäß selten genutzt.

Wenn die Gruppentherapie noch während der Kurzzeittherapie 1 oder 2 beantragt wird, handelt es sich um einen Umwandlungsantrag. Wird sie nach Abschluss der Kurzzeittherapie beantragt, kann ein Erstantrag gestellt werden mit dem Vorteil, ein größeres Stundenkontingent auszuschöpfen.

3.4 Stundenkontingent und halboffene Gruppe

Für die systemische Gruppentherapie von Kindern und Jugendlichen hat die Kassenärztliche Vereinigung folgende Stundenkontingente vorgesehen: zehnmal 25 Minuten psychotherapeutische Sprechstunde, fünf probatorische Gruppensitzungen à 100 Minuten, jeweils 12-mal 100 Minuten Kurzzeittherapie 1 und 2 mit zusätzlich jeweils 3 Bezugspersonenstunden à 50 Minuten; in zwei Bewilligungsschritten weitere 24-mal 100 Minuten Langzeittherapie mit sechs Bezugspersonenstunden in der Langzeittherapie. Man kommt also auf maximal 53 Gruppentherapietermine und 12 Bezugspersonenstunden. Bei Bedarf kann man im Antrag an die Krankenkassen mehr Bezugspersonenstunden im Verhältnis zu den Gruppenterminen bei gleichbleibender Gesamtstundenzahl beantragen.

In einer sozialpsychiatrischen Praxis kann auch ohne Richtlinientherapieantrag über die allerdings deutlich geringer vergütete »funktionelle Entwicklungstherapie (Gruppenbehandlung); Ziffer 14311« mit der Sozialpsychiatriepauschale (Ziffern 88895 und 14240) wesentlich länger Gruppentherapie abgerechnet werden als über die systemische Richtlinientherapie. Sollten Verhaltenstherapeutinnen, Tiefenpsychologinnen oder Psychoanalytikerinnen das vorliegende Konzept für sich anpassen, gelten natürlich die entsprechenden Stundenzahlen des einschlägigen Therapieverfahrens.

Erfahrungen mit einer offenen, störungsübergreifenden Gruppe zeigen, dass die Jugendlichen und ihre Eltern über sehr unterschiedlich lange Zeiträume die Gruppe und die Familiengespräche wahrnehmen, abhängig von den Bedürfnissen der Familien, der jeweiligen Symptomatik und den variablen Entwicklungen der Familien.

Anders als bei einem Manual mit einer vorgegebenen Stundenzahl können Familien und Jugendliche, die schon nach kurzer Zeit eine Symptombesserung zeigen, die Therapie beenden, wenn sie sie nicht mehr für nötig erachten. Entscheiden sich eine Jugendliche und ihre Familie dazu, die Gruppentherapie zu beenden, empfiehlt sich eine therapeutische Haltung, die diesen Entschluss würdigt. Der Austritt aus der Therapie sollte als Zeichen einer gesunden Entwicklung und als Fähigkeit, mit den eigenen Ressourcen ohne therapeutisches Helfersystem zurechtzukommen, gedeutet werden.

Naturgemäß kommt es in einer offenen Gruppe zu einer gewissen Fluktuation. Die Therapeutin sollte darauf achten, dass sich Veränderung und Kontinuität einigermaßen die Waage halten. Idealerweise ist die »Veränderung der kleine Bruder auf der Schulter des großen Bruders der Kontinuität«. Ein gewisses Maß an Veränderung erfrischt, hält lebendig und beugt einer Erstarrung vor.

	Gruppentermine: Euro pro Pat.	**Gruppe + Familiengespräche: Zeiteinheiten à 50 Minuten pro Quartal (bei drei Familiengesprächen pro Pat. pro Quartal)**	**Gruppe: Gesamthonorar in Euro pro Quartal**	**Einzel therapie: Euro pro Pat.**
3 Pat.	111,58	18+9=27	4016,88	112,30
4 Pat.	94,04	18+12=30	4513,92	112,30
5 Pat.	83,54	18+15=33	5012,40	112,30
6 Pat.	76,50	18+18=36	5508,00	112,30
7 Pat.	71,36	18+21=39	5994,24	112,30

Tab. 2: Abrechnung und Zeitaufwand von Einzel- versus Gruppentherapie

3.5 Der wirtschaftliche Bonus und der Zeitvorteil im Vergleich zur Einzeltherapie

Die Motivation einer Therapeutin, eine Gruppentherapie anzubieten, mag aus der Neugierde auf das Gruppengeschehen heraus entstehen sowie aus der Überzeugung von den Wirkfaktoren einer Gruppentherapie, aus der Lust auf eine Abwechslung zu den Einzeltherapien oder aus der Erfahrung, wie vielseitig und abwechslungsreich die Gruppendynamik sein kann. Trotzdem sollen hier der Transparenz halber der Zeitaufwand und das Honorar einer Gruppentherapeutin mit dem einer Einzeltherapeutin bei der gleichen Anzahl von Patientinnen gegenübergestellt werden. Unter anderem wird gezeigt, dass der Zeitaufwand pro Patientin bei dem hier vorgestellten Gruppentherapiemodell auch bei durchschnittlich drei Eltern- und Familiengesprächen pro Patientin und Quartal niedriger ist als bei der wöchentlichen Einzeltherapie.

	Einzeltherapie: Zeiteinheiten pro Quartal	Einzeltherapie: Summe in Euro pro Quartal	Einzeltherapie: Honorar in Euro, gerechnet auf die gleiche Anzahl von Zeiteinheiten wie bei der Gruppentherapie (Beispiel bei 3 Pat.: 3369 Euro x 27 / 30 = 3021,10 Euro)
	3×10=30	3369	3021,10
	4×10=40	4492	3369,00
	5×10=50	5616	3705,90
	6×10=60	6738	4042,80
	7×10=70	7861	4379,70

Erläuterungen zu Tabelle 2:

- In die Berechnung wurden nur die pro Termin abgerechneten Ziffern miteinbezogen.
- Das Quartal wurde hier abzüglich Urlaub mit 10 Behandlungswochen angesetzt.
- Bei der Berechnung der Zeit ist zu berücksichtigen, dass es für die Gruppentherapie einen zusätzlichen Zeitvorteil gibt, der in der Tabelle nicht erfasst ist, da die Langzeit-Gruppentherapie keiner Gutachterpflicht unterliegt.

- Die Zeiteinheit beträgt 50 Minuten.
- Zur Berechnung der Zeiteinheiten bei der Gruppentherapie: In neun von zehn Wochen finden Gruppentermine statt. In einer Woche finden Familiengespräche anstatt des Gruppentermins statt. Die restlichen Familiengespräche werden in den Wochen terminiert, in denen Gruppentermine stattfinden. So kommt man beispielsweise bei einer Gruppentherapie mit drei Patientinnen auf neun Gruppentermine (à 100 Minuten) und 3 × 3 = 9 Familiengespräche (à 50 Minuten), also insgesamt 27 Zeiteinheiten à 50 Minuten.

Fazit: Für Gruppentherapie mit durchschnittlich drei Familiengesprächen pro Patientin pro Quartal benötigt die Therapeutin weniger Zeit als für die gleiche Anzahl an Patientinnen in wöchentlicher Einzeltherapie und verdient in der gleichen Zeit mehr. Sowohl der Zeit- als auch der finanzielle Vorteil werden umso größer, je mehr Patientinnen die Gruppe besuchen. Bei einer Gruppengröße von sechs Patientinnen beispielsweise verdient die Gruppentherapeutin 1465,20 Euro mehr pro Quartal, als wenn sie im gleichen Zeitraum einzeltherapeutisch behandelt hätte.

3.6 Optionen: Räumlichkeiten außerhalb der Praxis und Gruppe mit zwei Therapeutinnen

In ihrem Bestreben, die Attraktivität der Gruppentherapie zu fördern, hat die Kassenärztliche Vereinigung neben dem Verzicht auf das Gutachterverfahren zwei weitere Ausnahmeregelungen gewährt.

So kann die Therapeutin, wenn ihre Räumlichkeiten nicht groß genug sind, einen Gruppenraum außerhalb ihrer Räumlichkeiten nutzen (Kassenärztliche Vereinigung Nordrhein 2024):

> »Nicht genug Platz für Gruppensitzungen in der eigenen Praxis? Kein Problem! Relativ unkompliziert können weitere Räumlichkeiten in unmittelbarer Nähe zum Sitz (maximal 30 Minuten Fahrtzeit) als sogenannte ausgelagerte Praxisräume bei der KV Nordrhein angezeigt werden. Voraussetzungen: Es dürfen ausschließlich spezielle Leistungen, wie zum Beispiel die Gruppentherapie, jedoch keine Sprechstunden angeboten werden. Grundsätzlich gilt, dass der Erstkontakt mit Patientinnen und Patienten am Sitz stattfinden und zeitlich überwiegend am Sitz respektive Anstellungsort gearbeitet werden muss.«

Auch können zwei Psychotherapeutinnen aus zwei verschiedenen psychotherapeutischen Praxen mit ihren jeweils eigenen Patientinnen eine gemeinsame Gruppentherapie anbieten (Kassenärztliche Vereinigung Nordrhein 2024):

> »Möglich ist ebenfalls, dass eine Gruppentherapie als Richtlinienpsychotherapie ab sechs Patienten gemeinsam durch zwei Psychotherapeuten mit ihnen jeweils fest zugeordneten Patienten (Bezugspatienten) durchgeführt werden kann. In diesem Fall ist eine Gruppengröße von maximal 14 Patienten zulässig, wobei ein Psychotherapeut mindestens drei und maximal neun Bezugspatienten in hauptverantwortlicher Behandlung hat.«

3.7 Ein Altersspektrum von ca. 14 bis ca. 18 Jahren

Jede Gruppentherapeutin kennt das Dilemma, zumindest eine ungefähre Altersgrenze festlegen zu müssen. Allerdings ist die emotionale Reife jedes Menschen erfahrungsgemäß variabel. So kann eine 14-Jährige zum Beispiel noch recht kindlich oder aber auch schon wie eine junge Erwachsene wirken. Daher empfiehlt es sich, die Altersgrenzen einer Gruppe nicht zu starr zu handhaben. Das recht breite Altersspektrum von 5 Jahren des hier vorgestellten Modells birgt den Vorteil, dass ein Kontakt mit älteren oder jüngeren Peers den Jugendlichen Flexibilität und Rücksicht abverlangt und dadurch soziale Kompetenzen trainiert werden. Altersunterschiede fördern den Austausch unterschiedlicher Perspektiven und Sichtweisen, von dem eine systemische Gruppe lebt.

Trotz des Altersunterschieds gibt es in diesem Altersspektrum übergreifende und verbindende Themen, die alle Gruppenmitglieder beschäftigen und inhaltlich miteinander verbinden. Insbesondere sind hier die Entwicklungsaufgaben, intensivere Beziehungen zu Gleichaltrigen aufzubauen und die beginnende Ablösung vom Elternhaus zu nennen (siehe dazu auch Abschnitte 5.3 und 5.4). Letzteres wird auch in den Eltern- und Familiengesprächen thematisiert.

Bei Bedarf kann die Therapeutin dieses Konzept für ein anderes Altersspektrum adaptieren.

3.8 Eine Gruppengröße von 5 bis 6 Jugendlichen pro Therapeutin

Wenn die Gruppe von einer Therapeutin geleitet wird, wie bei dem hier beschriebenen Modell, hat sich eine Gruppengröße von 5 bis 6 Jugendlichen als praktikabel bewährt. Bei einer Gruppe mit zwei Therapeutinnen, wie es oft in Einrichtungen wie zum Beispiel Kliniken üblich ist, kann die Größe entsprechend gesteigert werden. Mit 5 bis 6 Jugendlichen bleibt die Gruppe auch dann groß genug für einen gegenseitigen Austausch, wenn jemand krankheitsbedingt fehlt, was in der Erkältungszeit häufiger vorkommt.

Der überschaubare Stuhlkreis erfordert eine Raumgröße von ca. 25 bis 30 m^2. Während in Kliniken oder anderen Institutionen häufig große Räume genutzt werden können, sind in psychotherapeutischen oder kinder- und jugendpsychiatrischen Praxen die Gegebenheiten in der Regel etwas bescheidener. Allerdings sollten systemisch arbeitende Psychotherapeutinnen und solche, die sich mit dem Gedanken tragen, Gruppentherapie anzubieten, dies bei einer Praxisgründung und der Auswahl des Mietobjekts berücksichtigen. Auch für Familiengespräche mit Geschwistern, zum Beispiel einer fünfköpfigen Familie, ist eine entsprechende Raumgröße und Bestuhlung erforderlich.

Wenn die Therapeutin körpertherapeutische Interventionen anbieten möchte, wie in dem hier beschriebenen Konzept (siehe Kapitel 7), braucht sie mehr Platz, als wenn ausschließlich gesprächstherapeutisch gearbeitet wird. Um zum Beispiel aufstehen und die Hände seitlich ausstrecken zu können, wie bei einigen körpertherapeutischen Interventionen erforderlich, benötigen die Patientinnen einen gewissen Bewegungsspielraum.

3.9 Die Kombination von Gruppen- mit Einzeltherapie für Jugendliche mit intensiver Symptomatik

Auch manche Jugendliche mit Symptomen wie Suizidgedanken, Traumafolgestörungen oder Dissoziationen können von der Gruppentherapie profitieren. Allerdings sollten hier zur Stabilisierung zusätzlich Einzelgespräche und engmaschig Familien- beziehungsweise Bezugspersonengespräche eingeplant werden. Es ist möglich, einen Antrag auf gemischte Psychotherapie (entweder überwiegend Gruppen- oder überwiegend Einzeltherapie) bei einer Therapeutin zu stellen oder die Kombination von Einzel- und Gruppentherapie des gleichen Psychotherapieverfahrens bei zwei verschiedenen niedergelassenen Therapeutinnen zu beantragen.

Je instabiler die Jugendliche, desto höher sollte die Frequenz der begleitenden Familiengespräche sein und desto mehr verschiedene Bezugspersonen sollten zu diesen Gesprächen eingeladen werden. Denn Lösungen werden wahrscheinlicher, je größer der Kreis der Personen wird, die sich dafür einbringen.

3.10 Ausschlusskriterien

Die wichtigsten Ausschlusskriterien sind Drogenkonsum, wobei in den letzten Jahren Cannabis in der Praxis am häufigsten vertreten war, und Schulabsentismus beziehungsweise eine nicht vorhandene Tagesstruktur. Beides gefährdet die Entwicklung Jugendlicher so stark, dass auch eine Gruppentherapie mit Familiengesprächen die Symptomatik in der Regel nicht ausreichend zu bessern vermag.

Bei nennenswertem Schul- oder Ausbildungsabsentismus sollte zunächst eine stationäre Behandlung erwogen und anschließend evaluiert werden, ob ein regelmäßiger Schul- oder Ausbildungsbesuch erreicht werden konnte. Falls nicht, sind ambulante oder stationäre Jugendhilfemaßnahmen und/oder spezialisierte Schulprojekte für Schulmüde (zum Beispiel apeiros[6] im Kölner Raum), in manchen Fällen ein geschützter Ausbildungs- beziehungsweise Praktikumsplatz erforderlich.

Bei glaubwürdiger Motivation zur Drogenabstinenz können unangekündigte Drogenscreenings mit den Familien vereinbart werden. Diese Screenings werden nicht von der Krankenkasse bezahlt und sollten in einem medizinischen Labor unter Sichtkontrolle erfolgen. Jugendliche mit einer ausgeprägten Cannabisabhängigkeit können im Entzug suizidal werden. In dieser Phase können sie häufig nicht mehr einschlafen und leiden unter Albträumen sowie körperlichen Entzugserscheinungen wie starkem Schwitzen und Tachykar-

6 Nähere Informationen verfügbar unter: www.apeiros.de.

die, sodass eine stationäre Entzugsbehandlung in einer dafür spezialisierten Klinik erforderlich ist.

Autismus, Schizophrenie und Intelligenzminderung sind relative Kontraindikationen für die störungsübergreifende Gruppentherapie. Entscheidend ist, ob die jeweilige Jugendliche über genügend soziale und kommunikative Kompetenzen verfügt, um sich in das Gruppengeschehen einzufügen, und ob die Gruppe in der Lage ist, die Jugendliche ausreichend zu integrieren. Sollte dies nicht gelingen, ist eine Einzeltherapie oder eine störungsspezifische Gruppentherapie indiziert.

3.11 Supervision als essenzielle Grundlage professioneller Psychotherapie

Es ist die Fähigkeit zur Reflexion,
von der einige Forscher vermuten,
dass sie das wahre Attribut
zur Weisheit sein könnte.

Daniel Siegel (2017)

Supervision ist eine Grundvoraussetzung für erfolgreiches therapeutisches Handeln. Wenn es im Behandlungsverlauf zu krisenhaften Zuspitzungen kommt oder der Therapieprozess stockt, kann die Therapeutin in der Supervision Unterstützung erfahren. Gruppensupervision wirkt stärker als Einzelsupervision, weil die Beiträge der anderen Gruppenmitglieder einen zusätzlichen Erkenntnisgewinn bewirken.

Im Behandlungsverlauf bildet die Therapeutin mit der Familie ein erweitertes therapeutisches System, sodass es ihr zuweilen schwerfällt, den Behandlungsprozess mit Abstand zu betrachten und zu reflektieren. Die systemische Theorie der Kybernetik beschreibt die Gesetzmäßigkeiten komplexer Systeme. Von Schlippe und Schweitzer (2003, S. 183) erläutern hierzu:

> »Bei der Kybernetik 2. Ordnung […] wird bezweifelt, dass es ›da draußen‹ objektiv vom Therapeuten erkennbare Systeme ›gibt‹. Vielmehr müssen der Betrachter und seine Erkenntnismöglichkeiten als Teil des Kontextes, den er beobachtet, mitkonzeptualisiert werden. Zwangsläufig ergibt sich dadurch eine Abgrenzung zu Modellen, die Hierarchie und Kontrolle implizieren.«

Die Therapeutin braucht den Austausch mit der Supervisorin und der Supervisionsgruppe, um von der Metaebene aus das Therapiegeschehen zu verstehen und zu erkennen, welche Rolle sie im erweiterten therapeutischen System spielt.

Die Hypothesenbildung der Therapeutin und ihrer Supervisionsgruppe ist in der systemischen Therapie von zentraler Bedeutung (siehe Abschnitt 2.2). Für die Therapeutin ist die Supervision der Ort, an dem sie ihre Hypothesen überprüfen und sich durch die von der Supervisorin und der Supervisionsgruppe generierten neuen Hypothesen weiterentwickeln kann.

Es geht aber nicht nur um die Qualität der psychotherapeutischen Behandlung, sondern auch um die interkollegialen Beziehungen zu Kolleginnen und Supervisorinnen, die in Supervisionsprozessen entstehen. Ein solches Beziehungsnetz ist ein wichtiger Faktor zur Stärkung und zur Burnout-Prophylaxe bei der Therapeutin.

Zur Behandlungsstrategie der systemisch arbeitenden Therapeutin gehört es, mit Familien daran zu arbeiten, ein Unterstützernetz aufzubauen beziehungsweise das bestehende zu erweitern. Es liegt auf der Hand, dass die Therapeutin diesen Aspekt in der Behandlung nur glaubwürdig vermitteln kann, wenn sie selbst über ein solches professionelles Unterstützernetz verfügt.

In diesem Zusammenhang kann sich die Therapeutin folgende Fragen stellen: Wie finde ich eine für mich passende Supervisorin? Wie ist meine Beziehung zu meiner Supervisorin? Kann ich sie auch zwischen den Sitzungen bei Bedarf kontaktieren, wenn dringende Fragen zu lösen sind, die nicht wochenlang bis zur nächsten Sitzung warten können? Fühle ich mich in meiner Supervisionsgruppe wohl?

3.12 Materielle Ausstattung

Neben der unter Abschnitt 3.8 beschriebenen notwendigen Mindestgröße eines Behandlungsraumes sind folgende Tools und Materialien zu empfehlen:

Eine Flipchart ermöglicht es, Zeichnungen zur Veranschaulichung anzufertigen und Besprochenes schriftlich festzuhalten. So können bei verschiedenen Themen Ideen der Gruppenmitglieder gesammelt und die konkreten Formulierungen von den Jugendlichen mit einem dicken Filzschreiber auf der Flipchart festgehalten werden. Die entstandenen Listen können die Teilnehmerinnen mit ihren Smartphones abfotografieren, um sie mit nach Hause zu nehmen.

Ein Mobile mit mindestens vier Objekten, das an der Decke hängt, ist für die Demonstration der korrespondierenden Entwicklungsaufgaben hilfreich (siehe Abschnitt 5.1).

Um Tranceeinleitungen im Liegen durchzuführen, wie beispielsweise für die Kontaktaufnahme mit dem Ego-State der inneren Stärke (siehe Abschnitt 6.4), benötigt die Therapeutin Yoga- oder Isomatten und kleine Kopfkissen.

Zur Demonstration des autonomen Nervensystems empfiehlt es sich, eine anatomische Darstellung des vegetativen Nervensystems, des Nervus vagus und des Gehirns (zum Beispiel mit Darstellung der Amygdala) im Therapieraum aufzuhängen. Auch eine sogenannte *Hoberman Sphere* ist hilfreich: Hierbei handelt es sich um eine auseinanderziehbare Kugel zur Veranschaulichung von An- und Entspannung beziehungsweise eines neuronalen Lockdowns.

In der kostenlosen Version der App »3D Brain« für das Smartphone kann die Therapeutin ihren Patientinnen das Gehirn und seine Teile, zum Beispiel Amygdala, Hirnstamm und limbisches System, dreidimensional zeigen, das Gehirn nach allen Seiten drehen und in die Strukturen hineinzoomen. So kann sie zum Beispiel anschaulich demonstrieren, wo im Gehirn Angst entsteht.

In der App »Body/2Brain« können Jugendliche Stimmungen und Orte auswählen und dafür geeigneten Körperübungen finden.

Für das gemeinsame Spiel zum Abschluss ist eine gewisse Auswahl erforderlich. Hier seien auszugsweise die Kartenspiele Uno, Skippo und Skiyo sowie die Geschicklichkeitsspiele Yenga und Bamboleo genannt, aber natürlich sind der Fantasie keine Grenzen gesetzt. Klassische Spiele wie Galgenmännchen und Personenraten setzen nur die Flipchart oder Zettel und Büroklammern voraus.

Wenn eine Küche in den Praxisräumen vorhanden ist, besteht die Möglichkeit, zweimal pro Jahr gemeinsam zu kochen (siehe Abschnitt 8.1.2). Dabei können sowohl Aspekte der Handlungsplanung als auch Teamwork eingeübt werden, und es bietet eine Gelegenheit, das Thema gesunde Ernährung zu besprechen.

3.13 Feedback der Familien und Jugendlichen

Die Therapie muss zum Patienten passen,
nicht der Patient zur Therapie.

Woltemade Hartman

Das Feedback der Patientinnen ist für eine effektive Psychotherapie unerlässlich. Denn nur so erfährt die Therapeutin, welche ihrer Interventionen als hilfreich empfunden werden und welche nicht. Linsenhoff (2020, S. 4) schreibt dazu:

> »Wie können Psychotherapeuten wirksamer werden? Wenn man die jüngsten Erkenntnisse ernst nimmt, ist die jeweils gewählte Behandlungsform oder Methodik nicht der ausschlaggebende Faktor. Andere, verfahrensübergreifende Aspekte schlagen sich in deutlich höheren Effektstärken nieder: etwa die Ausgestaltung der therapeutischen Beziehung oder die Fähigkeit zur Anpassung der Psychotherapie an den individuellen Patienten. Ausgehend von dieser Einsicht will der vorliegende Artikel praxisnah einfache Instrumente zur regelmäßigen und nachhaltigen Einbeziehung von Feedback, unter anderem aus der Patientenperspektive, vorstellen.«

In der Gruppentherapie hat es sich bewährt, im letzten Termin vor den Schulferien (an Ostern, im Sommer, Herbst und an Weihnachten) die Gruppe zu fragen, was ihr am besten geholfen hat, was weniger und was sie sich für die Zukunft von der Therapeutin wünschen. Da die Eltern- und Familiengespräche seltener stattfinden, kann man hier einen entsprechend angepassten Feedback-Rhythmus praktizieren.

3.14 Transparenz und Augenhöhe

Die systemische Therapeutin sieht ihre Klientinnen als die eigentlichen Expertinnen für ihre Probleme und deren Lösungen an. Daher nimmt sie eine Position auf Augenhöhe zu ihren Klientinnen ein. Dies wiederum impliziert, dass sie ihr therapeutisches Vorgehen transparent macht und erklärt. Schmidt (2019, S. 124) erläutert zur »Phase der Kontraktverhandlungen«:

> »In dieser Phase ist es jeweils sehr hilfreich, auf der Metaebene viele Informationen zu Konzepten zu geben, die in die Beratung einfließen (zum Beispiel warum man stark auf Ausnahmen von Problemen fokussieren will und eine Problemanalyse nicht die Hauptaktivität einnehmen sollte etc.).

So entsteht über diese Transparenz Plausibilität, die Klienten können die Angebote der Berater besser nachvollziehen und sind so eher kooperativ.«

In diesem Sinn ist es hilfreich, wenn die Therapeutin erklärt, wie und warum sie entsprechend vorgeht. Dies erhöht das Vertrauen und die Motivation ihrer Patientinnen.

Kurz gefasst:

Das dargestellte Konzept einer Gruppentherapie

- ist störungsübergreifend;
- erfordert eine Eingangsdiagnostik;
- ist eine halboffene Gruppe mit je nach Patientin variabler Therapiedauer;
- bietet im Vergleich zur Einzeltherapie einen Zeit- und einen finanziellen Vorteil;
- ist für ein Altersspektrum von 14 bis 18 Jahren konzipiert;
- setzt eine Gruppengröße von 5 bis 6 Jugendlichen pro Therapeutin voraus;
- kann mit Einzelsitzungen bei der gleichen Therapeutin oder einer separaten Einzeltherapie vom gleichen Verfahren bei einer anderen niedergelassenen Therapeutin kombiniert werden;
- eignet sich nicht für Jugendliche mit Drogenkonsum, ohne Tagesstruktur und, in Abhängigkeit von den sozialen Fertigkeiten, mit Schizophrenie, Autismus-Spektrum-Störung oder Intelligenzminderung;
- erfordert eine spezifische materielle Ausstattung;
- beinhaltet die Gruppensupervision der Therapeutin und die dort praktizierte Hypothesenbildung;
- erfordert das Feedback der Patientinnen, um die Therapie an deren Bedürfnisse anpassen zu können;
- impliziert Transparenz und Augenhöhe mit den Familien und Jugendlichen.

4 Die Gesprächsführung: aktive Co-Regulation, Perspektivenvielfalt und Dialog

4.1 Aktive Co-Regulation: ein Wechselspiel von Initiativen aus der Gruppe und Interventionen der Therapeutin

Dies ist der Kern der Co-Regulation: Wir beruhigen einander, befreien einander aus einem Zustand ständiger Wachsamkeit angesichts potentieller Gefahr und versetzen uns in einen sicheren Raum der Heilung und des Glücks.

Steven und Seth Porges (2023)

Ziel der Therapeutin ist es, den Dialog unter den Jugendlichen zu fördern, um interpersonales Lernen, Perspektivenvielfalt und die Entstehung von Beziehungen zwischen den Gruppenmitgliedern zu ermöglichen. Hierfür versucht sie, in der Gruppe eine Atmosphäre der Sicherheit zu schaffen, damit Jugendliche sich trauen, vor anderen Gleichaltrigen ihre Themen, Gefühle und Probleme anzusprechen. Ein Gefühl der Sicherheit entsteht im Kontakt der Jugendlichen mit der Therapeutin und untereinander, wenn sich die Jugendlichen gehört fühlen und auf die von ihnen geäußerten Themen empathisch eingegangen wird. Co-Regulation beschreibt den Prozess, in dem aus dem Gefühl der Sicherheit Nähe, Kontakt und Bindungen entstehen. Aktive Co-Regulation bedeutet, dass die Therapeutin sich aktiv in die Gestaltung des Kontakts und der Gruppeninteraktion einbringt mit dem Ziel, ein Gefühl der Sicherheit zu ermöglichen.

Zunächst nimmt die Therapeutin die aus der Gruppe geäußerten Themen auf und widmet sich ihnen mit dem Ziel der Stärkung aller Teilnehmerinnen. Was aber tun, wenn niemand aus der Gruppe ein aktuelles Anliegen anspricht? Beharrt die Therapeutin in dieser Situation darauf, dass sich eine Teilnehmerin äußert, übt sie Druck auf die Gruppe aus, was meist zu Widerstand führt. Eine solche Dynamik ist aus der Perspektive der Co-Regulation unerwünscht, denn sie untergräbt das Gefühl der Sicherheit und des Vertrauens. In dem hier vorgestellten Konzept nutzt die Therapeutin daher Tage, an denen keine Themen aus der Gruppe kommen, zur Vermittlung lösungsorientierter Inhalte aus dem reichen Schatz an Themen, die die systemische, die Ego-State- und die Körperpsychotherapie bieten (vgl. Kapitel 5–7). Sie übernimmt eine fürsorgliche Führungsrolle und bietet den Jugendlichen Theorieinhalte, Interventionen und Übungen an, die diese in ihrem Alltag nutzen können, um schwierige Situationen und Konflikte zu bewältigen.

Die Therapeutin balanciert also ständig zwischen einer aktiv gestaltenden, Schutz gebenden Rolle einerseits und einer Autonomie gewährenden, Eigeninitiative fördernden Haltung andererseits. Dabei passt sie die Struktur der Gruppensitzung dynamisch an die Bedürfnisse der Gruppe an und erwartet nicht umgekehrt, dass die Gruppe sich den Anforderungen einer festgelegten Struktur unterordnet.

Das Prinzip, die aus der Gruppe heraus angesprochenen Themen vorzugsweise zu behandeln, fördert die Eigeninitiative und Eigenverantwortung der Gruppenmitglieder und ist ein Signal an jede Einzelne, dass ihre Anliegen ernst genommen und gehört werden. Der Mut, etwas von sich preiszugeben, wird honoriert. Den Jugendlichen wird zugetraut, die Richtung vorzugeben. Dieses Vorgehen demonstriert auf der handlungspraktischen Ebene, dass die Therapeutin an die Selbstwirksamkeit und Ressourcen ihrer Patientinnen glaubt. Außerdem liegen die von den Jugendlichen angesprochenen Themen meist näher an deren Lebensrealität als die von der Therapeutin ausgewählten Inhalte. Und nicht zuletzt ist es eine Frage der Wertschätzung jedes Einzelnen, seine Themen vorrangig zu behandeln.

Wenn aber phasenweise über eine oder mehrere Sitzungen hinweg keine Initiative aus der Gruppe kommt, erfordert dies von der Therapeutin, sich nicht enttäuschen zu lassen und in die Falle zu tappen, Druck aufzubauen. Sie sollte den unrealistischen Anspruch fallen lassen, dass die Patientinnen stets eigene Themen präsentieren. Diese Haltung gelingt ihr, wenn sie einen Themenmangel nicht als fehlende Therapiemotivation interpretiert, sondern als Interesse an den von der Therapeutin ausgewählten Inhalten deutet. Die Gruppe hat ein gutes Gespür dafür, wie sehr sie von den angebotenen Themen und Übungen profitiert. Schließlich wissen alle Teilnehmerinnen, dass sie, wenn sie an den von der Therapeutin vorbereiteten Inhalten nicht interessiert sind, das Therapiegeschehen beeinflussen können, indem sie eigene Themen einbringen. Auf diese Weise akzeptiert die Therapeutin die Selbstorganisation des Systems ihrer Therapiegruppe.

Die ausdauernde Geduld der Therapeutin, auf die Eigeninitiative der Jugendlichen zu warten, ist eine Tugend, die honoriert wird. Denn es kommt immer wieder dazu, dass eigene Themen angesprochen werden. Phasenweise kann es auch passieren, dass die Gruppe so viel einbringt, dass die Therapeutin ihr ursprünglich geplantes Programm aufschieben muss, um auf die drängenderen aktuellen Themen einzugehen.

Ein solches flexibles Vorgehen stellt die Therapeutin vor die Herausforderung, spontan auf Fragestellungen aus der Gruppe einzugehen, auf die sie nicht vorbereitet ist. Dies gelingt ihr, wenn sie den Expertinnenstatus an die Gruppe abtritt und sich zugesteht, phasenweise als Nicht-Wissende aufzutreten. Dadurch werden das Selbstbewusstsein und die Eigeninitiative der Gruppe gefördert. Mit der Reihum-Technik (siehe Abschnitt 4.4) kann sie in diesen Situationen den Dialog der Jugendlichen untereinander fördern.

Indem die Therapeutin Themen aus der Gruppe priorisiert, bleibt sie dicht an dem dran, was die Jugendlichen in der Gegenwart bewegt. So kann sie die Auswahl der Inhalte, die sie vorbereitet, auf die Bedürfnisse der jeweiligen Gruppenkonstellation abstimmen. Und auf diese Weise entwickelt sich das Programm mit den sich ständig verändernden gesellschaftlichen Bedingungen weiter. Das Therapiegeschehen bleibt dadurch für die Therapeutin über die Jahre hinweg abwechslungsreich und beugt einer ermüdenden Routine vor.

Kurz gefasst:

- Ziel der Therapeutin ist es, den Dialog unter den Jugendlichen zu fördern, um interpersonales Lernen, Perspektivenvielfalt und die Entstehung von Beziehungen zwischen den Gruppenmitgliedern zu ermöglichen.
- Ein Gefühl der Sicherheit in der Gruppe ist Voraussetzung dafür, dass die Jugendlichen eigene Themen ansprechen.
- Aktive Co-Regulation bedeutet, dass die Therapeutin das Gruppengeschehen aktiv mitgestaltet und eine fürsorgliche Führungsrolle einnimmt.
- Dies gelingt, indem sie die Themen aus der Gruppe priorisiert, aber gleichzeitig keinen Druck aufbaut, wenn aus der Gruppe keine Themen kommen.

- Stattdessen bewertet sie es positiv, wenn die Gruppe keine eigenen Themen anspricht, und nutzt diese Gelegenheit, um lösungsorientierte Inhalte und Übungen vorzustellen.
- Die Therapeutin darf als Nicht-Wissende auftreten und den Jugendlichen die Expertinnenrolle überlassen.
- Anhand der aus der Gruppe eingebrachten Themen kann die Therapeutin die von ihr vorbereiteten Inhalte an die Bedürfnisse der jeweiligen Gruppenkonstellation anpassen.

4.2 Fünf Regeln für einen sicheren Rahmen

Regeln geben Sicherheit und Orientierung. Immer wenn ein neues Gruppenmitglied erstmals die Gruppe besucht, werden nach der Vorstellungsrunde die folgenden sechs Regeln wiederholt, um sie erneut in Erinnerung zu rufen:

- Die Schweigepflicht: Alles, was jemand in der Gruppe von sich preisgibt, bleibt in der Gruppe und wird weder Dritten erzählt, noch darf es in den sozialen Medien erwähnt werden.
- Die Schweigepflicht besteht auch gegenüber den Eltern, außer bei Themen, die gefährlich für die Jugendlichen oder Dritte sind, wie zum Beispiel Suizidgedanken.
- Alle Gruppenmitglieder behandeln sich respektvoll. Sie lassen sich ausreden. Niemand wird beschimpft oder ausgelacht.
- Niemand ist gezwungen, etwas von sich zu erzählen. Persönliche Fragen müssen nicht beantwortet werden. Aber es ist hilfreich, wenn zu Reihum-Fragen, die an jede gestellt werden, Meinungen geäußert werden oder wenn bei Abstimmungen eine Stimme abgegeben wird.
- Jede kann nach der Gruppe zur Therapeutin kommen und etwas unter vier Augen ansprechen, was sie nicht vor der Gruppe äußern wollte. Je nach Thema wird dann gegebenenfalls ein Termin für ein Einzel- oder Familiengespräch vereinbart.

4.3 Die zeitliche Struktur der Gruppentermine

Die Vorgabe der Kassenärztlichen Vereinigung für die Gruppentherapie beträgt 100 Minuten. Davon entfallen ca. 15 Minuten auf die

Phase der Begrüßung und des Anfangsrituals. Darauf folgt die ca. 55 Minuten lange Phase der Themenarbeit. Die abschließende Phase des Spiels dauert ca. 30 Minuten.

4.3.1 Die Phase der Begrüßung und des Anfangsrituals

Zum Einstieg wird nach der Begrüßung eine Körper-, eine Atemübung oder ein Chanten durchgeführt (siehe Abschnitte 7.2 und 7.3).

Danach folgt eine Pro- und Contra-Runde, an der sich auch die Therapeutin beteiligt. Die Aufgabe lautet, als Pro den schönsten oder entspanntesten Moment der letzten Woche und als Contra den unangenehmsten oder stressigsten Moment zu benennen. Wichtig hierbei ist, dass die Jugendlichen kein besonderes Erlebnis benennen müssen, sondern dass es auch etwas ganz Alltägliches oder Unspektakuläres sein kann. Dies baut die Hemmschwelle ab, sich vor der Gruppe zu äußern. Zunächst lautet der Anspruch, dass jedes Gruppenmitglied etwas mitteilen sollte. Natürlich können je nach Tagesform und psychischer Verfassung auch Ausnahmen gemacht werden. Es ist aber in der Regel möglich, alle Teilnehmerinnen zu überzeugen, sich zu äußern. Die Pro- und Contra-Runde dient der Orientierung der Therapeutin und der Jugendlichen, in welchem tagesaktuellen Zustand sich jedes Gruppenmitglied befindet.

4.3.2 Die Phase der Themenarbeit

Zu Beginn erfragt die Therapeutin, ob es Themen aus der Gruppe gibt. Diese werden in jedem Fall vorrangig behandelt. Dabei kommen die Techniken des Reihum-Sprechens und des »Expertinnenrats« zum Einsatz (siehe Abschnitte 4.4 und 4.5). Gibt es keine Themen aus der Gruppe oder füllen diese nicht die folgenden ca. 55 Minuten aus, greift die Therapeutin auf die von ihr vorbereiteten Inhalte zurück (siehe Kapitel 5–7). Eine Haltung nach dem Motto »alles kann, nichts muss« fördert am ehesten die Eigeninitiative der Gruppenmitglieder. Diese schwankt je nach Gruppendynamik und Persönlichkeiten der Jugendlichen phasenweise beträchtlich.

Die Phase des Spiels

Die letzten 30 Minuten sind für ein gemeinsames Spiel reserviert. Das Spiel wird aus dem Spielefundus der Praxis ausgewählt und von der Gruppe durch Abstimmung bestimmt. In Pattsituationen wird eine Münze geworfen.

Kurz gefasst:

- Die Gruppe dauert gemäß den Vorgaben der Kassenärztlichen Vereinigung 100 Minuten und wird zeitlich wie folgt strukturiert:
- Phase der Begrüßung und des Anfangsrituals (ca. 15 Min.): zuerst eine Körperübung, dann die Pro- und Contra-Runde
- Phase der Themenarbeit (ca. 55 Min.): Vorrangig werden Themen aus der Gruppe bearbeitet. Bringt die Gruppe keine eigenen Themen ein, bespricht die Therapeutin die von ihr vorbereiteten Inhalte (siehe Kapitel 5–7)
- Phase des Spiels (30 Min.)

4.4 Die Reihum-Technik schafft Perspektivenvielfalt

Das Reihum-Sprechen ist eine systemische Technik der Gesprächsführung, die angewandt wird, wenn das therapeutische Gespräch mit mehreren Personen in einem Raum stattfindet. Ziel des Reihum-Sprechens ist es, dass jede Gesprächsteilnehmerin eine Meinung zum Thema äußert. Das heißt, die Therapeutin stellt eine Frage, die reihum von allen Gesprächsteilnehmerinnen beantwortet wird. Die Frage wird also der Reihe nach an alle Gruppen- oder Familienmitglieder gerichtet, bis jedes seine Meinung kundgetan hat, ohne dabei jemanden auszulassen. Manchmal wird die ursprüngliche Frage wiederholt, manchmal so etwas gefragt wie: Was denkst du dazu? Hast du eine Idee dazu? Dadurch wird die Perspektivenvielfalt gefördert und so können alle hilfreichen Ideen zusammengetragen werden. Bestenfalls gewinnt jede im System mehr Informationen über die Gedanken der anderen und die Auswahl an Lösungsmöglichkeiten.

Diesem Vorgehen liegt die konstruktivistische Interpretation der Realität zugrunde, nach der das Individuum aus seiner eigenen Perspektive heraus sein Bild von der Welt »konstruiert« (siehe Abschnitt 2.1). Es wird davon ausgegangen, dass es nicht die eine objektive Realität gibt, sondern dass diese im Auge der Betrachterin liegt. Es gibt also viele subjektive Realitäten. Daraus ergibt sich für die Therapeutin die Notwendigkeit, zu jeder Fragestellung die Sichtweise jedes einzelnen Mitglieds des Systems, also beispielsweise der Familie oder der Therapiegruppe, einzuholen. Zuweilen kann es erforderlich sein, Monologe zu unterbrechen, um die Frage weiterzugeben.

Je nach Gruppenkonstellation mag es von Vorteil sein, das Reihum-Sprechen explizit einzuführen, damit sich alle darauf einstellen können. Die Therapeutin kann zum Beispiel Folgendes erklären: »Ich werde Ihnen/euch heute ein paar Fragen stellen. Und ich bitte jede von Ihnen/euch, reihum etwas dazu zu sagen. Denn meistens haben nicht alle die gleiche Sicht auf die Dinge, und das ist sehr hilfreich.«

Wenn die Therapeutin aufgrund bisheriger Erfahrungen schon jemanden identifiziert hat, der wahrscheinlich durch Monologe das Reihum unterbricht, kann sie auch hinzufügen: »Wenn es für Sie/euch okay ist, werde ich kurz eingreifen, wenn jemand zu lange am Stück redet, und den Ball an die Nächste weiterspielen.« Damit gibt sich die Therapeutin die Erlaubnis, bei Bedarf zu intervenieren und zur nächsten Gesprächsteilnehmerin überzuleiten.

Sowohl im Gruppen- als auch im Familiensetting findet die Therapeutin in jeder Sitzung zahlreiche Gelegenheiten, Reihums zu initiieren. Sie kann phasenweise auch mehrere Reihums aneinanderreihen und so immer wieder alle Jugendlichen oder Familienmitglieder zu Wort kommen lassen. Das Reihum lockert die Gesprächsatmosphäre auf, weil der Fokus wandert. Durch die vielen Perspektiven bleibt es abwechslungsreich und spannend. Da jede drankommt, hält die Therapeutin alle Gesprächsteilnehmerinnen aktiv im Prozess und gibt ihnen das Gefühl, dazuzugehören.

Dabei ist es hilfreich, mit jeder Gesprächsteilnehmerin Blickkontakt aufzunehmen und ihr etwas Zeit zu geben, sich zu äußern. Manchmal lohnt es sich auch, ein bisschen zu warten und ein kurzes Schweigen auszuhalten. Denn aus dem Schweigen kann etwas Neues entstehen. Es ist wichtig, niemanden zu vergessen; eine übergangene Teilnehmerin könnte sich ausgeschlossen fühlen. Häufig gibt es erste Spontanäußerungen, die die Runde in Gang bringen. Dann wird dieselbe Frage den anderen gestellt, die sich noch nicht geäußert haben, bis jede an der Reihe war.

Auch wenn die Therapeutin ein von ihr vorbereitetes Thema bespricht, kann sie durch Reihums zwischendurch immer wieder die Teilnahme jeder Einzelnen sicherstellen und vermeiden, dass Teilnehmerinnen innerlich abschalten. Geeignete Fragen sind beispielsweise: »Was denkt ihr dazu? Wie seht ihr das? Seht ihr das auch so, oder habt ihr eine andere Meinung? Habt ihr das auch schon mal erlebt? Kennt das jemand von euch? Hat jemand von euch eine Idee dazu? Was würdet ihr in so einer Situation tun? Was würdet ihr denken, wenn euch das passieren würde? Hat jemand eine Idee, was da helfen könnte? Könnt ihr das nachvollziehen, oder seht ihr das anders? Ich kenne mich damit gar nicht aus, aber ihr kennt das bestimmt und könnt mir erklären, was ihr darunter versteht.«

Kurz gefasst:

- Beim Reihum-Sprechen wird der Reihe nach jede Teilnehmerin der Gruppe oder Familie nach ihrer Meinung zu einem Thema befragt, ohne jemanden auszulassen.
- Lange Monologe werden unterbrochen zugunsten der Beiträge der anderen. Dadurch gewinnt das System an Perspektivenvielfalt.
- Die Mitglieder des Systems erhalten so mehr Informationen über die Gedanken der anderen und verschiedene Lösungsmöglichkeiten.
- Die Reihums bewirken, dass alle Gesprächsteilnehmerinnen im Prozess aktiv bleiben und sich einbezogen fühlen.

4.5 Interpersonales Lernen und Solidarität im Expertenrat

Yalom nennt als Wirkfaktor von Gruppentherapien unter anderem das interpersonale Lernen (Yalom 2021, S. 23). In der Tat lernen die Jugendlichen einer multimodalen Gruppentherapie viel voneinander; denn jede kann oder weiß etwas, was die anderen noch nicht können oder wissen.

Eine Kraft spendende und tröstende Wirkung hat die von der Gruppe geäußerte Solidarität und Anteilnahme mit den Jugendlichen, die ihr eigenes Problem thematisieren. Hierdurch entsteht das Gefühl, Unterstützung in einer schwierigen Lage zu erfahren. Dieses bewirkt sowohl eine Entlastung als auch eine emotionale Stärkung.

Interpersonales Lernen und Solidarität gelingen mithilfe des »Expertinnenrats«. Hierbei wird, ähnlich wie bei der systemischen Technik des *Reflecting Teams* (Andersen 1990), die Jugendlichengruppe genutzt, um derjenigen zu helfen, die den Mut hatte, ein eigenes Thema anzusprechen. Mit der Reihum-Technik (siehe Abschnitt 4.4) wird jede Einzelne nach ihrer Meinung, ihren Erfahrungen in ähnlichen Situationen und insbesondere Lösungsvorschlägen befragt.

Dieses Vorgehen wirkt sich positiv auf die gesamte Gruppe aus: Die Jugendlichen ergreifen die Rolle der »Expertinnen« für Fragestellungen ihrer Generation und bringen ihre Kompetenzen und Fähigkeiten ein. Ihr Aufmerksamkeitsfokus verschiebt sich von den ihnen zugeschriebenen Defiziten und Problemen hin zu ihren Stärken und Fähigkeiten. Sie erfahren einen Rollenwechsel von der Symptomträgerin hin zur Problemlöserin. Dadurch werden sie in ihrer Selbstwirksamkeit gestärkt.

Mit diesem Vorgehen folgt die Therapeutin dem systemischen Prinzip des Respekts vor der Selbstorganisation jedes Lebewesens und Systems, der sogenannten Autopoiese. Keine Therapeutin kann so viele Ideen und Lösungsmöglichkeiten ersinnen, wie es die Gruppenmitglieder können. Die Perspektivenvielfalt und die Auswahlmöglichkeiten an Lösungsstrategien werden für die Betroffenen in entscheidender Weise erweitert.

Nebenbei entlastet dieser Prozess die Therapeutin, die nicht mehr alleine für die Präsentation von Lösungen verantwortlich ist. Sie vertraut auf die Ressourcen und Lösungsideen der Gruppe und gewinnt so ein neues Bild von den Jugendlichen.

Kurz gefasst:

- Interpersonales Lernen sowie die Solidarität und Anteilnahme der Gruppenmitglieder sind ein wirksames Therapeutikum.
- Im »Expertinnenrat« werden mithilfe der Reihum-Technik immer wieder alle Gruppenmitglieder nach ihren Lösungsideen und Kompetenzen befragt.
- Die Gruppenmitglieder wechseln von der Rolle der Symptomträgerin in die der kompetenten Expertin und Problemlöserin.
- Die Therapeutin respektiert die Selbstorganisation der Gruppe und wird dadurch entlastet.

4.6 Dialog und Gruppenkohäsion

Im Dialog begegnen wir einander offen und respektvoll, lernen aufeinander zu hören, mit- und füreinander zu denken und suchen gemeinsam nach neuen Wegen und Lösungen.

Daniel Bohm

Dem Dialog kommt eine entscheidende Bedeutung für das gegenseitige Verständnis von Menschen, ihre Beziehungsgestaltung und die Korrektur von Denkfehlern zu. Bohm definiert Dialog wie folgt (Bohm 1998, S. 32–33):

»›Dialog‹ kommt von dem griechischen Wort *dialogos*. *Logos* heisst ›das Wort‹ oder auch ›Wortbedeutung, Wortsinn‹. Und *dia* heisst ›durch‹ – nicht ›zwei‹. Ein Dialog kann von einer beliebigen Anzahl von Leuten geführt werden, nicht nur von zweien. Sogar ein einzelner kann einen gewissen Dialog mit sich selbst pflegen. Wesentlich ist, dass der Geist des Dialogs vorhanden ist. Die Vorstellung oder das Bild, das diese Ableitung nahelegt, ist das eines freien Sinnflusses, der unter uns, durch uns hindurch und zwischen uns fließt. Das macht einen Sinnstrom innerhalb der ganzen Gruppe möglich, aus dem vielleicht ein neues Verständnis entspringen kann. Diese Einsicht ist etwas Neues, das zu Beginn möglicherweise gar nicht vorhanden war. Sie ist etwas Kreatives. Und dieser untereinander geteilte Sinn ist der ›Leim‹ oder ›Zement‹, der Menschen und Gesellschaften zusammenhält.«

Die Gruppentherapeutin versucht, den Dialog zwischen den Gruppenmitgliedern zu fördern. Die oben dargestellten Gesprächstechniken des Reihum-Sprechens und des Expertinnenrates ermöglichen eine netzförmige Kommunikation in der Gruppe und somit den Dialog der Jugendlichen untereinander. Unter anderem achtet die Gruppentherapeutin darauf, dass sich alle Gruppenmitglieder von Zeit zu Zeit äußern und niemand dauerhaft in die Rolle eine Zuhörerin verfällt. Ziel ist, dass der Austausch zwischen den Jugendlichen lebendig bleibt. Hierfür balanciert die Gruppentherapeutin ihre Rolle immer wieder neu aus zwischen einer steuernden und schützenden Funktion einerseits und einer Autonomie gewährenden Haltung andererseits.

Wie jedes System organisiert sich auch die Therapiegruppe nach dem Prinzip der Autopoiese selbst. Sie führt also ihr Eigenleben. Die Therapeutin ist Teil des Systems der Therapiegruppe. Als solcher ist sie sich bewusst, dass sie auf den Dialog in der Gruppe nur bis zu einem gewissen Grad einwirken kann. Sie akzeptiert die unterschiedlichen Dynamiken, die sich zwischen den Charakteren ergeben.

Im Wesentlichen gestalten die Jugendlichen den Dialog durch Selbstorganisation. Das Gespräch wird von ihren Mitteilungsbedürfnissen, Temperamenten und kommunikativen Fähigkeiten bestimmt. Die Qualität des Dialogs wirkt sich auf die Gruppenkohäsion aus, die Yalom zufolge die Wirksamkeit der Gruppentherapie wesentlich beeinflusst (Yalom 2021, S. 83–85). Zudem verändert sich in einer offenen Therapiegruppe das Beziehungsgeflecht von Zeit zu Zeit durch Austritte und Neuzugänge von Gruppenmitgliedern. Durch die Auswahl der neuen Patientinnen steuert die Therapeutin die Zusammensetzung der Gruppe, die sich wiederum auf die Gruppenkohäsion auswirkt.

Im Dialog lernen die Jugendlichen, einander zuzuhören. Sie versuchen, die Beiträge der anderen Gruppenteilnehmerinnen zu verstehen. Und damit sie selbst verstanden werden, suchen sie nach den passenden Formulierungen, um ihre Gefühle und Gedanken in Worte zu fassen. In diesem interaktiven Prozess werden die eigenen Einstellungen und Überzeugungen infrage gestellt. Unterschiedliche Meinungen konkurrieren miteinander. Alternative Ideen und Vorstellungen bleiben – oft unbewusst – im Gedächtnis haften und können zwischen den Sitzungen ihre Wirkung entfalten. Nicht zuletzt trainieren die Jugendlichen im gegenseitigen Dialog ihre kommunikativen Kompetenzen, was die Qualität ihrer Beziehungen zu den Gleichaltrigen außerhalb der Therapiegruppe fördert.

Keinesfalls soll und kann eine Therapiegruppe die Peergruppen der Jugendlichen ersetzen. Aber sie ergänzt zeitweise das bestehende soziale Netz der Gruppenmitglieder. Für Jugendliche, die nur wenig Kontakt zu Gleichaltrigen haben, ist die Therapiegruppe ein Übergangsstadium zu einer Zukunft mit einem besseren sozialen Netz. Yalom (2021, S. 84) beschreibt die Bedeutung von Gruppenangehörigkeit wie folgt:

> »Verschiedenen Gruppen anzugehören und von ihnen akzeptiert und anerkannt zu werden, ist für die Entwicklung eines Menschen äußerst wichtig. Wie wichtig es ist, in der Kindheit zu einer Gruppe Gleichaltriger zu gehören, in der Jugend zu einer Clique, während des Studiums zu einer Studenten- oder Studentinnenverbindung und später als Erwachsener zur ›richtigen‹ sozialen Gruppe, kann kaum überschätzt werden. Beispielsweise scheint es für Selbstwertgefühl und Wohlergehen eines Jugendlichen nichts Wichtigeres zu geben, als in eine Gruppe Gleichaltriger aufgenommen und von ihr akzeptiert zu werden, […]«

Durch Dialog und authentischen Austausch entstehen Beziehungen zwischen den Jugendlichen in der Therapiegruppe. Die Therapiegruppe fungiert als ein geschützter Raum, eine Art »Trainingsworkshop«, in dem sich die Teilnehmerinnen ausprobieren und Erfahrungen sammeln können, weitgehend ohne mit Zurückweisungen oder negativen Reaktionen rechnen zu müssen. Diese Beziehungen innerhalb der Gruppentherapie stärken die Jugendlichen. Sie ermöglichen ihnen, ihre Persönlichkeit weiterzuentwickeln, und verbessern ihr Selbstbewusstsein. Damit katalysiert die Gruppentherapie die Entstehung neuer Freundschaften oder die Weiterentwicklung bestehender Bekanntschaften. So kann es den Jugendlichen gelingen, ihre Beziehungen zu Gleichaltrigen zu intensivieren und damit die wichtigste Entwicklungsaufgabe ihres Alters zu meistern, nämlich eine erfolgreiche Autonomieentwicklung zu vollziehen.

Kurz gefasst:

- Der Dialog unter den Jugendlichen ermöglicht neue Einsichten innerhalb der ganzen Gruppe.
- Die Therapeutin fördert den Dialog, indem sie ihre Rolle immer wieder neu ausbalanciert zwischen einer steuernden und schützenden Funktion einerseits und einer Autonomie gewährenden Haltung andererseits.
- Wie jedes System organisiert sich auch die Therapiegruppe nach dem Prinzip der Autopoiese selbst und führt ein Eigenleben.
- Durch den Dialog in der Gruppe bleiben alternative Ideen und Möglichkeiten im Gedächtnis haften und können zwischen den Sitzungen ihre Wirkung entfalten.
- Die Qualität des Dialogs wirkt sich auf die Gruppenkohäsion aus, die die Wirksamkeit der Gruppentherapie wesentlich beeinflusst.
- Die Therapiegruppe fungiert als ein geschützter Raum, eine Art »Trainingsworkshop«, in dem sich die Teilnehmerinnen ausprobieren können.
- Durch die Erfahrungen in der Therapiegruppe kann es den Jugendlichen gelingen, ihre Beziehungen zu Gleichaltrigen zu intensivieren und damit die wichtigste Entwicklungsaufgabe ihres Alters zu meistern, nämlich eine erfolgreiche Autonomieentwicklung zu vollziehen.

5 Systemische Therapie: familiäre Koevolution fördern

Der Lösung ist es egal, wie das Problem entstanden ist.

Steve de Shazer

5.1 Die Entwicklungsaufgaben von Jugendlichen und Eltern nach Rotthaus und Havighurst

5.1.1 Korrespondierende Entwicklungsaufgaben von Eltern und Jugendlichen

Das Konzept der Entwicklungsaufgaben von Jugendlichen wurde erstmals von Robert J. Havighurst 1948 beschrieben und 2015 von Wilhelm Rotthaus um die korrespondierenden Entwicklungsaufgaben der Eltern ergänzt. In Tabelle 3 werden beide gegenübergestellt (Rotthaus 2015, S. 98–99). Das Besondere an diesem Konzept ist, dass es in gleichem Maße um die Entwicklungsschritte von Eltern wie Kindern geht und nicht, wie sonst häufig, nur um die des Kindes. Außerdem besticht das Konzept durch seine Entwicklungs- und Zukunftsorientierung.

Kind	Eltern
Weitere Schritte der Lösung aus der Familie vollziehen.	Ein neues Gleichgewicht zwischen Loslassen und Festhalten finden.
Ein Selbstbild entwickeln (wer und wie bin ich?)	Das eigene Selbstbild weiterentwickeln.
Weiterentwicklung von Eigenständigkeit und Autonomie.	Freude an den Autonomieschritten des Kindes entwickeln und kritisches Hinterfragen der eigenen Ängste.
Weiterentwicklung sozialer Fähigkeiten im Kontakt mit Gleichaltrigen und Erwachsenen – Aufbau eines Freundeskreises – Spielen und Arbeiten in der Gruppe.	Selbst ein Stück zurücktreten und den eigenen Freundeskreis wieder mehr pflegen.
Aufbau der Fähigkeiten zur Übernahme der Verantwortung für sich und andere im Nahbereich.	Eigene Zuständigkeiten abgeben und Zutrauen entwickeln.

Kind	Eltern
Vielfalt kennen und schätzen lernen.	Die eigene Ambiguitätstoleranz* hinterfragen und weiterentwickeln.
Aufbau von Moral, Gewissen und Wertvorstellungen.	Den eigenen Prozess der Auseinandersetzung mit Moral, Gewissen und Wertvorstellungen reflektieren.
Auseinandersetzung mit der eigenen Geschlechtsrolle.	Die eigenen Geschlechtsstereotypien hinterfragen.
Entwicklung von Kompetenz im Umgang mit Medien- und Konsumangebot.	Lernen, Selbstkritik im Hinblick auf das eigene Medien- und Konsumverhalten zu kommunizieren.
Erwerb von Kulturtechniken in der Schule.	Lernfreude und Neugierde auf Neues pflegen.

* Menschen mit hoher Ambiguitätstoleranz sind interessiert an Fremden (und Fremden) und können die Verunsicherung, die durch Vieldeutigkeit und Widersprüchlichkeit entsteht, nicht nur ertragen, sondern auch aktiv damit umgehen.

Jugendliche	Eltern
Von den Eltern unabhängig werden, sich vom Elternhaus lösen.	Die Jugendlichen loslassen und ihre Eigenständigkeit unterstützen.
Aufbau eines Freundeskreises: zu Altersgenossen beiderlei Geschlechts neue, tiefere Beziehungen herstellen.	Eine einseitige Familienzentrierung aufgeben und den eigenen Freundeskreis wieder mehr pflegen.
Akzeptieren der eigenen körperlichen Erscheinung: Veränderungen des Körpers und des eigenen Aussehens annehmen.	Körperliche Alterungsprozesse annehmen.
Sich das Verhalten aneignen, das man in unserer Gesellschaft von einer Frau bzw. einem Mann erwartet.	Selbst wieder lernen, als Ehepartner zu leben (und nicht vorwiegend als Eltern), Neuaushandeln des Ehesystems als Zweierbeziehung.
Aufnahme intimer Beziehungen zum Partner (Freund/Freundin).	Sich mit den eigenen unerfüllten sexuellen Wünschen und den verpassten Chancen auseinandersetzen.
Wissen, was man werden will und was man dafür können (lernen) muss.	Sich mit den eigenen unerfüllten beruflichen Wünschen auseinandersetzen.
Vorstellungen entwickeln, wie der Ehepartner und die zukünftige Familie sein sollen.	Orientierung auf die Gestaltung der »Lebenshälfte«. Sich gedanklich an die Rolle als Großmutter und Großvater annähern.
Über sich selbst im Bild sein: wissen, wer man ist und was man will.	Eine aktuelle Lebensbilanz ziehen.

Jugendliche	Eltern
Entwicklung einer eigenen Weltaanschauung: sich darüber klar werden, welche Werte man hochhält und als Richtschnur für eigenes Verhalten akzeptieren.	Den eigenen Wertekanon selbstkritisch reflektieren und in die Zukunft fortschreiben.
Entwicklung einer Zukunftsperspektive: sein Leben planen und Ziele ansteuern, von denen man glaubt, dass man sie erreichen kann.	Eine Perspektive für die verbleibende Lebenszeit entwickeln.

Tab. 3: Entwicklungsaufgaben des Kindes, des Jugendlichen und der Eltern in Anlehnung an Havighurst (Olbrich 1982, S. 112) sowie Dreher u. Dreher (1985) und die korrespondierenden Entwicklungsaufgaben der Eltern (Rotthaus 2021, S. 80)

Die Entwicklungsaufgaben der Kinder und der Eltern sind das systemische Leitthema der Gruppentherapie. Das Konzept wird sowohl in der Jugendlichengruppe als auch in den Eltern- und Familiengesprächen ausführlich erarbeitet und im Behandlungsverlauf immer wieder aufgegriffen.

Um zu demonstrieren, wie eine Veränderung des einen mit einer Veränderung des anderen zusammenhängt, bietet es sich an, ein Mobile mit mindestens 4 Objekten an die Decke des Behandlungsraumes zu hängen. An diesem kann die Therapeutin anschaulich demonstrieren, dass durch den Positionswechsel eines Objekts des Mobiles (= Familienmitglied) sich automatisch die Positionen aller anderen Objekte neu ausrichten (= weiterentwickeln). Die Bewegungen der Objekte des Mobiles, die die Eltern repräsentieren, entsprechen deren korrespondierenden Entwicklungsaufgaben. Wenn die Therapeutin an einem Objekt zieht, bewegen sich auch alle anderen. Umgekehrt kann kein Objekt seine Position ändern, wenn die anderen Teile des Mobiles auf ihrer Position fixiert bleiben. Entwicklung ist also nur möglich, wenn sich alle Familienmitglieder weiterentwickeln.

Wird das therapeutische Gespräch von der Symptomatik der Jugendlichen, über die klassischerweise am häufigsten gesprochen wird, auf die Entwicklungsaufgaben aller Familienmitglieder gelenkt, wechselt die Aufmerksamkeit der Familie von der Symptomatik (= Problemtrance) auf die Entwicklung in der Zukunft (= Lösungstrance). Wenn es der Therapeutin gelingt, mit den Eltern deren eigene Entwicklungsaufgaben zu thematisieren, anstatt die der Jugendlichen, dann wird die Jugendliche von der Rolle der Symptomträgerin befreit und dadurch deutlich entlastet. So können alle Beteiligten wieder Hoffnung auf eine bessere Zukunft schöpfen.

Sich mit der eigenen Entwicklung auseinanderzusetzen, ist für die Eltern häufig ein unerwarteter Prozess, der bisweilen sogar Widerstand auslösen kann. Oft kommt es zu Missverständnissen, sodass die Therapeutin unter Umständen ihre Fragen deutlicher erklären oder mit Beispielen veranschaulichen muss. Manche Eltern argumentieren folgendermaßen: »Hier geht es doch um meine Tochter und nicht um mich.« Dies ist ein Hinweis, dass das therapeutische Vorgehen auf eine entwicklungsfördernde Weise irritiert und einen ersten Schritt zu der gewünschten Unterbrechung der problemstabilisierenden Muster in der Familie gemacht hat.

Eine solche Strategie kann der Therapeutin nur gelingen, wenn sie mit den Eltern, anders als von diesen antizipiert, nicht über ihr Kind, sondern über die Lebenssituation der Eltern selbst spricht. Mit den Eltern sollte sie also die elterlichen Gefühle, Hoffnungen und Zukunftsperspektiven thematisieren: Wie wird sich das Leben der Eltern verändern, wenn die Kinder selbstständiger werden, eigene intime Beziehungen aufnehmen und ausziehen? Wie gelingt die Umstellung von einer kindzentrierten Familie auf eine elterliche Zweierbeziehung? Wie begegnen die Eltern einem möglichen »Empty-Nest-Syndrom«? Wie wollen die Eltern den nächsten Lebensabschnitt, der voraussichtlich 30 bis 40 Jahre dauern wird, gestalten? Welche anderen Beziehungen, zum Beispiel zu Freundinnen, Geschwistern oder Verwandten, könnten in den Fokus treten?

Kurz gefasst:

- Das Konzept der korrespondierenden Entwicklungsaufgaben von Kindern und ihren Eltern von Wilhelm Rotthaus ist das Leitthema der Gruppentherapie und der Familiengespräche.
- Am anschaulichsten lässt es sich mithilfe eines Mobiles demonstrieren.
- Anstatt sich von der Symptomatik leiten zu lassen, sollte die Therapeutin die aktuellen Entwicklungsaufgaben der Familienmitglieder zum Thema machen.
- Entwicklung von Jugendlichen wird wahrscheinlicher, wenn die Eltern entsprechende eigene Entwicklungsschritte vollziehen.

- Thematisiert die Therapeutin dies, führt sie die Familien von der Problem- in die Lösungstrance.
- Dies entlastet die Jugendlichen und fördert neue Hoffnung.
- Mit den Eltern sollte die Therapeutin (überwiegend) über die Eltern reden, mit den Jugendlichen über die Jugendlichen.

5.1.2 Ängste als Hinweise auf unbewältigte Entwicklungsaufgaben

Die wichtigste Entwicklungsaufgabe von Jugendlichen ist es, intensivere Beziehungen zu Gleichaltrigen aufzunehmen, um sich schrittweise von den Eltern ablösen zu können. Dem entspricht die dazu korrespondierende Entwicklungsaufgabe der Eltern, eine einseitige Familienzentrierung aufzugeben und selbst wieder mehr Freundschaften und andere Kontakte zu pflegen. Denn die Jugendliche kann sich am ehesten guten Gewissens mit ihrer Clique treffen, wenn sie sich keine Sorgen machen muss, dass ihre Eltern sich zu Hause einsam fühlen.

Wenn es den Eltern nicht gut geht, spüren Jugendliche dies intuitiv und entscheiden sich dann häufig, bei ihren Eltern zu bleiben, um ihnen zu helfen. Dies ist eine normale Reaktion, da man seine Angehörigen durch seine Anwesenheit unterstützen möchte, wenn man sich Sorgen um sie macht. Wer würde nicht seine Eltern oder eine Freundin besuchen wollen, wenn er sich Sorgen um sie macht? Doch wenn ein solcher Zustand andauert, hindert es die Jugendliche daran, die für ihre altersgerechte Entwicklung so wichtigen Erfahrungen mit Gleichaltrigen zu machen und ihren eigenen Weg ins Leben zu gehen.

Jugendliche lernen unbewusst am Modell ihrer Eltern und Geschwister, wie sie das Leben am besten meistern können. Wenn die Eltern also wünschen, dass ihr Kind sich mehr mit Jugendlichen trifft, unterstützen sie dies am besten, indem sie mit gutem Beispiel vorangehen und ihren eigenen Freundes- und Bekanntenkreis pflegen. Geschwister, die den Schritt der Ablösung vom Elternhaus erfolgreich gemeistert haben und gute soziale Beziehungen pflegen, sollten zu Geschwistergesprächen eingeladen werden, um ihre Erfahrungen mit der Patientin auszutauschen.

Angststörungen und Zwänge, deren Unterlassung Angst auslöst, weisen darauf hin, dass der Entwicklungsschritt, die Beziehungen zu

Gleichaltrigen zu intensivieren und sich schrittweise von den Eltern zu lösen, bevorsteht und noch nicht erfolgreich gemeistert wurde (Rotthaus 2015, S. 96–100). Bei Jugendlichen mit fehlenden Sozialkontakten tritt meist dann eine Verbesserung der Symptomatik ein (oder sie verschwindet ganz), wenn sie Freundschaften aufbauen, intensivieren oder angemessen Zeit mit ihrer Clique verbringen.

Entsprechend dem Konzept der korrespondierenden Entwicklungsaufgaben verweisen Angststörungen bei Jugendlichen häufiger auf anstehende Entwicklungsschritte der Eltern. Wenn diese ihre Kinder unterstützen wollen, dass sie ihre Ängste überwinden und ein soziales Netz aufbauen, sollten sie sich ihren eigenen Entwicklungsschritten widmen. Dies erfordert von ihnen, von einer Familienkonstellation Abschied zu nehmen, die ihr Leben über einen Zeitraum von 1,5 bis 3 Jahrzehnten bestimmt hat, je nach Anzahl und Altersabstand der Kinder. Daher benötigen gerade auch die Eltern die Unterstützung der Therapeutin und sollten intensiv in den Therapieprozess einbezogen werden.

Kurz gefasst:

- Die Intensivierung der Beziehungen zu Gleichaltrigen ist die zentrale Entwicklungsaufgabe Jugendlicher.
- Ängste und Zwänge deuten darauf hin, dass eine unbewältigte Entwicklungsaufgabe bei den Kindern und ihren Eltern ansteht.
- Jugendliche können sich nur guten Gewissens ihrer Autonomieentwicklung widmen, wenn sie sich keine Sorgen um ihre Eltern machen müssen.
- Eltern fördern die Entwicklung eines Freundeskreises bei ihren Kindern am besten, wenn sie mit gutem Beispiel vorangehen.
- Die Eltern sollten intensiv in den Therapieprozess mit einbezogen werden, um ihre Entwicklungsaufgaben zu bearbeiten.

5.1.3 Ablösung als Aufgabe für Eltern und Jugendliche gleichermaßen

Eure Kinder sind nicht euere Kinder.
Sie sind die Söhne und die Töchter der Sehnsucht
Des Lebens nach sich selber.
Sie kommen durch euch, aber nicht von euch,
Und obwohl sie mit euch sind, gehören sie euch doch nicht. [...]
Ihr seid die Bogen, von denen eure Kinder
Als lebendige Pfeile ausgeschickt werden.
Der Schütze sieht das Ziel auf dem Pfad der Unendlichkeit,
Und er spannt euch mit seiner Macht,
Damit seine Pfeile schnell und weit fliegen.
Lasst euren Bogen von der Hand des Schützen auf Freude gerichtet sein;
Denn so, wie er den Pfeil liebt, der fliegt, liebt er auch den Bogen, der fest ist.

Khalil Gibran (2013)

Unter Kinder- und Jugendlichenpsychotherapeutinnen besteht Konsens darüber, dass Ablösung die zentrale Entwicklungsaufgabe der Adoleszenz ist. Über den Weg jedoch, wie man Ablösung in der Therapie am besten unterstützt, gehen die Meinungen erstaunlicherweise teils diametral auseinander. Die verbreitete Argumentation und therapeutische Praxis, die Autonomieentwicklung Jugendlicher zu fördern, indem man die Eltern weitestgehend aus dem Therapiegeschehen ausklammert und ihnen gezielt wenige bis gar keine Gesprächstermine anbietet, entzieht sich der Logik systemisch denkender Therapeutinnen. Für einen gelingenden Ablösungsprozess in der Therapie ist aus systemischer Sicht vielmehr das Gegenteil erforderlich.

Betrachtet man den Ablösungsprozess Jugendlicher aus der systemischen Perspektive der familiären Koevolution, so kann sie nicht gedacht werden, ohne die Entwicklungsschritte der Eltern miteinzubeziehen (Rotthaus 2025, S. 54–55):

> »Entsprechendes gilt für die Ablösung der Jugendlichen und jungen Erwachsenen aus der Familie: Zum Ablösen gehören logischerweise immer zwei Seiten: die eine, die sich löst und die eigene Autonomieentwicklung fokussiert, und die andere, die die Ablösung nicht nur aushält, sondern sich selbst der Gestaltung eines erfüllten Lebens nach der Elternzeit zuwendet und damit sich auch ganz persönlich weiterentwickelt. Dieser entscheidende Gesichtspunkt der Wechselseitigkeit bei der Bewältigung der einzelnen, von der Wissenschaft erarbeiteten Entwicklungsaufgaben ist therapeutisch von hoher Bedeutung. [...] An diesen koevolutiven Prozessen sind alle, die Eltern wie die Kinder, die Jugendlichen und jungen Erwachsenen beteiligt, alle müssen Veränderungen vollziehen. Es

ist offensichtlich, dass das nur gelingen kann, wenn die jeweils andere Seite ihre Entwicklungsaufgabe ebenfalls in Angriff nimmt. Für welche Seite die Hürde am höchsten ist, ist sehr unterschiedlich. Nach meiner klinischen Erfahrung fällt den Eltern dieser Schritt beispielsweise bei der ›Ablösung‹ ihrer Jugendlichen oft schwer. Sie sind konfrontiert mit dem ›empty house‹, mit 3 bis 4 Jahrzehnten, die mit einiger Wahrscheinlichkeit vor ihnen liegen und denen sie auf einmal einen neuen Inhalt und einen neuen Sinn geben müssen. Sie müssen sich als Paar fragen, ob sie noch zusammen in die Zukunft gehen wollen und können und wie ein auch emotional erfülltes Leben in den folgenden Jahrzehnten aussehen kann. Besonders herausfordernd ist dieser Entwicklungsschritt für alleinerziehende Eltern – beispielsweise nach Trennung. Wenn ihnen durch den Entwicklungsschritt der Jugendlichen die Fürsorge und das Kümmern und gegebenenfalls das Mitfühlen und Miterleben mit den Sorgen und (kleinen und großen) Problemen ihrer Jugendlichen genommen werden, drohen nicht selten Alleinsein und Einsamkeit.«

Dementsprechend können nachhaltige Lösungen nicht überwiegend in Einzel- oder Gruppentherapiesitzungen angeregt werden. Vielmehr sind Familien-, Eltern- und Geschwistergespräche in nennenswertem Umfang essenziell, um eine Umarbeitung bisheriger Beziehungsmuster in der Familie zu ermöglichen.

Gelingt es der Therapeutin, ein solches Denken in komplementären Entwicklungsaufgaben nachhaltig in ihre Perspektive und Arbeit zu integrieren, hat dies tiefgreifende Konsequenzen für ihre Terminplanung, ihre Setting-Entscheidungen, ihre Themenwahl und ihre zeitliche Orientierung auf die Zukunft hin. In der Folge führt sie das Gespräch dementsprechend hin zu zukünftigen Entwicklungsschritten und lässt den oft von den Familien und vom Gesundheitssystem eingeforderten Fokus auf die Symptomatik hinter sich (siehe Abschnitte 2.3 und 5.2). Dieses Vorgehen steht im Gegensatz zu weitverbreiteten Praktiken in der Verhaltenstherapie, der tiefenpsychologischen Therapie oder der Psychoanalyse.

Die gesellschaftlich tradierten Erwartungen an eine Psychotherapie implizieren leider, dass ein Problem nur gelöst werden könne, wenn es analysiert und seine »Ursachen« gefunden beziehungsweise verstanden wurden. Furman (2019, S. 13 f.) widmet seinen psychotherapeutischen Bestseller diesem Thema:

»Die Bevölkerung der westlichen Welt wächst in einer von Psychologie geprägten Kultur auf, in der man glaubt, dass sich psychische Probleme hauptsächlich von der Vergangenheit, genauer gesagt von der Kindheit, herleiten lassen. […] Somit müssen wir oft geradlinige Muster, wie

ein Kind hat schlimme Erlebnisse
→ mit Sicherheit Probleme in der Zukunft

ein Erwachsener hat Probleme
→ garantiert eine schwere Kindheit gehabt

in Frage stellen, wenn wir das spätere Leben Betroffener betrachten.«

Umso mehr ist die Therapeutin gefragt, familiäre Denkmuster zu hinterfragen, also den Ideen der Familie keinen Respekt zu zollen bei gleichzeitigem Respekt vor den Personen. So kann es ihr gelingen, den Blick von den präsentierten Symptomen auf die zukünftige Entwicklung aller Familienmitglieder zu richten.

Fallbeispiel 5:

Eine 17-jährige Patientin wurde von ihren Eltern wegen nicht suizidalen selbstverletzenden Verhaltens vorgestellt. Die Eltern waren als junge Erwachsene aus einem osteuropäischen Land eingewandert und hatten ein Kind. Sie wünschten, dass ihre Tochter nicht mehr »unglücklich« sein solle, denn sie sahen das Ritzen als Anzeichen, dass ihre Tochter nicht glücklich sei. Die Jugendliche formulierte als Aufträge weniger strenge Regeln zu Hause und weniger Streit mit den Eltern. Bezüglich des Ritzens zeigte sie keinen Leidensdruck.

Die Therapeutin schlug der Familie eine Therapie vor unter der Bedingung, dass jedes dritte Gespräch mit den Eltern oder mit allen dreien geführt werde. Dies stieß zunächst auf Ablehnung der Eltern mit dem Verweis auf die Arbeitszeiten der Mutter. Außerdem solle die Jugendliche behandelt werden, nicht die Eltern. Mit dem Argument, dass eine Lösung in der Zukunft nur mit den Eltern, die bedeutend für ihr Kind seien, gefunden werden könne, ließen sie sich schließlich auf regelmäßige Elterngespräche ein.

Die Jugendliche, die nach Beginn der Therapie lebensmüde Gedanken offenlegte, wollte zunächst nicht an den Elterngesprächen teilnehmen aus Angst vor Vorwürfen. Als sie schließlich doch davon überzeugt werden konnte, zeigte sie sich in den Familiengesprächen sehr angespannt und wollte sich vor den Eltern anfangs kaum äußern.

Die Eltern thematisierten zunächst ihre Sorge, wie das Umfeld der Familie reagieren würde, wenn das Ritzen der Tochter bekannt würde. Die Jugendliche beklagte zu strikte Ausgangsregelungen und ein Kontaktverbot zu einem Jungen, weil dieser rauchte.

Nachdem im Familiengespräch die Entwicklungsaufgaben von Jugendlichen und Eltern thematisiert worden waren, wurde in der darauffolgenden Sitzung das Thema Ablösung angesprochen. Nach ihren eigenen Erfahrungen bei der Ablösung vom Elternhaus befragt, schilderten die Eltern Folgendes:

Der Vater hatte seine Eltern als vernachlässigend erlebt, war mit 17 Jahren ausgezogen und dann nach Deutschland immigriert. Sein Bruder hatte eine wilde Jugend mit Alkoholexzessen gelebt.

Die Eltern der Mutter waren vermögend, da sie einen mittelständigen Betrieb führten. Die jüngere der beiden Töchter dieser Eltern verstarb durch einen tödlichen Unfall, als die Mutter im Jugendalter war. Daraufhin hatte die Großmutter mütterlicherseits verständlicherweise Angst, auch ihre zweite Tochter zu verlieren, und konnte sie nur schweren Herzens aus dem Haus gehen lassen. Bis vor Kurzem hatten die Großeltern mütterlicherseits die Familie bei allen Familienurlauben begleitet. Die Urlaube waren eine Gelegenheit gewesen, zusammen zu sein, da die große räumliche Entfernung Besuche außerhalb der Ferienzeiten unmöglich machte. Die Mutter empfand ihre Eltern als einengend und überbehütend, hatte aber angesichts des Schicksals ihrer Schwester Verständnis dafür.

In den folgenden Gesprächen wurde mit der Familie ein positives Bild eines zukünftigen Ablösungsprozesses der Tochter entworfen. Dabei entwickelten die Eltern Zukunftsvisionen, wie sie die Zeit füllen wollten, die ihnen zur Verfügung stünde, wenn die Tochter ausgezogen wäre.

Nachdem im weiteren Verlauf das Ritzen und die lebensmüden Gedanken nicht mehr auftraten, beendete die Familie die Therapie. Die Jugendliche äußerte bei einer Verlaufskontrolle nach drei Monaten, dass es ihr besser gehe und sie die Therapie nicht wieder aufnehmen wolle.

Je nach Familiensystem ergeben sich für die jeweiligen Entwicklungsaufgaben recht unterschiedliche Herausforderungen. So gibt es zahlreiche Subtypen von Familienkonstellationen, die oft typische Konfliktmuster und Verstrickungen bedingen. Hier seien nur auszugsweise genannt: alleinerziehende, isolierte Elternteile mit Einzelkindern, Kontaktabbruch zu einem Elternteil, Stieffamilien, geschiedene Eltern im Rosenkrieg, Eltern aus anderen Kulturen, die mit sehr unterschiedlichen Moralvorstellungen aufwuchsen als ihre Kinder in der aktuellen deutschen Gesellschaft, Fluchtgeschichten, psychische Erkrankung eines engen Familienmitglieds, Suizid einer Angehörigen, geschlossene Familiensysteme ohne Außenkontakte, Clanstrukturen …

Kurz gefasst:

- Entwicklung vollzieht sich als »familiäre Koevolution«.
- Zur Ablösung gehören immer zwei Seiten: die eine, die sich löst und die eigene Autonomieentwicklung fokussiert, und die andere, die die Ablösung nicht nur aushält, sondern sich selbst der Gestaltung eines erfüllten Lebens nach der Elternzeit zuwendet.
- Eltern sind konfrontiert mit dem »empty house« und mit drei bis vier Jahrzehnten, die mit einiger Wahrscheinlichkeit vor ihnen liegen.
- Lösungen können in der Therapie nicht mit dem Individuum alleine, sondern vielmehr nur mit dem gesamten Familiensystem entwickelt werden.
- Der Glaube, dass sich psychische Probleme hauptsächlich von der Vergangenheit, genauer gesagt von der Kindheit, herleiten lassen, sollte hinterfragt werden.
- Entscheidend für den Therapieprozess sind demnach die Wahl des Personensettings, die Terminplanung, die Themenwahl, die Zukunftsorientierung und die Respektlosigkeit vor den Ideen des Familiensystems bei gleichzeitigem Respekt vor den Personen.
- Je nach Familienkonstellation können sich bei der Ablösung von Jugendlichen typische Konfliktmuster und Themen ergeben.

5.2 Eine Landkarte der Gesprächsführung: Wo liegen die Lösungen?

Coachen: einfache Worte
auf außerordentliche Art einsetzen.[7]

Haesun Moon

An dieser Stelle lohnt es sich, einen Blick auf die Gesprächsführung in der Psychotherapie zu werfen. Denn: Wie, mit welchen Worten und vor allen Dingen wohin die Therapeutin das Gespräch zu führen vermag, ist von entscheidender Bedeutung für den Therapieverlauf und die Prognose. Die Kommunikationswissenschaftlerin Haesun Moon hat aus der Mikroanalyse von Coachinggesprächen Muster herausgefiltert und daraus den *Dialogic Orientation*-Quadranten, den

7 Übers.: H. W.; im Orig.: »Coaching: Using ordinary words in extraordinary ways« (Moon 2022).

Dialogischen Orientierungsquadranten (DOQ), entwickelt (Moon 2023). Hierbei handelt es sich um eine Landkarte des Dialogs, auf der man lokalisieren kann, wo sich ein Gespräch thematisch befindet (siehe Abb. 3).

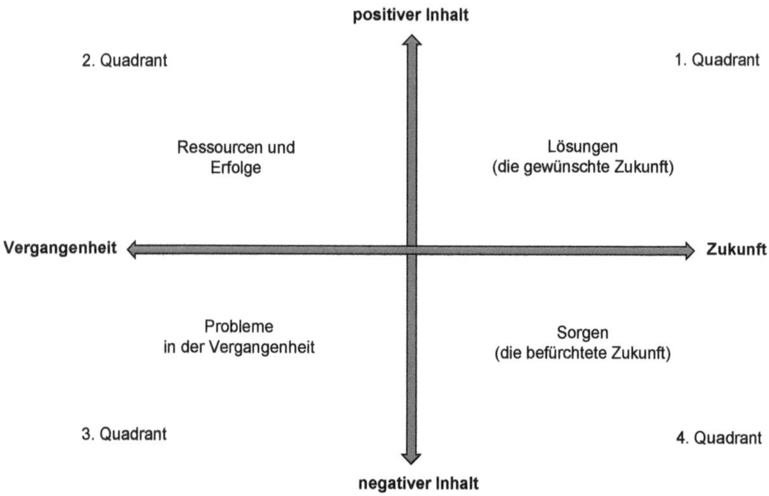

Abb. 3: Der Dialogische Orientierungsquadrant von Haesun Moon (2023)

Obwohl sich Moons Forschungsergebnisse auf Coaching (und nicht auf Psychotherapie) beziehen, lässt sich daraus einiges für Therapieprozesse lernen. Dem *Dialogic Orientation*-Quadranten zufolge spielt sich der Dialog der Therapeutin mit ihren Klientinnen in vier möglichen Quadranten ab:

- Im 1. Quadranten dreht sich der Dialog um das Positive in der Zukunft. Hier liegen die Lösungen.
- Im 2. Quadranten wird das Positive in der Vergangenheit thematisiert, also die Erfolge und Ressourcen.
- Im 3. Quadranten befindet sich das Gespräch, wenn es sich inhaltlich um das Negative in der Vergangenheit dreht, also um Probleme oder Traumata. Hier spielt sich typischerweise ein Großteil der therapeutischen Gespräche ab.
- Im 4. Quadranten geht es um das Negative in der Zukunft, also die Sorgen und Ängste.

Die Klarheit dieses Modells ermöglicht es der Therapeutin, zu erkennen, wo auf dieser Landkarte sie sich in ihrem Dialog mit den Patientinnen befindet beziehungsweise in welchen Quadranten sie den Dialog führt. Mit jeder Frage oder Reaktion beeinflusst die Therapeutin den Gesprächsverlauf und die Auswahl der Themen, auf die sie die Aufmerksamkeit richtet.

Natürlich können Psychotherapeutinnen es nicht komplett ignorieren, wenn ihre Patientinnen das Bedürfnis haben, über Probleme in der Vergangenheit zu sprechen. Dies würde dem Beziehungsaufbau schaden. Aber sie sollte für Problemgespräche nur so viel Raum lassen, wie nötig, und danach das Gespräch auf hilfreiche, lösungsfördernde Themen richten. Hypnotherapeuten sprechen hier von *Pacing*, dem Vertrauensaufbau mit der Patientin, damit diese sich sicher genug fühlt, um im Gespräch ressourcen- und entwicklungsfördernde Themen anzugehen.

Moon hat in ihrer Arbeit dargestellt, welch große Bedeutung die Wortwahl der Coachin für den Gesprächsverlauf und einen erfolgreichen Coachingprozess hat (Moon 2022). Dies lässt sich unmittelbar auf das Therapiegespräch übertragen.

Damit steht sie in einer Tradition mit vielen Hypnotherapeutinnen und auch mit der Familientherapeutin Virginia Satir. Satir praktizierte häufig Therapiesitzungen vor Publikum, sodass es zahlreiche Videoaufnahmen und Gesprächsmitschnitte von ihr gibt. Andreas (1994, S. 50–60) analysierte anhand des Exzerpts eines ihrer Therapiegespräche spezifische verbale Muster, zum Beispiel eingebettete Befehle, Verknüpfungen, den spezifischen Gebrauch von Allgemeinheiten und die Veränderung zeitlicher Prädikate. Der Gebrauch dieser sprachlichen Muster hatte entscheidenden Anteil an Satirs therapeutischem Erfolg. Moon und Andreas verbindet, dass sie die Wirkung der spezifischen Wortwahl und der Formulierungen der Therapeutin auf ihre Klientinnen untersuchten.

Die häufige Erwartungshaltung von Patientinnen und ihren Eltern, die Ursache für das Problem zu finden und zu diesem Zweck die Vergangenheit zu analysieren, entfaltet leider eine Sogwirkung in Richtung des 3. Quadranten, also des Negativen in der Vergangenheit. Aber auch die Therapeutin kann dazu neigen, zum Beispiel mit Fragen nach dem »Warum« den Fokus des Gesprächs dorthin zu lenken. Fragen nach der Symptomatik führen ebenfalls in den 3. Quadranten. Allerdings lassen sich hier leider keine Lösungen finden.

Zuweilen mag es der Therapeutin im Gespräch so vorkommen, als versuche sie, ein Schiff bei schwerem Wellengang und starker Strömung in eine gewünschte Richtung zu navigieren. Umso wichtiger ist es, dass sie auf hoher See ihren Standort im Dialog bestimmt und lernt, mit welchen Reaktionen, Antworten und Fragen sie das Gespräch in die gewünschte Richtung lenken kann. Möchte die Therapeutin genauer verstehen, was sich in ihren Therapiesitzungen abspielt, kann sie eine Audio- oder Videoaufnahme machen. Die Analyse solcher Aufnahmen in Supervisionen gemeinsam mit der Supervisorin ist sehr aufschlussreich.

Eine lösungsorientierte Therapeutin versucht, früher oder später den Dialog in den 1. Quadranten, also das Positive in der Zukunft zu lenken, um eine Lösungstrance zu bewirken. Dies sollte nicht nur im Auftragsklärungsprozess geschehen, sondern, wenn möglich, in jedem Gespräch, das sie mit der Familie oder der Gruppe führt. Eine Leitfrage, die in diese Richtung weist, lautet: »Was ist dir/Ihnen wirklich wichtig?« Das Modell der komplementären Entwicklungsaufgaben lenkt die Aufmerksamkeit wirksam auf die Zukunft und die Zielvisionen. Daher sollten die Entwicklungsaufgaben von Eltern und Jugendlichen essenzieller Bestandteil der Therapieziele sein. Je nach Therapieverlauf und Patientin ergibt es Sinn, das Modell der *Dialogic Orientation*-Quadranten zu erklären und so eine Reflexion auf der Metaebene anzuregen.

Gelingt dies, kann im weiteren Dialog erörtert werden, wie die Familie und die Jugendliche zu ihren Zielen gelangen: Welche Schritte führen dorthin? Welche Unterstützerinnen könnten für das Ziel gewonnen werden? Wer könnte dabei wie unterstützen? Was hätten die Familie und die Jugendliche davon, wenn sie dieses Ziel erreichten? Wie würde es sich anfühlen? Woran erkennen sie, dass sie diesen Zustand erreicht haben? Welche Übungen sind dafür hilfreich? Wie können die Familie und die Jugendliche mit Rückschritten auf dem Weg zum Ziel am besten umgehen? Wie können sie die Erfolge gebührend feiern?

Es gibt Patientinnen und Eltern, die dazu neigen, sich im Problemgespräch im 3. Quadranten festzufahren und dadurch sowohl sich als auch die Therapeutin mit negativen Erfahrungen oder traumatischem Material zu »tsunamisieren«. Dem kann die Therapeutin mit der Strategie begegnen, zu Beginn der Therapiesitzung transparent zu erklären, dass sie die Patientin und die Eltern unterbrechen werde, wenn sich das Gespräch zu lang um belastende Themen drehe. Damit wolle sie die Patientin zu etwas Stärkendem oder zu einer Ressource führen. Hierzu können Stabilisierungs- und Distanzierungstechniken eingeübt werden, wie zum Beispiel der sichere Ort oder die Tresortechnik (siehe Abschnitte 8.4.1 und 8.4.2). Solche Interventionen entsprechen der aktiven Co-Regulation im Therapieprozess, denn die Therapeutin verhindert auf diese Weise, dass sich in einer Therapiesitzung so viel negatives Material anreichert, dass die Familie oder die Patientin dadurch destabilisiert werden.

Auch Virginia Satir unterbrach bewusst problemfokussierte Kommunikationen, wie Andreas (1994, S. 46) beschreibt:

> »Virginia nahm auch jede Gelegenheit wahr, um Kommunikationsmuster zu unterbrechen, die die Familie auseinanderbringen könnten. Gewöhnlich tat sie das mit dem direkten Befehl: ›Einen Moment mal‹, den sie langgezogen aussprach und mehrmals wiederholte. Dann verwandelte sie die schädigende Kommunikation in eine positive Verbindung.«

Kurz gefasst:

- Die *Dialogic Orientation*-Quadranten von Haesun Moon bieten eine Landkarte des Dialogs, auf der jeder Gesprächsmoment lokalisiert werden kann.
- Im 1. Quadranten liegt das Positive in der Zukunft. Hier handelt der Dialog von Lösungen.
- Die spezifische Wortwahl und verbale Muster der Therapeutin beeinflussen den Therapieprozess entscheidend.
- Das Modell der komplementären Entwicklungsaufgaben lenkt den Fokus auf die Zukunft und die Zielvisionen.
- Die Therapeutin kann, wenn sie dies entsprechend vorbereitet, aus Gründen der aktiven Co-Regulation Patientinnen und Eltern unterbrechen, um sie zu stabilisieren, wenn sie von belastendem Material »tsunamisiert« werden.

5.3 Die Intensivierung von Beziehungen zu Gleichaltrigen als zentrale Entwicklungsaufgabe

5.3.1 Freundschaften aufbauen

Die Entwicklung von intensiveren Beziehungen zu Gleichaltrigen ist, wie in Abschnitt 5.1.3 dargestellt, unerlässlich für die Autonomieentwicklung in der Adoleszenz. Der Wunsch, neue oder mehr Freundinnen zu finden, gehört zu den am häufigsten geäußerten Zielen der Jugendlichen in der Gruppentherapie. Auch Eltern äußern oft, dass ihre Jugendlichen mehr Sozialkontakte haben sollten, insbesondere wenn sie ihrer Meinung nach von einer Mediensucht betroffen sind oder zu viel Zeit alleine in ihrem Zimmer verbringen.

Freundschaften erfüllen eine Reihe wichtiger Funktionen für die Jugendlichen und sind daher eine Voraussetzung für deren Stabilisierung und eine positive Entwicklung:

- Der Aufbau von Freundschaften ermöglicht den Ablösungsprozess Jugendlicher vom Elternhaus und die Autonomieentwicklung.
- Im Kontakt mit Freundinnen werden soziale Fertigkeiten erworben und kontinuierlich trainiert. Hier erlernen Jugendliche unter anderem den Umgang mit Konflikten, Durchsetzungskraft, Empathie, die Fähigkeiten des Verzeihens und des sich Versöhnens.
- Freundschaften sind ein Baustein, um ein positives Selbstbild zu entwickeln. Jugendliche, die über sich selbst sagen, dass sie »keine Freundinnen haben«, sind in der Regel traurig und frustriert darüber.
- In der Zeit, die sie mit Freundinnen verbringen, können Jugendliche nicht grübeln und sich nicht in negative Gedankenspiralen hineindrehen (es sei denn, dies geschieht kollektiv). Einsamkeit und sozialer Rückzug ebnen den Weg für depressive Entwicklungen.
- Das Abschalten von Problemen gelingt häufig am besten im Kontakt mit Gleichaltrigen.
- Freundinnen in der Klasse oder auf dem Pausenhof sind der beste Schutz vor Mobbing. Ohne Verbündete im Klassenverband ist es meist unmöglich, den Weg aus einer Mobbingsituation herauszufinden.

In Zeiten der Digitalisierung sollte erwähnt werden, dass diese positiven Effekte einen »analogen« Live-Kontakt voraussetzen. Um in Beziehung zu treten, muss unser Nervensystem die Haltung des ganzen Körpers unseres Gegenübers, seinen Muskeltonus, Mimik, Stimme und Bewegungsmuster wahrnehmen können. Auch Berührungen sind wichtig für einen Kontakt untereinander, aus dem Beziehung entstehen soll. Wie in Abschnitt 4.1 dargestellt, entsteht das Gefühl von Sicherheit im Kontakt mit Menschen durch den Prozess der Co-Regulation, der eine Kommunikation von Angesicht zu Angesicht und nicht von Angesicht zu Bildschirm voraussetzt.

Eltern, die ihre Kinder beim Aufbau von Freundschaften unterstützen wollen, tun dies am besten, indem sie mit positivem Beispiel vorangehen und ihren eigenen Freundinnenkreis pflegen. Ihr Kind lernt dann unterbewusst am Modell seiner Eltern. Liegt ein Medienmissbrauch vor, kann es erforderlich sein, den Medienzugang aktiv zu beschränken oder gegebenenfalls Hilfe bei spezialisierten Einrichtungen für Mediensucht zu suchen, wie zum Beispiel Selbsthilfegruppen, einschlägigen Ambulanzen oder stationären Behandlungsangeboten.

Da der Themenkomplex Freundschaften immer wieder von Jugendlichen und auch Eltern angesprochen wird, behandelt das Familien- oder Gruppengespräch häufig seine verschiedenen Aspekte: Wie knüpfe ich Kontakt zu Gleichaltrigen? Was macht eine gute Freundschaft aus? Was interessiert mich an anderen Jugendlichen? Wie kann ich mein Interesse an ihnen zum Ausdruck bringen? Was macht eine gute Freundschaft aus? Wie gehe ich damit um, wenn eine Freundschaft auseinandergeht? Wie distanziere ich mich von belastenden oder gar schädlichen Freundinnen? Wie gehe ich mit Abweisungen um? Wie viele Freundinnen brauche ich? Wie verhalte ich mich, wenn mich andere ausschließen? Wie können Eltern den Medienzugang ihrer Kinder beschränken, damit diese Zeit finden, sich live mit Gleichaltrigen zu treffen?

Ein lösungsorientiertes Gespräch in der Gruppe lässt sich gut mittels des »Expertinnenrats« der anderen Gruppenmitglieder (siehe Abschnitt 4.5) und der Reihum-Technik (siehe Abschnitt 4.4) fördern. Auf der Flipchart können die Jugendlichen ihre Beiträge festhalten, sie bei Bedarf mit dem Smartphone abfotografieren und mit nach Hause nehmen. Erfahrungsgemäß kommen die besten Ratschläge und Ideen zu diesen Themen von den Jugendlichen aus der Gruppe.

Kurz gefasst:

- Die Intensivierung von Beziehungen zu Gleichaltrigen ist die wichtigste Voraussetzung für eine gelingende Autonomieentwicklung in der Adoleszenz.

- Freundschaften aufzubauen ist eine der häufigsten Zielvisionen in der Therapie.
- Digitaler Kontakt kann den Live-Kontakt, der zum Aufbau von Beziehungen führt, nicht ersetzen.
- Freundschaften sind unerlässlich, um soziale Kompetenzen zu erlernen.
- Freundschaften helfen, ein positives Selbstbild zu entwickeln, wirken antidepressiv und sind der beste Schutz vor Mobbing.
- Eltern unterstützen ihre Kinder am besten beim Aufbau von Freundschaften, indem sie dies vorleben und ihren eigenen Freundeskreis pflegen.
- Die besten Tipps zu den Themen »Freundschaften aufbauen« und »Konflikte mit Freundinnen bewältigen« kommen von den Jugendlichen aus der Gruppe.

5.3.2 Konflikte steuern

Wir brauchen uns nicht weiter vor Auseinandersetzungen, Konflikten und Problemen mit uns selbst und anderen fürchten, denn sogar Sterne knallen manchmal aufeinander und es entstehen neue Welten. Heute weiß ich, das ist das Leben!

Charlie Chaplin

Konflikte gehören zum Lebensalltag und erfüllen wichtige Funktionen im Zusammenleben. Beziehungen und Freundschaften führen früher oder später zu Konflikten, seien sie offen oder verdeckt. Sie wollen geführt, geschlichtet, ausgehalten und manchmal auch eskaliert werden. Leider sind Konflikte auch eine erhebliche Quelle menschlichen Leids.

Eidenschink (2024, S. 14) beschreibt Konflikte als Normalzustand und Harmonie als die Ausnahme:

> »Der Traum vom ewigen Frieden, von unendlicher Harmonie und von Dauerkonsens im sozialen Bereich weicht so einer Vorstellung vom Leben in und mit Konflikten. Sozialer Frieden erscheint in einer solchen Denkart als eine spezielle, zeitbegrenzte Form der Konfliktgestaltung! Die Grundlage aller Überlegungen ist also die These, dass der Konflikt das ›Gegebene‹ und Erwartbare ist, wohingegen Konsens, Frieden und Verständigung Zustände sind, die wir Menschen für eine gewisse Zeit, für bestimmte Themen und in einem konkreten sozialen Feld mit viel Achtsamkeit und sozialen Rahmenbedingungen erzeugen können. So gesehen hängen die persönliche Lebenszufriedenheit wie ein gedeih-

liches Miteinander entscheidend davon ab, in welchem Ausmaß und in welcher Form man Konflikte gestalten kann. Wird man von ihnen vereinnahmt und dominiert, dann ist das Leben angespannt, angstgetrieben und anstrengend. So läuft Konfliktkompetenz auf die Frage zu: *Habe ich einen Konflikt oder hat der Konflikt mich?*«

In diesem Zitat zeigt sich, dass zunächst das Verständnis und die Sichtweise von Konflikten diskutiert werden sollten, bevor auf die Frage eingegangen werden kann: Wie verhalte ich mich in einem spezifischen Konflikt am besten? Dieser Themenkomplex birgt eine Fülle möglicher Inhalte sowohl für die Gruppe als auch für die Familiengespräche. Fragen zum Konfliktmanagement beschäftigen regelmäßig sowohl die Jugendlichen als auch ihre Familien. In der Gruppe werden die Kompetenzen und vielfältigen Erfahrungen aller Gruppenmitglieder zum Umgang mit Konflikten mit den bewährten Gesprächstechniken des »Expertinnenrats« und des Reihum-Sprechens aktiviert.

Um Konflikte führen zu können, sind je nach dessen Art eine Reihe von Kompetenzen gefragt: Standhaftigkeit, Kompromissfähigkeit, nachgeben, ignorieren, verzeihen und vergeben, aushalten, sich auf etwas anderes konzentrieren, eigene Positionen korrigieren oder verteidigen, Verbündete suchen, Anschuldigungen zurückweisen, an sich selbst glauben, passive Konfliktdynamiken erkennen etc.

Häufig hilft die Meinung Dritter weiter, um einen Schritt zurückzutreten und das eigene Handeln von einer Metaebene aus zu reflektieren. Denn oft sind schwierige Fragen oder Dilemmata abzuwägen, wenn es um den besten Umgang mit einem Konflikt geht. Hier leistet das Feedback der Gruppe einen wertvollen Beitrag für die Betroffenen. Und alle Gruppenmitglieder inklusive der Therapeutin können etwas von den berichteten Beispielen der anderen lernen.

Kurz gefasst:

- Eidenschink (2024) beschreibt Konflikte als Normalzustand und Harmonie als die Ausnahme.
- Konflikte haben wichtige Funktionen in zwischenmenschlichen Beziehungen.
- Gleichzeitig erzeugen sie häufig menschliches Leid.
- Konflikte sind ein häufiges Thema in den Gruppen- und Familiengesprächen.

– Gerade bei Konflikten hilft Feedback von anderen Jugendlichen aus der Gruppe und jede lernt am Beispiel der anderen.

5.3.3 Peergruppe statt Mobbing

Ich habe keine Zeit,
mich um Leute zu kümmern,
die mich nicht mögen.

Charlie Chaplin

Leider wird Mobbing in seinen verschiedensten Ausprägungen seit einigen Jahren immer häufiger in der psychotherapeutischen Praxis als Belastung genannt. Dabei handelt es sich keineswegs, wie oft vermutet wird, überwiegend um Cyber-Mobbing, sondern ganz klassisch um Hänseleien und Ausgrenzung bis hin zu Gewalt auf dem Schulweg, in der Pause, im Unterricht und vor allem dort, wo die Aufsichtspersonen es nicht sehen.

Mobbing ist ein Problem des Schulsystems. Es kann nicht alleine von den Betroffenen beendet werden, selbst dann nicht, wenn Letztere sich so verhalten, dass sie sich als Mobbingopfer anzubieten scheinen. Daher muss der Kontakt zu Lehrerinnen, Schulsozialarbeiterinnen und Eltern gesucht werden. In gemeinsamen Gesprächen mit allen Beteiligten sollte erörtert werden, wie die Betroffenen entlastet und geschützt werden können. Wenn man Mobbing stoppen will, ist es ein Kunstfehler, nur mit den Täterinnen zu sprechen. Vielmehr sollte der Dialog mit der ganzen Klasse gesucht werden, um den Täterinnen die Unterstützung zu entziehen (siehe Abschnitt 2.4.3).

Trotzdem kann bei Mobbing die Gruppentherapie – aber eben nur zusätzlich zu den oben genannten Maßnahmen – den Betroffenen auf mehreren Wegen helfen:

- Häufig äußern die anderen Gruppenteilnehmerinnen Verständnis für und Solidarität mit den Mobbingopfern. Oft werden eigene Erlebnisse geschildert, die den Betroffenen zeigen, dass sie nicht die Einzigen sind, die so etwas erlebt haben.
- Die Betroffenen erfahren Wertschätzung für ihre Kraft, das Erlebte auszuhalten.
- Die betroffenen Jugendlichen machen in dem geschützten Rahmen der Gruppe positive, korrigierende Erfahrungen, denn in der Gruppe werden sie akzeptiert und können sich frei äußern,

ohne mit negativen Reaktionen rechnen zu müssen. Dies zu gewährleisten ist die Aufgabe der aktiv co-regulierenden Therapeutin.

- Die Betroffenen erleben auf der Handlungsebene, dass es primär nicht an ihnen liegt, dass sie gemobbt werden, sondern an der Systemdynamik ihrer Klasse oder Schule.
- Nicht zuletzt werden aus der Gruppe oft, je nach konkreter Situation, hilfreiche Ideen oder andere Sichtweisen eingebracht, auf die die Therapeutin selbst nicht gekommen wäre.

Betroffene können hauptsächlich mit zwei Strategien Mobbing begegnen: Verbündete finden, also Freundschaften aufbauen, und Abgrenzung. Zum Thema Freundschaften aufbauen siehe Abschnitt 5.3.1. Beim Thema Abgrenzung können neben den Ideen der Gruppe sowohl die Ego-State-Therapie als auch die Körperpsychotherapie effektive Lösungen beisteuern. Denn Abgrenzung setzt voraus, dass es der Jugendlichen gelingt, ihre Aufmerksamkeit auf etwas anderes zu richten, also umzuschalten. Dieser Umschaltprozess kann gelingen, wenn die Jugendliche sich ihrer starken, fröhlichen oder mit anderen Ressourcen verbundenen Ich-Zustände bewusst wird und diese mehr in den Vordergrund treten lässt (siehe Abschnitt 6.4).

Körperbezogene Techniken erleichtern Umschaltprozesse. Denn ein körperlicher Sinnesreiz, der zum Beispiel durch eine Pose aus dem therapeutischen Yoga, eine Atemübung oder die Klopftechnik (siehe Abschnitte 7.2 und 7.3) erzeugt wird, ist ein starker Stimulus für das Gehirn. Aber auch die klassischen imaginativen Techniken (siehe Abschnitt 8.4) helfen Jugendlichen beim Umschalten ihres Aufmerksamkeitsfokusses.

Kurz gefasst:

- Mobbing ist ein Problem des Schulsystems. Daher muss mit Lehrerinnen, Schulsozialarbeiterinnen und Eltern gesprochen werden.
- Die Gruppe kann durch korrigierende Erfahrungen, die Schilderung eigener Erlebnisse, Wertschätzung und Solidarität Betroffene stärken.
- Bei Mobbing hilft es den Betroffenen, Verbündete zu finden und sich abzugrenzen.
- Mithilfe von Interventionen aus der Ego-State- und der Körperpsychotherapie kann geübt werden, die Aufmerksamkeit auf Stärkendes zu richten.

5.4 Selbstbewusstsein und Identität

Eine der am häufigsten genannten Zielvisionen Jugendlicher ist es, »selbstbewusster« zu werden. Was aber verstehen Jugendliche unter einem »besseren Selbstbewusstsein«? Und wie kann man sich dem Begriff »Selbstbewusstsein« in der Therapie am besten nähern? Hier soll nicht versucht werden, den umfangreichen Wissensstand aus den Fachbereichen Psychologie, Philosophie, Soziologie und Geschichtswissenschaften zum Begriff des Selbstbewusstseins zusammenzufassen, jedoch sollen einige Anregungen gegeben werden, wie das Thema in der Gruppentherapie behandelt werden kann.

In der umgangssprachlichen Verwendung des Begriffs Selbstbewusstsein schwingt die Bedeutung *Selbstwert* mit, der mit *Selbstsicherheit* und *Selbstvertrauen* in Verbindung steht. In dem Begriff Selbstbewusstsein steckt zudem eine zweite Bedeutungsebene, die im Englischen dem Ausdruck *self-awareness* entspricht, nämlich das Erkennen der eigenen Persönlichkeit, dem die Frage »Wer bin ich?« zugeordnet werden kann. Hier kommt der Begriff der *Identität* ins Spiel, die auf Selbsterkenntnis basiert. Die eigene Identität ist ein klassisches Thema der Adoleszenz. Durch die rasanten hormonellen und körperlichen Veränderungen in der Pubertät, die Ausbildung der sekundären Geschlechtsmerkmale und insbesondere die hormonell bedingten Veränderungen des Gehirns stellen sich viele Jugendliche früher oder später die Frage: »Wer bin ich?«

Zu dieser Frage kann die Ego-State-Therapie einen Beitrag leisten, indem sie die verschiedenen Ich-Zustände herausarbeitet und dabei ein differenziertes Bild von der eigenen Persönlichkeit ermöglicht (siehe Kapitel 6). Die Identifizierung der Ich-Zustände hilft, verschiedene Persönlichkeitsanteile zu akzeptieren und zu integrieren, was den Selbstwert fördert. Zur Förderung des Selbstbewusstseins eignen sich unter anderem auch die in Kapitel 7 dargestellten Körperübungen. Denn ein gutes Körpergefühl verbessert die Achtsamkeit und in der Folge auch das Selbstbewusstsein.

Eine wichtige Rolle für die Identität spielen die Position einer Person im Familiensystem, Gruppenzugehörigkeiten, soziale Rollen und die sexuelle Orientierung. Aspekte der Identität werden von der Umwelt zugeschrieben, die die Person mit einer Gruppe oder Rolle und den damit assoziierten Eigenschaften identifiziert. Die Zugehörigkeit zu einer Clique, einem Verein, einer Mannschaft, einer Band, der Fangemeinde einer Sängerin oder eines Fußballvereins, zu einer Klasse, einer Schule, einer Familie, einer ethnischen Gruppe, einer Nationalität, einer Partei etc. ist Bestandteil der Identität.

In der Therapiegruppe kann auf vielfältige Weise mit den Themen Selbstbewusstsein und Identität gearbeitet werden: Wenn Jugendliche selbst das Thema aufwerfen, bietet es sich an, genau nachzufragen, welche konkreten Verhaltensweisen, Kompetenzen, Gefühle oder Gedanken sie mit »selbstbewusst« verbinden. So kann die Therapeutin fragen: »Nehmen wir mal an, die Zukunft wird gut und in einem Jahr bist du selbstbewusster als jetzt. Stell dir das mal genau vor! Was ist dann anders in deinem Leben im Vergleich zu heute?« Hier lohnt es sich, so lange nachzufragen und Beschreibungen einzuholen, bis man ein Gefühl dafür bekommt, was die Jugendliche tatsächlich meint.

Im Reihum-Sprechen kann die Therapeutin allen Gruppenmitgliedern zahlreiche Fragen zu dem Thema stellen: »Was versteht ihr unter Selbstbewusstsein? Woran erkennt ihr jemanden, der selbstbewusst ist? Woran würdet ihr es bei euch selbst erkennen? Kann man immer selbstbewusst sein? Wann habt ihr euch das letzte Mal selbstbewusst gefühlt? Wie hat sich das angefühlt? Wo in eurem Körper habt ihr das gefühlt? Was müsste passieren oder was würde euch helfen, in Zukunft selbstbewusster zu werden? Welche Veränderung in der Zukunft oder in eurem Leben würdet ihr euch am meisten wünschen, an der man erkennen könnte, dass ihr selbstbewusster geworden seid?« Als Theorie-Input kann die Therapeutin die beiden oben genannten Aspekte des Begriffs Selbstbewusstsein, Selbstwert und *self-awareness*, der Gruppe erklären und den Zusammenhang zur Identität darstellen. Eine gemeinsame Gruppenaktion, die das Thema Identität mit Kreativität verbindet, ist im Folgenden dargestellt.

Meine persönliche Schatzkiste:

Hierzu benötigt man entweder vorgefertigte, aber unbeschriftete Pappkästen ungefähr in DIN-A4-Größe (möglich wären zum Beispiel Kuchenboxen) oder man bastelt mit den Jugendlichen mit Schere und Kleber aus zwei Blättern Papier eine kleine Papierbox. Hierzu kann man eine Kopiervorlage erstellen, auf der die Falzen zum späteren Falten des Blatts eingezeichnet sind.

Bevor die Jugendlichen die Pappe oder das Papier falten und dreidimensional aufstellen, wird auf jede Seite der Box Folgendes gemalt oder geschrieben:

- Auf die Oberseite kommt ein Selbstporträt. Die Therapeutin sollte dazu erklären, dass es hier nicht um ein möglichst »schönes« Porträt geht und dass es sich nicht um Zeichenunterricht mit Noten handelt. Jegliche Form der Darstellung wird gewürdigt.
- Auf die linke Seite der Box werden die Träume für die Zukunft geschrieben.
- Auf die rechte Seite kommt »alles, was du gut kannst und worin du gut bist«.
- Auf die Rückseite kommt, »was du gerne tust und was dir Spaß macht«.
- Auf die Vorderseite werden die Menschen geschrieben, »die dir am wichtigsten sind«.

Und auf den Boden kommt ein fiktiver Nachruf: »Stell dir vor, du bist im Alter von 90 Jahren gestorben und wirst gerade von deiner Familie und deinen Freunden beerdigt. Am Grab hält eine Rednerin eine Ansprache über dich, in der sie alles Positive aufzählt, was die Anwesenden über dich denken, alles Gute, was du getan hast, und alle Erfolge, die du erzielt hast …«

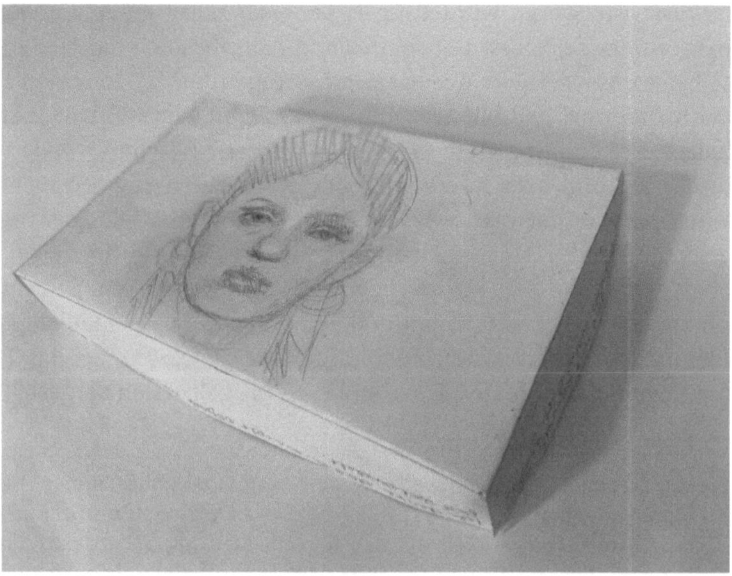

Abb. 4: Meine persönliche Schatzkiste

Anschließend kann die Gruppe entscheiden, ob jede Jugendliche reihum ihre »Schatzkiste« den anderen zeigt und vorstellt oder ob sie sie für sich behält und mit nach Hause nimmt. Es ist auch möglich, die Schatzkiste in der Praxis zu lassen. Wenn Jugendliche, die ihre Schatzkiste nicht mit nach Hause nehmen wollen, die Erlaubnis dazu geben, kann die Therapeutin das Selbstporträt im Therapieraum aufhängen, sodass mit der Zeit eine kleine Galerie von Selbstporträts entsteht.

Kurz gefasst:

- Selbstbewusstsein und Identität sind, bedingt durch die rasanten Veränderungen des Körpers und des Gehirns, zentrale Themen der Adoleszenz.
- Viele Jugendliche wünschen sich, »selbstbewusster« zu sein.
- Die umgangssprachliche Verwendung des Begriffs Selbstbewusstsein umfasst Selbstwert, Selbstvertrauen und Selbstsicherheit.
- Selbstbewusstsein umfasst aber auch die Bedeutungsebene der *self-awareness*, also der Frage: »Wer bin ich?«
- Für die Identität spielen die Position einer Person im Familiensystem, Gruppenzugehörigkeiten, soziale Rollen, die sexuelle Orientierung und Zuschreibungen der Umwelt eine zentrale Rolle.
- Diese Themenkomplexe können auf unterschiedlichste Art im Gruppengespräch, durch Theorie-Input, kreative Verarbeitung wie zum Beispiel »meine persönliche Schatzkiste« und mittels Methoden aus der Ego-State-Therapie bearbeitet werden.

5.5 Geflüchtete profitieren von und bereichern die Gruppe

Geflüchteten bietet die Gruppentherapie eine gute Gelegenheit, in der deutschen Gesellschaft und unter den Gleichaltrigen anzukommen. Sie lernen die Gewohnheiten und Denkweisen der hier aufgewachsenen Jugendlichen kennen. Dies ist eine wichtige Voraussetzung, um in einer völlig neuen Gesellschaft anzukommen und diese besser zu verstehen. Durch den von der Therapeutin geschützten Rahmen können sie ein Gefühl der Zugehörigkeit zu den Einheimischen entwickeln und sich akzeptiert fühlen.

Aber auch die Gruppe profitiert davon, wenn ein Geflüchteter zu ihr stößt. Kaum etwas relativiert das eigene Leiden so sehr, wie die entbehrenden Erfahrungen der Flucht, selbst wenn sie in der Gruppe nur ansatzweise anklingen mögen. Gleichzeitig haben Geflüchtete enorme Ressourcen, die ihnen das Überleben ermöglicht haben. An ihrem Beispiel können die anderen Jugendlichen lernen und wachsen.

Eine besondere Untergruppe sind unbegleitete minderjährige Geflüchtete mit oder ohne Kontakt zu ihren Herkunftsfamilien. Bei diesen werden Bezugspersonengespräche anstatt mit den Eltern mit den Wohngruppenbetreuerinnen geführt. Unbegleitete Geflüchtete stehen in der Adoleszenz vor besonders großen Herausforderungen, denn es gibt kein Familiensystem, das sie vor Ort unterstützen könnte. Nicht selten müssen minderjährige Geflüchtete neben den Fluchterlebnissen auch den Kontaktabbruch zu ihrer Familie verkraften. Dadurch sind essenzielle familiäre Ressourcen verloren gegangen. In anderen Fällen kommt es vor, dass die Familien der Geflüchteten im Herkunftsland ihr geflüchtetes Kind unter Druck setzen, für einen Nachzug der Angehörigen zu sorgen oder Geld zu verdienen und in die Heimat zu schicken. Entscheidende Themen für minderjährige Geflüchtete sind der Verlust der Heimat und der Familie, traumatische Fluchtereignisse oder der Flucht vorangegangene traumatische Erlebnisse, das Erlernen einer neuen Sprache und neuer gesellschaftlicher Regeln, die Unsicherheit über den Aufenthaltsstatus, Angst vor Abschiebung und Ausgrenzungserfahrungen.

Gleichzeitig haben viele Geflüchtete ausgesprochene Stärken, die es ihnen ermöglicht haben, die Flucht zu überleben. Die Wertschätzung dieser Fähigkeiten ist ein zentraler Baustein für eine stabilisierende Therapie und ein Lernfeld für die Therapeutin und die Jugendlichen in der Gruppentherapie.

Häufig werden Geflüchtete von Erinnerungen verfolgt an die Ereignisse während der Flucht oder im Heimatland, die zur Flucht geführt haben. Eine traumatherapeutische Verarbeitung kann aber erst erfolgen, wenn sie eine gewisse Stabilität im Alltag erreicht haben. Viele Geflüchtete benötigen ihre Energie zunächst für existenzielle Themen wie Aufenthaltsstatus, Wohnungssuche, Spracherwerb und die Suche nach einem Ausbildungs- oder Arbeitsplatz und haben daher nicht die nötige Energie für eine Auseinandersetzung mit traumatischem Material, die herausfordernd ist. Komplizierend kommt bei Geflüchteten hinzu, dass sie, solange der Aufenthaltsstatus nicht gesichert ist, immer wieder von Ängsten vor Abschiebung heimgesucht werden. Dies destabilisiert leider häufig den Therapieprozess.

Es ist von Vorteil, wenn eine Therapeutin von Geflüchteten das Handwerkszeug hat, Traumata aufzuarbeiten (zum Beispiel mithilfe von EMDR), wenn ihre Patientinnen dies wünschen oder zu stark von Flashbacks getriggert werden. Die Aufarbeitung sollte entweder in einer der Gruppentherapie vorgeschalteten Einzeltherapie erfolgen oder in einer separaten Einzeltherapie in Kombination mit der Gruppentherapie bei einer Psychotherapeutin des gleichen Psychotherapieverfahrens. Zusätzlich zur Gruppentherapie vereinbarte Einzeltermine reichen erfahrungsgemäß für eine traumatherapeutische Bearbeitung nicht aus.

Fallbeispiel 6:

Ein unbegleiteter, minderjähriger Geflüchteter ohne Kontakt zu seiner Herkunftsfamilie besuchte zunächst 2 Jahre eine Einzeltherapie bei dem Therapeuten. Die Therapie begann ca. 1,5 Jahre nach seiner Einreise nach Deutschland und wurde zunächst größtenteils auf Französisch durchgeführt. Zu diesem Zeitpunkt war er 17 Jahre alt. Nach einer Stabilisierungsphase zu Beginn der Therapie wurde mittels EMDR die Flucht mit zahlreichen Traumata wie zum Beispiel Folter durchgearbeitet.

Ein fortdauerndes Symptom, das sich zunächst kaum besserte und unter dem der Jugendliche litt, waren Schlafstörungen und Albträume. Er wohnte nacheinander in zwei verschiedenen Wohngruppen. Nachdem er grundlegende Sprachkenntnisse erworben hatte, begann er eine Ausbildung zum Krankenpfleger. Im Rahmen eines Termins seines Asylverfahrens, bei dem er um seine Aufenthaltsgenehmigung fürchtete, kam es zu einer Dekompensation mit kurzem Aufenthalt in einer psychiatrischen Klinik.

Während der Therapie ergab es sich, dass ein Bekannter des Jugendlichen in die Heimatstadt reiste. Er sollte versuchen, zu seinem Vater und der älteren Schwester Kontakt aufzunehmen. Zur Enttäuschung des Jugendlichen war dies nicht möglich, da Vater und Schwester weggezogen waren und niemand ihren neuen Wohnort kannte.

Schließlich wechselte er von der Einzel- in die Gruppentherapie, die er weitere 2,5 Jahre besuchte. Möglich wurde dieser lange Behandlungszeitraum durch eine sich an die Richtliniengruppentherapie anschließende sozialpsychiatrische Abrechnung und die Genehmigung der Krankenkasse, über das 21. Lebensjahr hinaus zu behandeln.

Mit der Zeit nahm der Jugendliche die Rolle eines »Seniormitglieds« in der Gruppe ein und übernahm häufig eine tragende und ausgesprochen konstruktive Rolle. Dies stärkte sein Selbstwertgefühl.

Wiederholt nutzte er die Gruppe zu politischen und moralischen Diskussionen, die sich unter anderem aus seiner unterschiedlichen kulturellen und religiösen Perspektive ergaben. Davon profitierte die Gruppe, die auf diese Weise lernte, bestimmte Fragestellungen unter sehr anderem Blickwinkel zu reflektieren. Daneben beschäftigten ihn die Themen Freundschaft, Konflikte mit Freundinnen und der Umgang mit Ablehnungserlebnissen durch Gleichaltrige.

Da der Jugendliche in seiner Wohngruppe und in seinem Bekanntenkreis überwiegend zu anderen unbegleiteten minderjährigen Geflüchteten Kontakt hatte, war die Therapiegruppe für ihn der Ort, an dem er in Deutschland geborenen Jugendlichen über einen mehrjährigen Zeitraum begegnen und sie besser kennenlernen konnte. Umgekehrt war es für die in Deutschland sozialisierten Jugendlichen eine horizonterweiternde Erfahrung, jemanden kennenzulernen, der unter so völlig anderen Bedingungen aufwuchs als sie.

Das für den Jugendlichen belastendste Symptom waren persistierende Schlafstörungen, die er immer wieder thematisierte. Hierzu wurden verschiedene Stabilisierungstechniken und Interventionen eingeübt, von denen die gesamte Gruppe profitierte. Denn auch andere Gruppenmitglieder hatten Schlafprobleme.

Im letzten Jahr der Gruppentherapie gelang es ihm nach langer Suche, eine eigene Wohnung zu finden, sich zu verselbstständigen und die Ausbildung abzuschließen. Seine Ausbildungsstelle wurde in einen regulären Arbeitsplatz umgewandelt. Die berufliche Konstanz und die Integration in das Team trug erheblich zu seiner Stabilisierung bei. Aber auch die Erfahrung, dass andere Jugendliche aus Deutschland ebenfalls mit psychischen Problemen zu kämpfen hatten, obwohl sie nicht geflüchtet waren, wirkte sich positiv auf seinen Selbstwert aus.

Der Behandlungszeitraum von 4,5 Jahren war ungewöhnlich lang, aber der Therapeut unterdrückte im letzten Behandlungsjahr den Impuls, den mittlerweile volljährigen Patienten zu einer Ablösung von der Therapiegruppe zu ermutigen. Da der Patient keinen Kontakt zu seiner Familie mehr hatte, wartete der Therapeut geduldig, bis dieser selbst die Initiative ergriff, die Gruppe zu verlassen. Zu diesem Zeitpunkt äußerte er, dass er jetzt, nach jahrelanger Therapie, gut schlafen könne und nur noch selten nachts aufwache. Er hatte sich in diesem Zeitraum ohne familiäre Unterstützung auf vielen Ebenen erstaunlich gut weiterentwickelt und war ganz langsam in der deutschen Arbeitswelt und Jugendkultur angekommen.

Bei einer Verlaufskontrolle ein Jahr nach Therapieende berichtete der junge Erwachsene, dass es ihm gut gehe und er mit seiner Lebenssituation zufrieden sei.

Wie man an diesem Fallbeispiel sieht, steigert gerade die Heterogenität der Patientinnen in einer Gruppentherapie die Chancen, voneinander zu lernen und von der Perspektivenvielfalt der Gruppenmitglieder zu profitieren.

Kurz gefasst:

- Geflüchtete und unbegleitete Minderjährige können erfolgreich in die Gruppentherapie integriert werden.
- Eine traumatherapeutische Bearbeitung sollte in einer Einzeltherapie vor Beginn der Gruppentherapie oder in einer kombinierten separaten Einzeltherapie bei einer weiteren Therapeutin parallel zur Gruppentherapie erfolgen.
- Eine Traumatherapie ist nur möglich und sinnvoll, wenn die Geflüchteten einen stabilen Alltag haben und eine Verarbeitung der Vergangenheit wünschen.
- Die Gruppentherapie ist ein wichtiger Baustein für die Geflüchteten zur Integration in die Gesellschaft.
- Die Lebensgeschichte Geflüchteter relativiert das Leid der anderen Gruppenmitglieder.
- Die in Deutschland sozialisierten Jugendlichen lernen viel von den Ressourcen und Stärken Geflüchteter.
- Die Therapie Geflüchteter erfordert viel Geduld und lange Zeiträume.

5.6 Die systemische Behandlung von Patientinnen mit Suizidalität in der Gruppentherapie

Patientinnen, die sich von akuter Suizidalität distanzieren können, oder solche, die bereits stationär behandelt wurden, aber auch poststationär weiterhin unter Suizidgedanken leiden, werden in der Regel ambulant psychotherapeutisch behandelt, teils in Kombination mit einer kinder- und jugendpsychiatrischen Anbindung sowie weiteren Hilfemaßnahmen wie zum Beispiel ambulanter oder stationärer Jugendhilfe. Für Patientinnen mit ausgeprägter Suizidalität ist eine

Gruppentherapie alleine nicht ausreichend. Manche suizidale Jugendliche können aber durch eine Kombination aus wöchentlicher Einzeltherapie und Gruppenpsychotherapie stabilisiert werden. Bei anderen Patientinnen mit persistierenden Suizidgedanken kann die Behandlung nach Stabilisierung in einer Einzeltherapie in einer Gruppentherapie mit engmaschigen Familiengesprächen fortgeführt werden, wie das folgende Fallbeispiel zeigt.

Fallbeispiel 7:

Ein 14-jähriger Patient wurde von seiner Mutter und seinem Stiefvater vorgestellt, weil er eine Stimme höre, die ihn auffordere, sich das Leben zu nehmen. Diese Stimme trat phasenweise insbesondere in Belastungssituationen über einen Zeitraum von ca. 15 Monaten auf. Der Patient konnte sich jederzeit von akuter Suizidalität distanzieren. Eine Schizophrenie wurde ausgeschlossen. Der leibliche Vater war vor Jahren wegen akuter Suizidalität in einer psychiatrischen Klinik stationär behandelt worden. In der Familie lebten die Mutter, der Stiefvater, ein jüngerer Bruder und die Halbschwester, die am jüngsten war.

In den Familien- und Elterngesprächen wurden häusliche Konflikte, insbesondere zwischen dem Jugendlichen und seinem Stiefvater, thematisiert. Da der Patient in den Einzelgesprächen überwiegend verschlossen blieb, wechselte er in die Gruppentherapie. Hier zeigte er sich offener im Kontakt mit den anderen Jugendlichen. Phasenweise nahm er innerhalb der Gruppe eine sozial ausgesprochen kompetente Rolle ein.

Der Jugendliche und seine Eltern berichteten jedoch weiterhin immer wieder über die Stimme, die ihn zum Suizid aufforderte. Daher wurden über einen langen Zeitraum alle drei bis vier Wochen Eltern- und Familiengespräche im Wechsel durchgeführt. Hier arbeitete der Therapeut mit der Mutter und dem Stiefvater an ihrer Rollenverteilung mit dem Ziel, dass die Mutter dem Stiefvater nicht die überwiegende Grenzsetzung übertragen solle, zum Beispiel um den teils exzessiven Medienkonsum zu begrenzen. Der Stiefvater war anfangs nur schwer in seinem Eifer zu bremsen, während die Mutter immer wieder in eine passive Haltung verfiel. Trotzdem wurde das Thema hartnäckig verfolgt, ebenso wie die Förderung des Kontakts zwischen Mutter und Sohn. Außerdem wurde erarbeitet, dass die suizidale Stimme ein Hinweis auf phasenweise Hoffnungslosigkeit des Patienten sei und dass diese Hoffnungslosigkeit nur durch Veränderungen in den familiären Beziehungen aufgelöst werden könne.

Außerdem wurden in den Familiengesprächen die komplementären Entwicklungsaufgaben von Eltern und Kindern thematisiert. Im weiteren Verlauf der Therapie gelang es dem Jugendlichen, wieder mehr Sozialkontakte zu knüpfen und sich mit Gleichaltrigen zu treffen. Schließlich wurde die Therapie, nachdem die Stimme nicht mehr aufgetreten war, von dem Jugendlichen und seinen Eltern beendet.

Wie die Behandlung einer Patientin nach einem dritten Suizidversuch durch eine Kombination aus Einzeltherapie, Gruppentherapie und ambulanter Jugendhilfe gelingen kann, zeigt das folgende Fallbeispiel.

Fallbeispiel 8:

Eine 14-jährige Patientin wurde im Anschluss an einen kurzen Klinikaufenthalt nach ihrem zweiten Suizidversuch in der kinder- und jugendpsychiatrischen Praxis vorgestellt. Sie war kurz vor dem Suizidversuch zu ihrer verheirateten Schwester gezogen, die ein 6-monatiges Baby und daher nur wenig Zeit für die Patientin hatte. Die Mutter, bei der die Jugendliche vorher gelebt hatte, hatte sie über längere Zeit geschlagen und litt unter einer chronifizierten psychischen Erkrankung. Der Vater lebte bei seinen Eltern und konnte sie nicht aufnehmen.

In Ermangelung eines freien Einzeltherapieplatzes wurde unter Hochdruck nach einem Therapieplatz in einer psychotherapeutischen Praxis gesucht. Außerdem wurde eine Gefährdungsmeldung beim Jugendamt getätigt mit der dringenden Empfehlung einer ambulanten Familienhilfe und der Klärung der Wohnsituation. Da sich die Suche nach einem Therapieplatz schwierig gestaltete, wurde die Patientin in die Gruppentherapie aufgenommen, obwohl in diesem Fall klar war, dass eine gruppentherapeutische Behandlung alleine nicht ausreichen würde.

Während der darauffolgenden drei Monate ging die Patientin aufgrund von Mobbingerlebnissen nur unregelmäßig zur Schule. Es wurden Gespräche mit dem Jugendamt, dem Vater und der Schwester geführt. Leider wurde trotz intensiver Suche kein Einzeltherapieplatz gefunden und auch die ambulante Familienhilfe wurde vom Jugendamt in diesem Zeitraum nicht realisiert trotz Darstellung der Dringlichkeit.

Ohne vorhergehende Ankündigungen kam es zu einem dritten Suizidversuch. Die Patientin hatte 30 Tabletten eines Schmerzmittels am Abend eingenommen und ihre Schwester darüber erst am nächsten Tag gegen Mittag informiert. Sie wurde anschließend zwei Monate stationär behandelt. In dieser Zeit fand der Vater eine eigene Wohnung, sodass er seine Tochter nach der Entlassung zu sich nehmen konnte.

Vermittelt durch den Gruppentherapeuten, konnte nun endlich ein Einzeltherapieplatz in der Nachbarschaft gefunden werden. Nach erneuter Rücksprache mit dem Jugendamt wurde endlich eine flexible Hilfe installiert. So war schließlich ein adäquates ambulantes Helferinnennetz entstanden.

Die Patientin besuchte wieder regelmäßiger die Schule. Im Rahmen der Gruppentherapie wurden Gespräche mit dem Vater, der Patientin und der flexiblen Hilfe sowie Absprachen mit der Einzeltherapeutin durchgeführt. Langsam stabilisierte sich die Patientin im weiteren Verlauf.

Für die Prognose bei der Behandlung von Suizidalität ist die Einbeziehung der Familie entscheidend, wie Forschungsergebnisse gezeigt haben (Rotthaus 2023b, S. 140 f.). Rotthaus spricht bei Suizidalität von einem *cry for change,* also einem Schrei nach Veränderung (Rotthaus 2023b, S. 89):

> »Hilfreicher ist es, die Suizidhandlung als ›cry for change‹ aufzufassen – als Schrei nach einer Veränderung, die notwendig ist, damit der Jugendliche sich in der Lage sieht, weiterzuleben. Unter diesem Blickwinkel begegnet die Therapeutin dem Jugendlichen auf gleicher Augenhöhe. Sie würdigt die Ernsthaftigkeit seiner autonomen Entscheidung über das Letzte, über das er angesichts des Erlebens von Ohnmacht und Hoffnungslosigkeit Kontrolle hat: sein Leben. Erst auf dieser Grundlage der Anerkennung seiner Autarkie kann die Therapeutin in einen ergebnisoffenen Dialog eintreten, in dem es um die Frage eines Therapieauftrages geht.«

Dieser *cry for change* bezieht sich insbesondere auf die familiären Beziehungen, die den primären Kontext einer Jugendlichen darstellen und ihr Leben von der Kindheit bis in die Gegenwart am meisten geprägt haben. Momente der Hoffnungslosigkeit entstehen, weil in den Augen der Jugendlichen keine Veränderung zum Besseren möglich zu sein scheint. Die Jugendliche schwankt zwischen dieser Hoffnungslosigkeit und dem Wunsch zu leben. Da die entscheidenden Veränderungen nur mithilfe der Familie möglich sind, ist die Einbeziehung der Eltern bei der Behandlung von Suizidalität entscheidender als die Frage, ob eine Einzel- oder Gruppentherapie oder deren Kombination indiziert ist. Aus diesem Grund sollte sich eine Therapeutin davor hüten, sich bei dem Thema Suizidgedanken zur Geheimnisträgerin gegenüber den Eltern machen zu lassen.

Im Zweifelsfall sollte sie darauf verweisen, dass bei Suizidalität aufgrund des Selbstgefährdungsaspekts keine Schweigepflicht besteht und dass die Forschung gezeigt hat, dass die Prognose bei Suizidalität bei Einbeziehung der Eltern in die Behandlung deutlich besser ist. Ohne die Tatsache von Suizidalität offenzulegen und die Eltern miteinzubeziehen, kann der Jugendlichen nicht nachhaltig geholfen werden. Wie immer in der Psychotherapie mag es äußerst seltene Ausnahmen geben, die die Therapeutin mithilfe Ihrer Supervisorin sorgfältig erwägen sollte.

Kurz gefasst:

- Patientinnen mit Suizidgedanken können unter der Voraussetzung engmaschiger Familiengespräche auch in einer Gruppentherapie behandelt werden.
- Forschungsergebnisse zeigen, dass bei Suizidalität die Einbeziehung der Familie in die Behandlung entscheidend für die Prognose ist.
- Je nach Grad der Suizidalität sollte eine Kombination der Gruppentherapie mit einer Einzeltherapie und Jugendhilfemaßnahmen erwogen werden.
- Suizidalität ist ein Zeichen für eine Ambivalenz zwischen Hoffnungslosigkeit und dem Willen zu Leben.
- Suizidalität sollte als ein *cry for change,* also als ein Ruf nach Veränderung in den familiären Beziehungen verstanden werden.
- Daher ist es bei Suizidalität, egal ob sie einzel- oder gruppentherapeutisch behandelt wird, entscheidend, dass intensive Familiengespräche stattfinden, in denen Kontakt aufgebaut wird und Veränderungen angestoßen werden.
- Bei suizidalen Jugendlichen, für die innerhalb der Familie – mangels Kräften – niemand sorgen kann oder für die sich niemand zuständig fühlt, ist es entscheidend, mit dem Jugendamt zu klären, wer langfristig die Verantwortung für die Betreuung der Jugendlichen übernimmt.

6 Ego-State-Therapie: Wie viele bin ich und wie verstehen sie sich?

6.1 Was ist ein Ego-State (Ich-Zustand)?

John und Helen Watkins gelten als Pioniere der Ego-State-Therapie, die sie seit den 1970er-Jahren entwickelten. Sie beschrieben erstmals Ich-Zustände wie folgt (Watkins und Watkins 2019, S. 454):

> »Ein Ich-Zustand kann definiert werden als organisiertes Verhaltens- und Erfahrungssystem, dessen Elemente durch ein gemeinsames Prinzip zusammengehalten werden und das von anderen Ich-Zuständen durch eine mehr oder weniger durchlässige Grenze getrennt ist.«

Alle Menschen haben Ich-Zustände, die mehr oder weniger stark voneinander abgegrenzt sind. Watkins und Watkins (2019, S. 53) sprechen von einem »Differenzierungs-Dissoziations-Kontinuum«:

> »Dies ist die Situation, die wir bei den meisten normalen Leuten finden. Die verschiedenen Ich-Zustände haben vieles gemeinsam und nehmen einander gegenseitig wahr. Sie werden als ganz normale Stimmungsschwankungen empfunden. Je weiter wir uns auf diesem Kontinuum nach rechts bewegen, umso undurchlässiger werden die Grenzen, die die einzelnen Zustände voneinander trennen. Vermutlich finden wir die bestangepasste Persönlichkeit ein klein wenig rechts vom äußersten linken Ende des Kontinuums (wo es gar keine Grenzen und also auch keine getrennten Ich-Zustände geben würde). Eine gewisse Differenzierung dient der Anpassung, und eine gewisse Trennung zwischen den einzelnen Persönlichkeitsanteilen dient vermutlich dem Funktionieren der Persönlichkeit. [...] Am extremen rechten Ende sind die Grenzen so undurchlässig geworden, dass zwischen den einzelnen Teilen, den Ich-Zuständen, keinerlei oder nur eine geringe Interaktion oder Kommunikation stattfindet und sie auch sonst nichts Gemeinsames haben. Ist der eine Ich-Zustand gerade aktiv, dann tritt die Existenz der anderen vollkommen in den Hintergrund, sie ist gar nicht bewusst.«

Ich-Zustände sind Teile der Persönlichkeit, die je nach Situation mehr oder weniger stark zutage treten können. Im Laufe des Lebens können sich neue Ich-Zustände entwickeln. So kann ein neuer Ich-Zustand in einem Lebensabschnitt entstehen, in dem die Person eine große Belastung, zum Beispiel die konfliktreiche Scheidung der Eltern, oder ein Trauma bewältigen muss. Wenn der Ich-Zustand aus einer zu bewältigenden Lebenslage hervorgeht, verfügt dieser über Fähigkeiten, die bei der Bewältigung der schwierigen Situation hilfreich waren oder im Extremfall sogar das Überleben gesichert haben. Dieser Ich-Zustand hat dann das Alter des Menschen zu dem Zeitpunkt, als dieser die Belastung erlebte, beispielsweise mit 7 Jahren. Ein solcher Ich-Zustand verfügt über die körperlichen und geistigen Eigenschaften einer 7-Jährigen, denkt mit der Logik einer 7-Jährigen, hat deren emotionale Bedürfnisse, und sein autonomes Nervensystem ist in einem der Entstehungssituation entsprechenden Aktivierungszustand.

Wenn dieser Ich-Zustand zum Beispiel bei einer erwachsenen Angestellten in einer Leitungsfunktion die Regie übernimmt, verhält sich diese in den Augen ihres Teams inadäquat, da das Team das Handeln einer erwachsenen Führungskraft erwartet und nicht das einer 7-Jährigen. Im Kontakt mit der Therapeutin wird der 7-jährige Ich-Zustand für Argumente und eine Sprache, die an einen Erwachsenen gerichtet sind, unzugänglich sein und diese nicht verstehen. Ein anderer Ich-Zustand, der sich beispielsweise in einer frühen Vernachlässigungssituation im 1. Lebensjahr gebildet hat, kann dementsprechend nicht sprechen. Er ist präverbal und erlebt die Welt mit den sensorischen Fähigkeiten eines Babys.

Fritzsche und Hartman (2023, S. 37–38) nennen folgende Merkmale von Ich-Zuständen:

»Ego States haben:
- ihre eigene Geschichte
- ein eigenes Alter
- einen eigenen Charakter
- eigene Bedürfnisse
- eine eigene Wahrnehmung
- eigene Affekte
- ihre eigene Funktion
- eigene Fähigkeiten
- eigene Symptome.

Ego-States
... sind gekommen, um zu helfen (um die Anpassungsfähigkeit zu erhöhen).
... lassen sich nicht eliminieren.
... versuchen, ihre Existenz zu bewahren bzw. zu sichern.

... können wachsen, lernen und sich entwickeln.
... treten unterschiedlich in Austausch zu anderen, sie können auch isoliert sein.
... können untereinander Konflikte erleben bzw. erzeugen.
... können miteinander in Kontakt treten.«

Man kann sich die verschiedenen Ich-Zustände eines Menschen wie eine »innere Familie« vorstellen. Je integrierter die Persönlichkeit des Menschen ist, desto besser kennen sich seine Ich-Zustände gegenseitig und desto kooperativer verhaltenen sie sich zueinander. Je gespaltener die Persönlichkeit ist, desto weniger sind die einzelnen Ich-Zustände im Kontakt miteinander. Es kann sein, dass sie nicht miteinander kommunizieren wollen oder im Konflikt miteinander sind. Im Fall einer dissoziativen Identitätsstörung wissen Ich-Zustände nicht einmal von der Existenz der anderen Ich-Zustände.

Das Ziel der Ego-State-Therapie ist es, die Ich-Zustände sichtbar zu machen, wenn möglich in Kontakt miteinander zu bringen und bestenfalls zu einer guten Kooperation untereinander zu bewegen. Daher vergleichen John und Helen Watkins die Ego-State-Therapie mit einer Familientherapie, bei der die Kommunikation und das Verhalten der Familienmitglieder untereinander verbessert werden sollen.

Kurz gefasst:

- Ein Ich-Zustand ist ein organisiertes Verhaltens- und Erfahrungssystem, dessen Elemente durch ein gemeinsames Prinzip zusammengehalten werden.
- Alle Menschen haben Ich-Zustände, die auf einem Differenzierungs-Dissoziations-Kontinuum mehr oder weniger stark voneinander abgegrenzt sind.
- Ich-Zustände haben einen eigenen Charakter und eigene Bedürfnisse, manche auch ein spezifisches Alter.
- Ich-Zustände können im Austausch miteinander, aber auch isoliert sein.
- Die Ego-State-Therapie versucht, die Beziehungen der Ich-Zustände zueinander zu verbessern, und hat darin Ähnlichkeit mit einer Familientherapie.

6.2 Wofür kann die Ego-State-Therapie eingesetzt werden?

Die Ego-State-Therapie wurde von John und Helen Watkins ursprünglich zur Therapie von Patientinnen mit Traumafolgestörungen, Dissoziationen und dissoziativen Identitätsstörungen entwickelt. Dieses psychotherapeutische Modell wurde seither auf viele weitere Indikationen übertragen. Pollani (2022, S. 166) nennt folgende Anwendungsgebiete:

> »Sie wurde von ihren Schülern weiterentwickelt und wurde mittlerweile auch zur Aktivierung von Ressourcen und bei verschiedenen anderen Indikationen eingesetzt: Sie eignet sich bei Ängsten, Zwängen, Tics und Schmerzen, bei der Arbeit mit Kindern und Jugendlichen (vgl. Ferstl 2014; Zanotta 2014), in Beruf, Sport, in der Paartherapie, bei Schwangerschaft und Geburt, bei Verlusten und Trauerprozessen u. v. m.«

Es gibt also zahlreiche Anwendungsgebiete für das Konzept der Ego-States:

- Man kann sich auf die ressourcenreichen Ego-States konzentrieren, um die Stärken und Fähigkeiten eines Menschen herauszuarbeiten.
- Wenn sich störende Impulse oder Verhaltensweisen aufdrängen, wie zum Beispiel Zwänge, Ängste oder Wutanfälle, unter denen die Patientin leidet, können die damit assoziierten Ego-States identifiziert und der Versuch eines wertschätzenden Kontaktaufbaus mit ihnen unternommen werden, um sie besser in die Gesamtpersönlichkeit zu integrieren.
- Man kann das Ego-State-Modell einsetzen, um sich ein Bild von der eigenen Persönlichkeit zu machen: Welche Teile meiner Persönlichkeit gibt es und wann treten sie in Erscheinung? Dabei kann zum Beispiel Fragen nach Identität und Selbstbewusstsein nachgegangen werden, die Jugendliche oft beschäftigen (siehe Abschnitt 5.4).
- Für einen Menschen macht es einen entscheidenden Unterschied, ob er über sich denkt: »Ich bin depressiv« oder ob er es wie folgt sieht: »Ein Teil von mir ist depressiv«. Letzteres impliziert, dass es neben dem »depressiven Teil« andere Ich-Anteile mit Freude, Hoffnung und guter Stimmung gibt.

Förderlich für die Selbst-Akzeptanz ist die Einsicht, dass jeder Ich-Zustand positive Absichten hat oder zumindest aus solchen heraus entstanden ist. Ein Ich-Zustand ist ein Teil der Persönlichkeit und kann nicht »wegtherapiert« werden. Deswegen ergibt es keinen Sinn, als Ziel einer Therapie beispielsweise festzulegen, »keine Wut mehr zu haben«. Denn Wut entspringt mindestens einem, wenn nicht sogar mehreren Ich-Zuständen und hat gewisse Funktionen für die betreffende Person. Vielmehr kann daran gearbeitet werden, den oder die wütenden Ich-Zustände besser zu versorgen und ihn oder sie besser in die innere Familie zu integrieren, sodass die Wut kanalisiert, adressiert oder kompensiert werden kann.

Fritzsche und Hartman (2023, S. 63) nennen als wichtigste Ziele der Ego-State-Therapie:

»1) Kontakt zu inneren Anteilen
2) Aufbau von Kommunikation mit inneren Anteilen
3) Akzeptanz und Annahme von inneren Anteilen
4) Verständnis für innere Anteile
5) Unterstützung innerer Anteile / Hilfe / Entwicklungsarbeit / Reifung
6) Nutzung innerer Anteile / Kooperation / Bündnisse / ›innere Diplomatie‹ / neue Aufgaben
7) Entwicklung eines inneren Teams beziehungsweise einer inneren Familie mit eigenen Unterstützungsfertigkeiten«

Kurz gefasst:

- Ursprünglich wurde die Ego-State-Therapie zur Behandlung von dissoziativen Störungen, Traumafolgestörungen und dissoziativen Persönlichkeitsstörungen entwickelt.
- Mittlerweile wird sie auch zur Behandlung von Ängsten, Zwängen, Tics, Schmerzen, im Beruf, im Sport, in der Paartherapie, bei Schwangerschaft und Geburt, bei Verlusten und Trauerprozessen, in der Paartherapie sowie bei Kindern und Jugendlichen eingesetzt.
- Weitere Einsatzgebiete sind Selbstakzeptanz, die Stärkung von Ressourcen und die Frage nach der eigenen Identität.
- Wenn psychische Symptome nicht dem ganzen Ich, sondern nur einem Teil der Persönlichkeit zugeschrieben werden, verlieren sie an Größe und es entsteht Platz für gesunde Anteile.
- Ein Ich-Zustand kann nicht »wegtherapiert«, aber besser verstanden, gewürdigt und in die Gesamtpersönlichkeit integriert werden.

6.3 Wie nehme ich Kontakt mit einem Ego-State auf?

Es gibt zahlreiche Möglichkeiten und Anlässe, das Ego-State-Modell in der Therapiegruppe einzuführen und Kontakt mit Ich-Zuständen aufzunehmen. Watkins und Watkins beschreiben, dass sich in ihren Therapien Alter-Persönlichkeiten von Patientinnen mit dissoziativer Identitätsstörung (früher »multiple Persönlichkeitsstörung« genannt) eher spontan zeigten, während integriertere Ich-Zustände besser unter Hypnose zutage traten. Fritzsche und Hartman (2023, S. 19–20) listen eine Reihe von Zugangswegen zu Ich-Zuständen auf:

> »Techniken zur Aufnahme des Kontakts mit Ego-States (Auswahl):
> über Sprachmuster der Patientinnen
> über autonomes inneres Geschehen
> über konkrete Symptome
> über Impulse, Emotionen oder innere Zustände im Zusammenhang mit einem konkreten Thema
> über Metaphern, Symbole, Geschichten oder Texte
> über Kunst oder Gestaltung
> über eine Affekt- oder somatische Brücke
> über Edukation
> zufällig durch weitere Interventionen (zum Beispiel EMDR etc.)«

Es gibt also verschiedene Zugangswege und Anknüpfungspunkte je nach Situation und Kontext. Eine Möglichkeit, das Konzept der Ego-States in der Jugendlichengruppe einzuführen, ist der Film »Alles steht Kopf«, Teil 1[8], den erfahrungsgemäß fast alle schon gesehen haben. Sollte dies nicht der Fall sein, kann die Therapeutin auch den Trailer oder einen kurzen Filmausschnitt mit der Gruppe zusammen anschauen. Der Film visualisiert auf eine gelungene Weise, wie im Kopf eines Mädchens fünf innere Anteile an einem Steuerpult dem Mädchen helfen, die Folgen eines Umzugs ihrer Familie zu bewältigen. Zwar handelt es sich in dem Film hierbei um die Emotionen Freude, Traurigkeit, Wut, Angst und Ekel, aber es lässt sich leicht die Analogie zu Ich-Zuständen erklären: »Stellt euch vor, dass es nicht nur diese fünf Emotionen in euch gibt, sondern noch mehr verschiedene Teile eurer Persönlichkeit, die ihre eigenen Ansichten, Gefühle und Bedürfnisse haben! Und je nachdem, welcher Anteil gerade an

8 »Alles steht Kopf«, Teil 1 (Originaltitel: »Inside out«), Drehbuch: Pete Docter, Meg LeFauve, Josh Cooley, Regie: Pete Docter, Ronaldo del Carmen, Erscheinungsjahr 2015.

eurem Steuerpult sitzt, empfindet ihr andere Gefühle und habt entsprechende Gedanken.«

Das Konzept zunächst allgemein vorzustellen, bevor man es auf konkrete Beispiele bezieht, ist aber nur eine von mehreren Möglichkeiten und nicht unbedingt erforderlich. Die Therapeutin kann, je nach Situation, auch direkt mit einer der oben genannten Techniken zur Aufnahme des Kontakts mit Ich-Anteilen beginnen.

Fallbeispiel 9 (aus der Einzeltherapie vor Beginn der Gruppentherapie):

Eine 17-jährige Patientin mit einer traumatischen Anamnese hatte nach einer stabilen Phase einen Rückfall und bekam erneut Angst, dem einstigen Täter auf offener Straße zu begegnen, obwohl dieser schon seit Jahren im Ausland lebte. Auf die Frage, woher sie dieses Gefühl der Angst kenne und wann es zum ersten Mal in ihrem Leben aufgetreten sei, nannte sie ein Alter von 12 Jahren. Die Therapeutin knüpfte daran an: »Ein Teil von dir hatte diese Angst, als du 12 Jahre alt warst. Wenn dieser Teil jetzt hier bei uns im Raum wäre, wo würdest du ihn sehen?« Die Patientin zeigte auf eine Stelle in der gegenüberliegenden Ecke des Raums. »Wie sieht dieser Teil von dir aus?« Daraufhin beschrieb die Patientin diesen Teil als einen schmächtigen, bleichen Jungen im Alter von 12 Jahren. »Hat dieser Junge einen Namen?« Sie nannte ihn »Paul«.

Nachdem die Patientin Pauls Äußeres und seine Gefühle näher beschrieben hatte, sagte die Therapeutin: »Du bist jetzt 17 Jahre alt und nicht mehr 12. Und du bist hier in dem Raum in der Praxis und bist in Sicherheit. Du bist stärker als damals und kannst dich jetzt schützen. Damals konntest du das nicht. Kannst du dir vorstellen, was der 12-jährige Paul bräuchte oder was ihm helfen würde, seine Angst besser auszuhalten?« Nach einiger Zeit des Überlegens äußerte die Patientin, dass es ihm guttun würde, wenn er nicht mehr alleine wäre und ihn jemand umarmen würde. Da in der Therapie bereits einige starke Anteile benannt worden waren, konnte die Patientin ihren mutigen Teil hinzurufen. Dieser umarmte Paul und versicherte, ihm erneut zu helfen, sollte es ihm nicht gut gehen. In der darauffolgenden Woche äußerte die Patientin, dass die Angst, die sie seit drei Wochen begleitet hatte, wieder verschwunden sei.

Ein weiteres Symptom dieser Patientin war das zwanghafte mehrfache Berühren von Geländern und Türklinken, das phasenweise auftrat. Auch hier konnten ein Ich-Zustand identifiziert und seine Bedürfnisse benannt werden. In der Folge imaginierte die Therapeutin mit der Patientin, wie sich verschiedene Ich-Zustände in einem Raum auf verschiedenen Sitzgelegenheiten um einen Couchtisch herum versammelten und versuchten, miteinander ins Gespräch zu kommen und sich gegenseitig zu helfen.

In den Gesprächen mit der Mutter und der Patientin wurden zahlreiche Themen bearbeitet, unter anderem auch die Entwicklungsaufgaben von Eltern und Kindern sowie das Thema Ablösung einer Adoleszenten. Schließlich kam im Gespräch mit Mutter und Tochter die Information zutage, dass beide vermuteten, dass ein Sohn des Täters in ihrer Gegend lebte. Die Patientin fürchtete, dass er sich an ihr für die Verurteilung seines Vaters rächen könnte, wenn sie ihn auf der Straße anträfe. Dies hatte sie lange daran gehindert, sich mit Gleichaltrigen draußen zu treffen. Zusammen mit der Mutter wurde schließlich ein Sicherheitskonzept für die Patientin erarbeitet. Ob der Sohn des Täters tatsächlich in der Gegend wohnte, konnte nicht verifiziert werden. Während der Therapie kam es zu keiner Begegnung mit ihm.

In diesem Fallbeispiel gewinnt die Therapeutin über das Gefühl der Angst Kontakt zu dem Ich-Zustand. Dieser ist in einer traumatischen Situation entstanden und ist daher so alt, wie die Patientin zu seinem Entstehungszeitpunkt war. Er hat die Fähigkeiten eines 12-Jährigen und empfindet das Gefühl, das er in der damaligen Situation hatte, nämlich Angst. Um die Gegenwart von der Vergangenheit zu differenzieren, hob die Therapeutin hervor, dass die Patientin jetzt deutlich älter, größer und wehrhafter sei als damals.

Fallbeispiel 10 aus der Gruppentherapie:

Eine 17-jährige Patientin mit einer Zwangsstörung brachte ihr Thema in die Gruppe ein: Sie leide darunter, dass sie sich morgens vor dem Berufskolleg bis zu zwei Stunden um ihr Make-up und ihre Haare kümmern müsse, bevor sie mit dem Ergebnis zufrieden sei und aus dem Haus gehen könne. Sie wolle nicht so abhängig von ihrem Äußeren sein und ihr Selbstbewusstsein mehr auf ihren inneren Werten aufbauen. Wenn sie aber in den Spiegel sehe, bewerte sie sich so kritisch, dass ihr dies nicht gelinge.

Mithilfe der Therapeutin konnte die Jugendliche einen Ich-Zustand beschreiben, der sich mit zwei Freundinnen verglich, die in ihren Augen viel besser aussähen als sie selbst. Sie zeigte der Gruppe Fotos ihrer Freundinnen auf dem Handy, um dies in ihren Augen zu objektivieren. Im weiteren Gespräch konnte die Jugendliche benennen, dass dieser

Ich-Zustand die positive Absicht habe, sie vor Ausgrenzung und negativen Bewertungen ihres sozialen Umfeldes zu bewahren. Dieses Bedürfnis konnte sie als nachvollziehbar und grundsätzlich anerkennenswert akzeptieren.

Daraufhin konnte ein weiterer Ich-Zustand identifiziert werden, dem Kreativität und innere Werte wichtiger waren als das äußere Erscheinungsbild. Leider gelang es nicht, die beiden Ich-Zustände zu einem Dialog zu bewegen. Die Jugendliche erkannte aber, dass diese beiden Teil-Persönlichkeiten im Konflikt miteinander standen. Je nach Situation gewann eine von ihnen die Oberhand.

In diesem Fallbeispiel wurde der Kontakt zum Ich-Anteil durch den von der Patientin als störend empfundenen Impuls, sich morgens zu schminken, hergestellt. Zwar gelang es nicht, diesen Anteil in Kontakt mit anderen Ich-Anteilen zu bringen, aber für die Patientin war es hilfreich, zu erkennen, dass der von ihr als mächtig empfundene morgendliche Impuls nur ein Teil von ihr war und dass es andere Ich-Anteile mit anderen Eigenschaften gab.

Kurz gefasst:

- Es gibt verschiedene Wege, Kontakt mit Ich-Zuständen herzustellen, zum Beispiel über Symptome, unerwünschte Impulse, Emotionen, Körpergefühle, das autonome innere Geschehen, Geschichten und Texte.
- In dem Film »Alles steht Kopf«, Teil 1, werden fünf Emotionen ähnlich verschiedenen Anteilen der Persönlichkeit anschaulich visualisiert. Im gemeinsamen Gespräch lässt sich dies auf Ich-Anteile übertragen.
- Wenn die Therapeutin zuerst die starken, mit Ressourcen assoziierten Ich-Zustände ihrer Patientin identifiziert, kann sie anschließend versuchen, diese mit den symptomassoziierten Ich-Zuständen in Kontakt zu bringen.

6.4 Die innere Stärke, der innere Helfer und andere Ego-States mit Ressourcen

Bevor die Therapeutin intensiver mit Ich-Zuständen arbeitet, die mit Symptomen oder Problemen assoziiert sind, sollte sie mit der Patientin Ich-Zustände kontaktieren, die über die notwendigen Ressourcen verfügen, um die anderen Ich-Zustände zu unterstützen. Solche Ich-

Zustände bieten die Gelegenheit, Erfolge und Fähigkeiten der Patientin in den Fokus der Aufmerksamkeit zu rücken.

6.4.1 Die innere Stärke

Jeder Mensch hat einen Ich-Zustand der inneren Stärke. Die innere Stärke hat ihm im bisherigen Leben geholfen, Herausforderungen zu meistern, Stress auszuhalten und Widerstände zu überwinden. Wenn die Therapeutin nach solchen Situationen fragt, wird sie unterschiedliche Erfahrungen machen. Es gibt Patientinnen, denen es leichtfällt, sich an Momente der Stärke zu erinnern, aber auch solche, die zumindest phasenweise keinen Zugang zu ihren Ressourcen oder positiven Erinnerungen haben. Dementsprechend sollte das Vorgehen individuell angepasst werden, um Zugang zur inneren Stärke zu finden. Hier kann die Therapeutin die ganze Bandbreite der in Abschnitt 6.3 aufgezählten Zugangswege einsetzen. Beispielhaft seien hier drei Möglichkeiten genannt.

Für Patientinnen, die spontan wenig Zugang zu Erinnerungen an Erfolge oder ein Gefühl der Stärke haben, eignet sich häufig ein hypnotherapeutisches Vorgehen. Auch in der Gruppe kann dieses Vorgehen eingesetzt werden. Hierzu bereitet die Therapeutin zunächst einen Text vor, den sie der Patientin oder der Gruppe nach einer Trance-Einleitung vorliest. Wenn sie nicht einen eigenen Text schreiben möchte, kann sie entsprechende Vorlagen nutzen, zum Beispiel in Fritzsche und Hartman (2023, S. 47–49) oder »Die Löwengeschichte« von Bernhard Trenkle (Trenkle 2024). Diese Vorlagen sollten aber an die individuellen Themen der Patientin beziehungsweise der Gruppe angepasst werden.

Die Tranceinduktion gelingt am besten, wenn die Jugendlichen eine entspannte Körperhaltung finden, in der sie zur Ruhe kommen und gut zuhören können. Im Sitzen sollte dazu zumindest der Kopf angelehnt werden können. Dazu kann man den Stuhl an die Wand des Raumes rücken. Vielen gelingt es, im Liegen gut zu entspannen. Wenn die Therapeutin Yoga- oder Isomatten und Kissen zur Verfügung hat oder der Boden des Raums mit Teppich belegt und sauber ist, kann sie dies den Jugendlichen anbieten.

Eine einfache Tranceinduktion wäre:

»Ihr könnt jetzt, je nachdem, was euch angenehmer ist, die Augen schließen oder sie auf einen Punkt an der Decke richten, ... sodass ihr euch ganz auf meine Worte konzentrieren könnt. Wenn dabei jemand müde wird oder einschläft, ist das nicht schlimm, denn euer Unterbewusstes hört alles, was ich sage, auch wenn ihr schlaft ...

Zunächst konzentriert ihr euch auf die Geräusche, die ihr hier in dem Raum hört, ... (Pause) ... die Geräusche, die von draußen kommen, ... (Pause) ... und die Geräusche, die aus der Praxis kommen, ... (Pause) ... die Geräusche, die gleichbleibend sind, ... (Pause) ... und die Geräusche, die sich verändern, ... (Pause) ... denn die Welt ist ständig in Veränderung ... (Pause) ...

Und jetzt richtet ihr eure Aufmerksamkeit vom Außen auf euer Inneres, ... konzentriert euch jetzt auf eure Atmung, ... nur wahrnehmen, ... ihr müsst nichts verändern, ... alles ist gut so, wie es ist, ... (Pause) ... ihr könnt darauf achten, wie die Luft durch eure Nasenlöcher ein- und ausströmt, ... (Pause) ... und dann könnt ihr auch auf euren Bauch achten, der sich bei jedem Atemzug hebt und senkt, ... (Pause) ... und dann könnt ihr spüren, wie ihr euch bei jedem Ausatmen entspannt, ... wie sich alle Muskeln eures Körpers dabei entspannen ... und wie ihr dabei noch ein bisschen ruhiger werdet, ... alle eure Muskeln sind jetzt locker und entspannt ... und ihr könnt dieses angenehme Gefühl der Entspannung und Ruhe genießen ...«

Ein möglicher Text zur Kontaktaufnahme mit der inneren Stärke ist die folgende, für Jugendliche modifizierte Vorlage von Fritzsche und Hartman (2023, S. 47–49):

Der inneren Stärke begegnen:

»Ich möchte euch bitten, euch einen Moment Zeit zu nehmen ... und euch einen sehr angenehmen, schönen Ort vorzustellen, an dem ihr jetzt gerne wärt und eine Weile allein sein könnt ... Der Ort soll für euch ausschließlich mit Positivem in Verbindung gebracht werden ... Sollte etwas an dem Ort stören, so könnt ihr den Ort einfach so weit verändern, dass das Störende nicht mehr da ist, ... oder ihr könnt euch auch einen anderen Ort aussuchen, falls sich der zuerst aufgetauchte als nicht brauchbar erweist ... Nehmt euch die Zeit, die ihr braucht! (Pause)

Wenn ihr diesen Ort gefunden habt, nickt bitte einmal kurz, damit ich sehe, wann ich weitermachen kann ... (Pause)

Nehmt euch nun einen Moment Zeit, um euch an diesem Ort wohlzufühlen und die angenehme Atmosphäre aufzunehmen ... Ihr könnt euch vorstellen, dass eure Körper diese angenehme Atmosphäre so aufnehmen, wie sie die Wärme der Sonne aufnehmen, wenn sie auf eure Haut scheint, ... und ihr könnt euch auch vorstellen, dass diese angenehme Wärme durch euren Körper fließt, sodass euer gesamter Körper etwas davon abbekommt ... Wenn ihr mögt, könnt ihr jetzt einmal kurz darauf achten, wie euch euer Körper zeigt, dass ihr an einem angenehmen Ort seid, … achtet einfach auf wohltuende Körperempfindungen … (Pause)

Stellt euch nun vor, ihr würdet an diesem Ort eine Art Treffpunkt suchen, an dem ihr euch mit jemandem treffen könntet … Der Treffpunkt kann direkt an diesem Ort sein oder auch etwas abseits oder ein ganzes Stück entfernt … (Pause) … An diesem Ort habt ihr nun die Gelegenheit, einem Teil von euch selbst zu begegnen, einem sehr wichtigen Teil eurer Persönlichkeit, … diesen Teil möchte ich ›innere Stärke‹ nennen …

Vielleicht gibt es für euch noch eine passendere Bezeichnung für diesen Teil eurer Persönlichkeit, wie etwa inneres Licht, innere Kraft, innerer Tiger, innerer Bär, innerer Krieger, innere Schönheit oder eine andere Bezeichnung … Für diese Übung jetzt werde ich den Begriff der inneren Stärke verwenden, … und während ihr einfach wahrnehmen könnt, was auftaucht, werde ich euch etwas über die innere Stärke erzählen … (Pause)

Jeder Mensch besitzt einen solchen Anteil … Dieser Teil von euch ist seit eurer Geburt da, … auch wenn es manchmal schwierig für euch sein sollte, ihn zu spüren, … denn die innere Stärke ist nicht immer im Vordergrund, … oft ist sie im Hintergrund … und manchmal fühlt es sich an, als sei sie nicht mehr da oder noch nie dagewesen, … aber dieser Teil ermöglicht es euch, weiterzuleben, … Hindernisse oder Krisen zu überwinden und Stress auszuhalten, wann immer ihr damit konfrontiert seid … Die innere Stärke zeigt sich auch in Situationen, in denen ihr wichtige Schritte schafft, Erfolge feiert, euch über etwas freut oder stolz auf euch seid … Manchmal sind es gerade die unscheinbaren, kleinen Situationen, in denen die innere Stärke zum Vorschein kommt – manchmal natürlich auch die besonderen … (Pause)

Während ihr jetzt an eure innere Stärke denkt, könnt ihr darauf achten, welche Bilder … oder Gefühle, … welche Gedanken … oder Erinnerungen, … welche Körperempfindungen … oder Hoffnungen … in euch auftauchen … (Pause) … Das, was jetzt auftaucht, ist eine Brücke zu eurer inneren Stärke, … durch das, was jetzt auftaucht, könnt ihr mit eurer inneren Stärke in Kontakt treten, … wann immer ihr sie braucht, … und ihr könnt euch jetzt Zeit nehmen, um mit eurer inneren Stärke in Kontakt zu sein, … (Pause) … ihr könnt euch jetzt vorstellen, wie sich euer Körper diese innere Stärke, die jetzt ganz da sein kann, gut einprägt … so wie einen schönen Duft, den ihr lange nicht erlebt habt, … oder wie eine schöne Naturlandschaft, in die ihr nach langer Zeit zurückkehrt, … oder wie ein großer Baum mit vielen Zweigen und tiefen Wurzeln … oder wie ein starkes, großes Tier … oder wie ein fast vergessenes Körpergefühl, … und nehmt euch jetzt die Zeit, die euer Körper für das Einprägen braucht … (Pause)

Und wenn ihr in Zukunft mit eurer inneren Stärke in Kontakt treten wollt, werdet ihr feststellen, dass ihr dies ganz einfach könnt, ... indem ihr euch an diese Bilder, Gedanken, Gefühle und Körperempfindungen erinnert ... Und wenn ihr dies tut, werdet ihr wieder mit eurer inneren Stärke in Kontakt sein ... (Pause)

Und wenn ihr mit diesem Teil eurer Persönlichkeit in Kontakt seid, werdet ihr euch zuversichtlich fühlen, ... wie wenn euch ein hilfreicher Mensch oder ein gutes Tier begleitet, ... wie voller Kraft, weil ihr euch sicher seid, dass ihr alle Fähigkeiten habt, die ihr wirklich braucht, um Schritte in die Richtung zu gehen, in die ihr gehen wollt, ... egal wie groß die Schwierigkeiten in eurem Leben sind, ... und um Ziele zu erreichen ... und um zu erleben, dass Träume in Erfüllung gehen ... (Pause)

Wenn ihr mit diesem Teil von euch in Kontakt seid, werdet ihr euch ruhiger und optimistischer fühlen ... und der Zukunft erwartungsvoll entgegensehen ... (an diesem Punkt können spezifische Gefühle der Patientinnen eingefügt werden) ... (Pause) ... Und in den nächsten Tagen werdet ihr merken, dass ihr eurem Leben gelassener und optimistischer gegenübersteht, ... ihr werdet feststellen, dass ihr zu jeder Zeit in eurem Leben mit eurer inneren Stärke in Kontakt treten könnt, ... indem ihr einen Moment die Augen schließt ... und euch das Bild, das Gefühl oder die Körperempfindung eurer inneren Stärke wieder in euch hervorruft ... und euch daran erinnert, dass ihr alle Fähigkeiten in euch habt, die ihr wirklich braucht, ... (Pause) ... und je häufiger ihr auf diese Weise mit eurer inneren Stärke in Kontakt tretet, umso mehr werdet ihr eurem Selbst, eurer Intuition, eurem Bauchgefühl und euren Gefühlen vertrauen ... und umso mehr werdet ihr euch von ihnen führen lassen.«

Ein anderer Zugangsweg zur inneren Stärke ist die *Position of Power:* eine Körperposition, in der man seine ganze Stärke und Kraft spürt. Die *Position of Power* findet die Patientin, wenn sie sich an eine Situation erinnert, in der sie sich stark gefühlt hat oder ein Erfolgserlebnis hatte. Besonders gut eignen sich hierfür sportliche Erlebnisse, zum Beispiel der Moment, in dem man ein Tor schießt, der sogenannte Take-off beim Surfen, wenn man beim Boxen in den Punchingball schlägt oder im Fitnessstudio ein Gewicht hebt. Aber auch jegliche andere Situation eignet sich, in der sich die Patientin stark gefühlt hat. Es ist immer wieder erstaunlich, wie individuell Momente der Stärke oder des Erfolges gespürt werden. Hat die Patientin eine solche Erinnerung gefunden, wird auf ihre Körperhaltung fokussiert, und diese wird im Raum nachgestellt. Dann lässt die Therapeutin die Patientin das Körpergefühl in dieser Stellung genau beschrieben.

Damit ist die innere Stärke gefunden und kann durch die Erinnerung an dieses Körpergefühl jederzeit reaktiviert werden.

Eine weitere Möglichkeit ist das Krafttier. Hierfür sucht sich die Patientin ein Tier aus, das sie mag und das stark ist. Dies kann zum Beispiel ein Löwe oder ein Nashorn sein. Aber auch kleinere Tiere wie Hunde oder Katzen sind auf ihre Art und Weise stark. So kann die Katze sehr hoch springen und Mäuse fangen. Zunächst stellt sich die Patientin das Tier in allen Details vor. Die Therapeutin lässt sich das Krafttier genauestens beschreiben. Dazu gehören auch der Geruch und was die Patientin hören kann. Um das Tier in seiner Stärke zu spüren, fasst es die Patientin in ihrer Vorstellung mit der Hand an und beschreibt genau, was sie dabei spürt. Sie kann sich jetzt dieses Krafttier als ihre innere Stärke imaginieren und so diese bei Bedarf herbeirufen.

Wenn ein Zugangsweg nicht funktioniert, kann die Therapeutin einen anderen, passenderen ausprobieren.

6.4.2 Der innere Helfer

Der innere Helfer ist ein Ich-Zustand, der zur Hilfe gerufen werden kann, wenn ein anderer Ich-Zustand in Schwierigkeiten ist oder die Patientin Unterstützung benötigt. Er kann auf eine ressourcenreiche Beziehungserfahrung der Patientin zurückgehen. Das könnte eine Situation sein, in der ihr jemand geholfen, ihr beigestanden oder sie begleitet hat, damit sie nicht alleine war. Infrage kommen nicht nur primäre Bezugspersonen, sondern auch Lehrerinnen, Sporttrainerinnen, Freundinnen, Verwandte etc. Wichtig ist, dass diese Personen überwiegend positiv besetzt sind. Wenn die Patientin mit der helfenden Person Konflikte hatte, ist diese nicht geeignet. Es können auch Fantasiefiguren, Personen aus Filmrollen, Geschichten, Sagen, Computerspielen oder historische Personen herangezogen werden.

Fallbeispiel 11 (siehe auch Fallbeispiel 6):

Ein Jugendlicher mit einer Fluchtgeschichte aus Afrika fand vor der Bearbeitung seiner Traumata mittels EMDR folgenden inneren Helfer für sich: einen sehr alten, gütigen Mann mit langem weißem Haar und Bart, der in einer Hütte in Afrika lebte. In dieser Hütte waren an den Wänden bis unter die Decke Heilkräuter und Hölzer gestapelt, mit denen der Mann Krankheiten und Wunden heilen konnte und die eine stärkende Wirkung hatten. Der Mann war ein Wunderheiler.

In der darauffolgenden Trauma-Exposition holte der Patient diesen inneren Helfer zweimal herbei. Der Wunderheiler half ihm in entscheidenden Momenten, den Verarbeitungsprozess weiterzuführen und nicht in negativen Erinnerungsmomenten steckenzubleiben. Auch im weiteren Verlauf der Therapie konnte dieser innere Helfer aktiviert werden, um Ängste oder Albträume zu überwinden.

Da der Patient unter hartnäckigen, ungewöhnlich starken Albträumen litt, wurden außerdem ein Bild von einem Schutzengel und ein Traumfänger neben und über seinem Bett aufgehängt.

Wenn der innere Helfer kontaktiert wird, sollte anschließend überlegt werden, über welche Kräfte und Fähigkeiten dieser verfügt und wie er sie einsetzen kann. Um den inneren Helfer zu kontaktieren, kann die Therapeutin die bei der inneren Stärke dargestellten Wege einschlagen.

6.4.3 Andere Ich-Zustände mit Ressourcen

Zwei weitere Ich-Zustände, die erarbeitet werden sollten, sind der innere Beobachter und das beschützende, nährende Selbst. Je nach individueller Biografie oder Symptomatik der Patientin können weitere hilfreiche Ich-Zustände erarbeitet werden. Denn für die Patientin ist jeder weitere ressourcenassoziierte Ich-Zustand hilfreich.

Kurz gefasst:

- Zu Beginn der Ego-State-Therapie sollten Ich-Zustände kontaktiert werden, die mit Ressourcen assoziiert sind.
- Die wichtigsten sind die innere Stärke, der innere Helfer, der innere Beobachter und das beschützende, nährende Selbst.
- Dafür sucht die Therapeutin mit der Patientin passende, individuelle Zugangswege, wie beispielsweise positive Erinnerungen, ressourcenreiche Erfahrungen mit Bezugspersonen oder imaginative Wesen aus.
- Die innere Stärke kann auch durch einen hypnotherapeutischen Zugang in Form eines verlesenen Textes, durch die *Position of Power* oder das Krafttier kontaktiert werden.

6.5 Ego-States und psychosomatische Symptome

Körperliche Symptome, für die keine somatischen Ursachen gefunden werden, wie Kopf-, Bauch- und Rückenschmerzen, Schwindel, Schluckbeschwerden, ein Druckgefühl auf der Brust oder Herzrasen treten bei der Klientel einer psychotherapeutischen Praxis häufig auf. Seltener sind verschwommenes Sehen, Lähmungserscheinungen von Extremitäten oder Krampfanfälle, die epileptischen Anfällen zum Verwechseln ähneln, sich aber in der neurologischen Untersuchung und im EEG nicht als solche bestätigen. Häufig werden bei Jugendlichen psychosomatische Symptome von mehr oder weniger häufigem Schulabsentismus begleitet. Wenn ambulante Behandlungsversuche zu keiner Besserung führen, sollte ausgeprägter Schulabsentismus stationär behandelt werden. Vor und nach einer stationären Therapie ist eine psychotherapeutische Behandlung indiziert.

Körperliche Symptome ohne organische Ursachen sind häufig hartnäckig, kognitiv schwer zugänglich und stellen daher eine besondere Herausforderung in der Psychotherapie dar. Mit einer Kombination aus systemischer Therapie, Ego-State-Therapie und Körperpsychotherapie kann die Therapeutin die Symptomatik auf mehreren Ebenen angehen.

Voraussetzung ist, dass die Patientin und ihre Eltern eine psychische Ursache für ihre Symptome in Betracht ziehen. Falls sie noch auf der Suche nach organischen Ursachen sind, muss geprüft werden, ob weitere ärztliche Untersuchungen sinnvoll sind, um keine somatischen Erkrankungen zu übersehen und um die Patientinnen und ihre Familien davon zu überzeugen, dass es sich eben nicht um solche handelt. Die Therapeutin sollte nicht in eine Entweder-oder-Falle tappen, sondern bedenken, dass immer Körper und Psyche in jeweils unterschiedlicher Akzentuierung beteiligt sind; denn die körperlichen Beschwerden werden ja real erlebt. Außerdem treten nicht selten bei körperlichen Erkrankungen, wie zum Beispiel bei Colon irritabile, Migräne, Diabetes mellitus, Infektneigung, Colitis ulcerosa und multipler Sklerose, psychische Symptome komorbid auf. Wenn die körperliche Erkrankung kinder- und hausärztlich versorgt wird, kann ihre psychische Komponente psychotherapeutisch behandelt werden.

Das erste Standbein der Therapie sind regelmäßige Elterngespräche. Da Schulabsentismus einen beträchtlichen sekundären Krankheitsgewinn erzeugt, ist es ratsam, im Eltern- und Familiengespräch zunächst eine Grenze für Fehlzeiten und Krankschreibungen für die Schule oder die Ausbildung festzulegen. Ab einer gewissen Menge von Fehlzeiten sind eine stationäre Behandlung in einer Klinik und – insbesondere wenn es sich um einen poststationären Verlauf mit persistierendem Absentismus handelt – Jugendhilfemaßnahmen indiziert.

Ein weiteres Standbein der Behandlung sind Körperübungen (siehe Kapitel 7). Man spricht hier vom *Bottom-up*-Ansatz im Gegensatz zum *Top-down*-Ansatz. Beim Bottom-up-Ansatz wird versucht, über den Körper die Psyche zu beeinflussen, anstatt umgekehrt über Gedanken und Reflexionen den Körper.

Der dritte Pfeiler der therapeutischen Strategie sind die Identifizierung und Integration des oder der Ich-Zustände, die die körperliche Symptomatik hervorrufen.

Fallbeispiel 12:

Eine Patientin litt fast täglich unter Schwindelattacken und Kopfschmerzen, für die die Ärztinnen in mehreren somatischen Abklärungen keine körperlichen Ursachen finden konnten. Zu Beginn der Behandlung ging die Jugendliche gar nicht mehr in die Schule, sodass sie einige Wochen in der zuständigen psychiatrischen Klinik behandelt wurde, bis sie wieder in der Lage war, die Schule zu besuchen. Nach der Klinik begann die Jugendliche die Gruppentherapie. Zu diesem Zeitpunkt fehlte sie immer noch an einzelnen Tagen in der Schule, meist in Verbindung mit schulischem Leistungsstress, Schwindel und Kopfschmerzen.

Leider gestalteten sich die Elterngespräche aufgrund sprachlicher Barrieren schwierig. Ein Dolmetscher konnte nicht gefunden werden. Im Kontakt mit der Lehrerin ergab sich, dass die Patientin mit dem eingeschlagenen Bildungsweg überfordert war. Dies konnte die Familie aber weder von der Lehrerin noch vom Therapeuten annehmen, sodass kein alternativer Bildungsweg eingeschlagen wurde.

In dieser Zeit konnte sich die Patientin in der Gruppentherapie, in der gerade das Thema Ego-States eingeführt wurde, darauf einlassen, zu dem Teil von sich Kontakt aufzunehmen, der den Schwindel hervorrief. Es handelte sich um einen namenlosen, mageren und mitleiderregenden Ich-Zustand. Dieser Teil konnte nicht sprechen, hatte aber das Bedürfnis, längere Pausen vom Lernen zu machen und weniger Stunden in der Schule zu verbringen. Die Patientin beschrieb, dass er sich wohlfühlte, wenn sie sich mit Freundinnen traf oder mit ihrer Familie entspannte Momente erlebte.

In einem weiteren Schritt wurden die Ich-Zustände der inneren Stärke und des inneren Helfers imaginiert, die dem namenlosen Ich-Zustand die Hand auf die Schulter und die Stirn legten, um ihn zu stärken. Außerdem akzeptierten die innere Stärke und der innere Helfer, dass es immer wieder zu Schwindel kam und dass der Schwindel seine Zeit brauchte, bevor er sich wieder verflüchtigten konnte. Da der namenlose Ich-Zustand ein Teil der inneren Familie war und nicht »wegtherapiert« werden konnte, wurde das Therapieziel dahingehend angepasst: Anstatt dass der Schwindel ganz verschwinden sollte, wollte die Patientin jetzt lernen, mit dem Schwindel möglichst gut umzugehen, wenn er auftrat.

In einem darauffolgenden Abschnitt der Gruppentherapie wurden Übungen aus dem therapeutischen Yoga und die Klopftechnik erlernt (siehe Abschnitte 7.2 und 7.3). Hier zeigte die Patientin sich anfänglich skeptisch. Zeitgleich litt aber eine andere Jugendliche ebenfalls an Kopfschmerzen. Diese Mitpatientin machte viel Sport und konnte sich gut auf Körperübungen einlassen. Durch sie ließ sich die Jugendliche davon überzeugen, weiterhin Körperübungen zu trainieren (siehe auch Fallbeispiel 17 in Abschnitt 7.3.8).

Zur Überraschung der Therapeutin entschied sich die Patientin mit ihren Eltern ca. ein Jahr nach der Beratung durch die Lehrerin dazu, ihre gymnasiale Schullaufbahn zu beenden und ein freiwilliges soziales Jahr zu beginnen. Zu diesem Zeitpunkt zeigte sie sich deutlich entlastet. Der Schwindel, der zuletzt nur noch niederschwellig persistiert hatte, verschwand vollständig und die Patientin beendete die Gruppentherapie.

Wie man an dem Fallbeispiel sieht, ist bei psychosomatischen Symptomen oft Geduld und nachhaltige Überzeugungsarbeit erforderlich. Die Akzeptanz des symptomassoziierten Ich-Zustands und seiner Bedürfnisse ist entscheidend für den Therapieerfolg.

Kurz gefasst:

- Körperliche Symptome ohne organische Ursachen kommen in der ambulanten psychotherapeutischen Praxis häufig vor.
- Oft bestehen beträchtliche Einschränkungen des Funktionsniveaus bis hin zum Schulabsentismus.
- Je nach Intensität des Schulabsentismus sollte die Therapeutin abwägen, ob eine stationäre Behandlung und/oder Jugendhilfemaßnahmen zusätzlich zur psychotherapeutischen Behandlung erforderlich sind.

- Die Psychotherapie psychosomatischer Störungen basiert auf drei Pfeilern: Familiengesprächen, Körperübungen und Ego-State-Therapie.
- Ziel der Ego-State-Therapie ist es, den Ich-Zustand, der die körperlichen Symptome hervorruft, zu kontaktieren, seine Bedürfnisse und Absichten zu würdigen und ihn in Kontakt mit helfenden Ich-Zuständen zu bringen.
- Die Behandlung körperlicher Symptome erfordert häufig einen längeren Zeitraum.

6.6 Ego-States und nichtpsychotische Wahrnehmungsstörungen

Bei der überwiegenden Mehrheit der ambulanten Psychotherapiepatientinnen mit Halluzinationen sind diese nicht psychotischer Genese, können aber hartnäckige und belastende Symptome sein. Beispiele sind Stimmenhören, das Sehen von Schatten oder Gestalten, andere optische Halluzinationen wie Flecken und Blitze oder die Wahrnehmung, von unbekannten Menschen beobachtet oder ausgelacht zu werden. Differenzialdiagnostisch sollten zunächst eine Psychose oder im Falle optischer Halluzinationen Drogenkonsum, eine Augenerkrankung oder eine Migräne ausgeschlossen werden. Letzteres gelingt durch eine konsiliarische Untersuchung bei einer Augenärztin oder Neurologin. Eine Psychose kann eine versierte Psychotherapeutin anhand der Fremdanamnese, der Alltagsstabilität und der Verlaufsbeobachtung häufig selbst ausschließen, im Zweifelsfall kann sie eine Kinder- und Jugendpsychiaterin konsiliarisch hinzuziehen. Die Erstmanifestation einer Psychose ist in jedem Fall eine Indikation für eine stationäre Behandlung.

Sind oben genannten Ursachen ausgeschlossen, so wird die Symptomatik psychotherapeutisch behandelt. Bei ausgeprägter Therapieresistenz kann eine unterstützende medikamentöse Behandlung erwogen werden. Diese wird nicht den entscheidenden Durchbruch bringen, kann aber eine psychotherapeutische Behandlung vorübergehend unterstützen. Wirksam bei diesen Wahrnehmungsstörungen ist die Psychotherapie, insbesondere die Aufmerksamkeitsfokussierung der Patientin und die Einbeziehung der Familie in die Behandlung.

Die Ego-State-Therapie bietet der Therapeutin ein effektives Handwerkszeug, um Patientinnen mit Wahrnehmungsstörungen zu helfen. Zusätzlich helfen körperpsychotherapeutische Übungen der Patientin, den Aufmerksamkeitsfokus zu verschieben. Will man diese oft als sehr belastend empfundene Symptomatik verbessern, sollte man ein längeren Behandlungszeitraum einplanen. Auch hier spielen Sitzungen mit den Eltern, die sich meist große Sorgen machen, eine entscheidende Rolle. Zu Behandlungsbeginn sollte in einer Stabilisierungsphase größtmögliche Sicherheit und Alltagsstabilität geschaffen werden.

Ein wichtiges Behandlungsziel ist es, der Patientin und ihren Eltern die nachvollziehbare Angst zu nehmen, dass es sich um eine Psychose oder eine schwerwiegende, möglicherweise gar unheilbare Krankheit handeln könnte. Denn wenn es gelingt, diese Ängste zu entschärfen, kann Entspannung eintreten und sich ein Gefühl der Sicherheit entwickeln, das für eine Heilung unabdingbar ist. Es kann mehrere intensive Familien- oder Elterngespräche erfordern, bis sich solche Ängste überwinden lassen.

Zu Beginn der Ego-State-Therapie wird, wie oben beschrieben, Kontakt mit der inneren Stärke, dem inneren Helfer, dem inneren Beobachter sowie dem nährenden und heilenden Selbst aufgenommen. Ist diese Basis gelegt, versucht die Therapeutin, den Ich-Zustand, der mit den Wahrnehmungsstörungen assoziiert ist, zu identifizieren. Zunächst geht es darum, eine wertschätzende Beziehung zu ihm aufzunehmen und, wenn möglich, in Erfahrung zu bringen, welche ursprünglich hilfreiche Funktion dieser Ich-Zustand für die Gesamtpersönlichkeit hatte.

Im nächsten Schritt wird versucht, die ressourcenassoziierten Ich-Zustände hinzuzurufen. In dieser Phase versucht die Therapeutin zusammen mit der Patientin, die Bedürfnisse des halluzinierenden Ich-Zustandes herauszuarbeiten, und probiert aus, wie diese durch die hilfreichen Ich-Zustände und möglicherweise auch durch die familiären Bezugspersonen versorgt werden können.

Fallbeispiel 13:

Eine 17-jährige Patientin kam in die Therapie mit täglichen Panikattacken und nichtpsychotischen optischen Halluzinationen, die sich über das seitliche Blickfeld erstreckten. Die teils farbigen Blitze, diverse Formen und Schatten traten mehrfach täglich über ca. 9 Monate hinweg auf und dauerten jeweils bis zu 30 Minuten an. Da die Symptomatik erstmals nach einem einmaligen Probekonsum von Cannabis im

Freundeskreis aufgetreten war, litten die Jugendliche und ihre Eltern über Monate an einer ausgeprägten Angst, sie würde an einer Schizophrenie erkranken. Die Patientin blieb im Verlauf abstinent. Eine augenärztliche Abklärung und eine Untersuchung der Schilddrüse blieben ohne Befund.

Die Patientin war Einzelkind und lebte mit ihren Eltern zusammen. Im vorangegangenen Schuljahr hatte die Jugendliche noch vor dem Auftreten der aktuellen Symptomatik nach längerem Schulabsentismus vom Gymnasium auf ein Berufskolleg gewechselt. Sie hatte einen intakten Freundeskreis, traf sich häufig mit ihren Freundinnen und machte mehrfach pro Woche Sport im Fitnesscenter.

Nach einer Kurzzeit-Einzeltherapie wechselte sie in die Gruppentherapie. Die Familiengespräche erbrachten zunächst keine neuen Erkenntnisse. Allerdings konnte immer wieder mit fachlicher Expertise die Befürchtung, an einer Psychose erkrankt zu sein, widerlegt werden, da keine weiteren psychotischen Symptome wie zum Beispiel Ich-Störungen auftraten.

Die Patientin litt häufig unter einer ausgeprägten vegetativen Erregung, die sich auch in der Gruppentherapie manifestierte. Zunächst wurde mit entspannenden Körper- und Atemübungen gearbeitet, um ihr zu helfen, ihr Erregungsniveau besser zu regulieren und dadurch sich anbahnende Panikattacken frühzeitig durch Aufmerksamkeitsverlagerung zu unterbrechen. Die Atemübungen hatten für sie einen Expositionscharakter. Bei dem Versuch, ihre Atemfrequenz zu verlangsamen, was normalerweise beruhigend wirkt, kam ihre Angst hoch und ihr Sympathikus wurde aktiviert. Durch wiederholtes Üben konnte sie jedoch erlernen, diese Angst auszuhalten und ihre Atmung wieder herunterzuregulieren, wodurch sie ihren Parasympathikus aktivierte. Dies war ein wichtiger Erfolg, weil sie an Selbstwirksamkeit gewann und sich ihrer Erregung nicht mehr so ausgeliefert fühlte.

Bedingt durch ihr reges Sozialleben nahm die Jugendliche in der Gruppe immer dann eine kompetente Rolle ein, wenn es um den Aufbau von Sozialkontakten und um Konflikte im Freundeskreis ging. Diese Themen beschäftigten die anderen Gruppenmitglieder häufig. So konnte sie trotz ihres erheblichen Leidensdruckes als Expertin auftreten und die anderen beraten.

In der Folge kam die Ego-State-Therapie zum Einsatz. Die Patientin identifizierte im Zusammenhang mit den Panikattacken und den optischen Halluzinationen einen Ich-Zustand, der in einer oberen Ecke des Therapieraumes unter der 3,5 m hohen Decke schwebte. Dieser Ich-Zustand war durchscheinend bis fast durchsichtig und dünn. Darüber hinaus konnte sie ihn kaum beschreiben. Er hatte das Bedürfnis nach Ruhe und Entspannung. Zunächst wurde viel Zeit darauf verwendet, diese Bedürfnisse zu akzeptieren. Dies fiel der Patientin schwer, da sie einen überdurchschnittlich aktiven Lebensstil führte. Sie traf sich täglich nach der Schule mit Freundinnen und ging ca. fünfmal pro Woche ins Fitnessstudio, teils noch bevor sie ihre Freundinnen besuchte. Ihre innere Stärke und ihr innerer Helfer hatten das Bedürfnis, den unter der Decke schwebenden Ich-Zustand zurück auf den Boden zu holen und ihn dort zu versorgen und zu unterstützen.

Zu diesem Zeitpunkt der Therapie erfuhr die Therapeutin im Familiengespräch erstmals von den Eltern, dass die Patientin unter der Woche auch während der Schulzeit regelmäßig erst um 22:00 Uhr von ihren Freundinnen nach Hause kam. Die Eltern hatten hierin kein Problem gesehen und dies daher von sich aus bisher nicht berichtet. Die Jugendliche hatte sich diesen Lebensrhythmus bewusst angewöhnt, weil sie befürchtete, abends zu Hause Panikattacken zu bekommen. Letztere traten in Gesellschaft ihrer Freundinnen nicht auf. Es kostete die Therapeutin einige Überzeugungsarbeit sowohl bei den Eltern als auch bei der Jugendlichen, diesen Tagesrhythmus dahingehend zu verändern, dass die Patientin unter der Woche spätestens um 20:00 Uhr nach Hause kam, mit den Eltern gemeinsam zu Abend aß und den Abend zu Hause so zu gestalten lernte, dass sie keine Angst vor Panikattacken mehr haben musste. Für den Fall, dass doch eine Panikattacke auftrat, wurde vereinbart, dass ihre Eltern sie dann unterstützen und ablenken sollten.

Mit Einverständnis der Patientin wurde den Eltern von dem schwebenden Ich-Zustand berichtet, der einer Erdung bedurfte. Letztendlich überzeugte die Familie das Argument, dass der Körper und das vegetative Nervensystem bei der Entstehung von Ängsten eine entscheidende Rolle spielen. Es konnte erarbeitet werden, dass bei Jugendlichen wie Erwachsenen ein Lebensrhythmus, bei dem man von 7:00 bis 22:00 Uhr aus dem Haus ist, zur Erschöpfung des Körpers führt und so das Auftreten von Ängsten und Halluzinationen begünstigt.

Im weiteren Verlauf stabilisierte sich die Patientin zunehmend. Nachdem über einige Wochen keine Panikattacken und Halluzinationen mehr aufgetreten waren, beschloss sie, aus der Gruppe auszutreten, um mehr Zeit für ihre Freundinnen zu haben.

Wie man an diesem Fallbeispiel sieht, kann die Identifizierung eines Ich-Zustands eine wirksame Intervention sein, um der Patientin zu ermöglichen, ihre Wahrnehmungsstörungen zu verorten, mit ihnen in Kontakt zu treten und sie besser zu verstehen. Außerdem wird hier deutlich, wie wichtig Familiengespräche sind, um den Kontext der Patientin zu verstehen und Veränderungen herbeizuführen. Ohne die Angaben der Eltern wäre die Therapeutin weiterhin im Dunkeln getappt, und ohne die Einsicht und Grenzsetzung der Eltern hätte die Patientin ihren erschöpfenden Lebensrhythmus nicht verändert.

Kurz gefasst:

- Wahrnehmungsstörungen und Halluzinationen sind in der ambulanten psychotherapeutischen Praxis überwiegend nicht psychotischer Genese.
- Häufig erzeugen sie einen beträchtlichen Leidensdruck und die nachvollziehbare Angst, an einer Psychose zu erkranken. Es ist wichtig, diese Angst ernst zu nehmen und bei Eltern und Patientin zu entkräften.
- Ein besonderes Augenmerk sei auf das vegetative Nervensystem und den Körper gelegt, dessen Stabilisierung für eine Verbesserung der Symptomatik essenziell ist.
- Zu Behandlungsbeginn sollte eine Stabilisierungsphase erfolgen, um Sicherheit und Alltagsstabilität zu erreichen.
- Mithilfe von Ich-Zuständen kann eine Akzeptanz der Symptomatik und die Freilegung der darunterliegenden Bedürfnisse gelingen.
- Familiengespräche sind bei dieser komplexen Symptomatik unerlässlich, um den relevanten Kontext der Patientin zu verstehen und nachhaltige Veränderungen herbeizuführen.

6.7 Die Behandlung von Traumafolgestörungen in der Gruppentherapie

Patientinnen mit Traumafolgestörungen sollten zunächst in einer Einzeltherapie stabilisiert werden. Ist eine erste Verarbeitung des Traumas erfolgt, kann ein Teil dieser Patientinnen im Anschluss von einer Gruppentherapie profitieren, insbesondere wenn es darum geht, soziale Fertigkeiten weiterzuentwickeln, Freundschaften aufzubauen oder sich in eine eigene Peergruppe zu integrieren. Patientinnen mit Borderlinestörungen allerdings sollten störungsspezifische Gruppenangebote mit beispielsweise dialektisch-behavioraler Therapie in Anspruch nehmen.

Voraussetzung für die Aufnahme einer Patientin mit einer Traumafolgestörung ist der durch die Therapeutin geschützte Rahmen in der Gruppentherapie (siehe Abschnitte 4.1 und 4.2). Eine solche Patientin kann an der Gruppentherapie teilnehmen, ohne ihre traumatische Vergangenheit offenzulegen; denn die Auftragsklärung in der Gruppe erfolgt zukunftsorientiert durch die Frage »Was wollt ihr in den nächsten sechs Monaten durch die Gruppentherapie erreichen?«. Dadurch muss niemand in der Gruppe über seine Vergangenheit sprechen, der dies nicht will. Wie immer hat die Patientin im Schnuppertermin die Möglichkeit, die Gruppe kennenzulernen und sich anschließend für oder gegen eine Gruppentherapie zu entscheiden.

Da Patientinnen mit Traumafolgestörungen meist ausgesprochen starke innere Anteile haben, gibt ihnen die Gruppentherapie die Gelegenheit, im Kontakt mit den anderen Jugendlichen ihre Kompetenzen zu erleben.

Das Fallbeispiel 6 in Abschnitt 5.5 ist ein Beispiel für die erfolgreiche Behandlung eines Geflüchteten mit einer traumatischen Vergangenheit in der Gruppentherapie im Anschluss an eine Einzeltherapie.

Fallbeispiel 14 (vgl. Fallbeispiel 9):

Eine 17-jährige Patientin hatte vom 6. bis 10. Lebensjahr ein chronisches Trauma erlitten. Sie wurde zunächst ein Jahr einzeltherapeutisch behandelt. In dieser Zeit wurde das Trauma mittels EMDR bearbeitet. Neben den Erinnerungen an die traumatische Vergangenheit belasteten die Patientin Mobbingerfahrungen in der Schule. In den ersten Monaten der Therapie gelang es der Jugendlichen, ihre Isolation zu überwinden und sich zunehmend regelmäßig mit Mädchen aus ihrem Jahrgang zu verabreden. Dies erlebte sie als große Erleichterung. Aber die Patientin litt weiterhin unter ausgeprägten Schamgefühlen im Kontakt mit Gleichaltrigen.

Da der Umgang mit dem herausfordernden Verhalten einiger Mitschülerinnen weiterhin ein Thema in der Therapie war, ermutigte der Therapeut die Jugendliche, in die Gruppentherapie zu wechseln. Zunächst lehnte die Patientin dies ab aus Angst, abgelehnt zu werden. Aber zwei Monate später ließ sie sich zu einem Schnuppertermin in der Gruppe bewegen. Dieser verlief zu ihrer Zufriedenheit und sie entschloss sich, in die Gruppentherapie zu wechseln. Hier konnte sie positive Erfahrungen mit Gleichaltrigen sammeln und nahm immer wieder eine kompetente Rolle ein. Zum Thema Schamgefühle erhielt sie viel Anteilnahme und Tipps von den anderen Jugendlichen. Wie sich zeigte, war sie nicht die Einzige mit Schamgefühlen in der Therapiegruppe. Diese Erfahrungen stellten ein positives Korrektiv zu ihren problematischen Erlebnissen in der Schule dar. Da der Umgang mit Konflikten in der Schule wiederholt diskutiert wurde und verschiedenste Lösungsvorschläge und Strategien von den Gruppenmitgliedern genannt wurden, half die Gruppe der Jugendlichen auch beim Thema Mobbing weiter.

In der Gruppentherapie nach dem Kölner Modell profitieren Patientinnen mit Traumafolgestörungen auf mindestens fünf Ebenen:

1) In den Familien- und Elterngesprächen werden die familiäre Koevolution und die Entwicklungsaufgaben der Eltern thematisiert und so Veränderungen der gesamten Familie angeregt.
2) Durch das Konzept der komplementären Entwicklungsaufgaben richtet sich der Blick in die Zukunft und erleichtert es so, sich von der traumatischen Vergangenheit zu lösen.
3) Die Wirkmechanismen der Gruppe wie interpersonales Lernen, Solidarität, Gruppenkohäsion, nachahmendes Verhalten, Erhöhung der Perspektivenvielfalt, Schulung sozialer Kompetenzen, Verbesserung der Fertigkeiten, einen Dialog zu führen, verbessern die Fähigkeit der Jugendlichen, ihre Beziehungen zu Gleichaltrigen zu intensivieren und damit die wichtigste Entwicklungsaufgabe der Adoleszenz zu meistern.
4) Die Interventionen der Ego-State-Therapie fördern die Integration von Ich-Zuständen inklusive solcher, die möglicherweise in der traumatischen Situation entstanden sind.
5) Die Körperübungen, die überwiegend aus dem traumatherapeutischen Yoga stammen, fördern die Selbstwirksamkeit der Patientinnen und helfen ihnen, ihr Nervensystem, Erregungs- und dissoziative Zustände zu beeinflussen.

Kurz gefasst:

- Patientinnen mit Traumafolgestörungen, die nicht an einer Borderlinestörung leiden und in einer Einzeltherapie stabilisiert wurden, profitieren von einer Gruppentherapie.

- Die Gruppentherapie hilft ihnen, soziale Fertigkeiten weiterzuentwickeln, Freundschaften aufzubauen und sich in eine Peergruppe zu integrieren.
- Die Patientin muss das Trauma nicht thematisieren, wenn sie dies nicht will, sondern kann Entwicklungsziele in den Fokus rücken.
- Gerade für Patientinnen mit Traumafolgestörungen birgt die Gruppe die Gelegenheit, ihre eigenen Kompetenzen zu erleben.
- In der Gruppentherapie nach dem Kölner Modell profitieren Patientinnen mit Traumafolgestörungen auf mindestens fünf Ebenen: durch die Eltern- und Familiengespräche, das Konzept der komplementären Familienaufgaben, die Wirkmechanismen der Gruppe, die Interventionen der Ego-State-Therapie und die Körperübungen.

7 Körperpsychotherapie: Zugang zu sich selbst finden

7.1 Wie die Therapeutin körpertherapeutische Interventionen in die Gruppentherapie einbaut

7.1.1 Das Anfangsritual: Den Alltagsstress hinter sich lassen

Ritualisierte Abläufe zu Beginn und am Ende der Gruppensitzungen geben den Jugendlichen Sicherheit. Durch wiederholte Abläufe können sie sich auf einen Teil dessen einstellen, was sie in der Gruppensitzung erwartet. Wenn Körperübungen in das Anfangsritual eingebaut werden, können sich die Teilnehmerinnen von Beginn an daran gewöhnen, dass – entgegen ihren ursprünglichen Erwartungen – in der Therapie nicht nur gesprochen, sondern auch geatmet, gesummt und sich bewegt wird. Die konkreten Übungen, die die Therapeutin zusammen mit der Gruppe durchführt, werden in den Abschnitten 7.2 und 7.3 vorgestellt. Diese Übungen kommen über das Anfangsritual hinaus auch anlassgebunden zum Einsatz, wenn sie bei einem konkreten Symptom oder Problem hilfreich sein können.

Das Anfangsritual besteht aus der Begrüßung, einer Körperübung und einer Pro- und Contra-Runde (siehe Abschnitt 4.3). Die Körperübung ermöglicht den Jugendlichen, die vorangegangenen Erlebnisse ihres Schul- oder Ausbildungstags hinter sich zu lassen und in der Gruppentherapiesitzung anzukommen. Bei Jugendlichen, die zu motorischer Unruhe oder verminderter Impulskontrolle neigen, führt die Körperübung zu einer Beruhigung, sodass sie sich besser auf das Therapiegeschehen konzentrieren können. Denjenigen, die müde sind vom langen Schultag, bietet die Körperübung einen Moment der Entspannung und der Erholung, um neue Energie für das Gruppengeschehen zu sammeln.

Bevor ein neues Gruppenmitglied das erste Mal an den Übungen teilnimmt, sollte die Therapeutin eine kurze Einführung geben und die im Abschnitt 7.3.4 ausgeführten Hinweise zur therapeutischen Haltung und Praxis bei Körperübungen beachten.

Kurz gefasst:

- Rituale geben Sicherheit. Sie eignen sich besonders, um Anfang und Ende der Gruppentherapiesitzung zu gestalten.
- Das Anfangsritual besteht aus der Begrüßung, einer Körperübung und einer Pro- und Contra-Runde.
- Die Körperübung ermöglicht den Jugendlichen, die vorangegangenen Erlebnisse ihres Schul- oder Ausbildungstags hinter sich zu lassen und in der Gruppentherapiesitzung anzukommen.
- Bevor ein neues Gruppenmitglied zum ersten Mal an den Übungen teilnimmt, sollte die Therapeutin eine Einführung geben.

7.1.2 Der sechste Sinn nach Daniel Siegel

Achtsamkeit ist die Schwester der Empathie.

Daniel Siegel (2017)

Achtsamkeit steht in direkter Verbindung zur Interozeption, der Wahrnehmung der Signale, die aus dem Körper kommen. Umgangssprachlich ist der Begriff »Bauchgefühl« geläufig, der mit Intuition in Verbindung gebracht wird, zum Beispiel in der Redewendung »Hör auf dein Bauchgefühl!«.

Daniel Siegel hat das »Konzept der acht Sinne«, symbolisiert auf einem Rad mit Speichen und einer Nabe, entwickelt. Die ersten fünf Sinne Riechen, Schmecken, Fühlen, Sehen und Hören sind allgemein bekannt. Der sechste Sinn ist die Fähigkeit, körperliche Empfindungen wahrzunehmen. Der siebte Sinn, auch als *Mindsight* bezeichnet, umfasst die Wahrnehmung des eigenen Geistes, also unserer Gedanken, Gefühle, Intentionen, Einstellungen, Konzepte und inneren Bilder. Er wird beispielsweise durch Meditation geschult. Der achte Sinn bezeichnet das Gewahrsein unserer Beziehungen und unserer Verbundenheit mit anderen Wesen.

Siegel (2017, S. 162) beschreibt den sechsten Sinn wie folgt:

> »Der sechste Sinn-Sektor am Rand schließt Empfindungen in unseren Gliedmaßen, die Bewegung unseres Körpers, die Spannung und Entspannung unserer Muskeln, den Zustand unseres ›inneren Milieus‹ einschließlich unserer Organe wie Lungen, Herz und Gedärme ein. Diese körperlichen Aspekte potenziellen Gewahrseins dienen als tiefe Quelle der Intuition und prägen unseren emotionalen Zustand. Die neuronalen

> Netzwerke um unsere inneren Organe herum beeinflussen ganz unmittelbar unser logisches Denken. Der hormonelle Zustand unseres Körpers und die Spannung unserer Muskeln in unseren Gliedmaßen, in Rumpf und Gesicht tragen unmittelbar dazu bei, wie unsere innere Welt unsere Gefühle prägt. Wir nutzen den Prozess der Interozeption, um diese wichtigen Inputs aus dem sechsten Sinn wahrzunehmen und sie über die Speichen aus der Nabe in unser sensumotorisches Bewusstsein zum sechsten Sensor des Randes zu bringen.«

Gerade in Zeiten der Digitalisierung besteht bei Kindern und Jugendlichen häufig ein Mangel an körperlichen Selbsterfahrungsmöglichkeiten. Jugendliche mit psychischen Problemen zeigen oft Defizite in der Selbstwahrnehmung und in ihrem Körpergefühl. Daher profitieren sie davon, sich für die Wahrnehmung ihrer Körperempfindungen durch Körperübungen zu sensibilisieren.

Indem die Therapeutin die Themen Bauchgefühl, Interozeption und sechster Sinn mit der Gruppe bespricht, liefert sie den Jugendlichen den theoretischen Hintergrund zu den Körperübungen. Für die Schulung des sechsten Sinns, also der Achtsamkeit für die Empfindungen des eigenen Körpers, sind die Übungen des therapeutischen Yoga (siehe Abschnitt 7.3) ein geeigneter Weg. Auch Atemübungen dienen diesem Ziel.

Kurz gefasst:

- Achtsamkeit, Intuition und Bauchgefühl stehen in Verbindung mit der Interozeption, der Wahrnehmung der Signale, die aus unserem Körper kommen.
- Daniel Siegel hat die Fähigkeit, körperliche Signale wahrzunehmen, mit seiner Definition des sechsten Sinns anschaulich beschrieben.
- Atemübungen und Positionen des therapeutischen Yoga schulen die Fähigkeiten des sechsten Sinns.
- Gerade Jugendliche mit psychischen Problemen profitieren davon, die Wahrnehmung ihrer Körperempfindungen zu verbessern.

7.1.3 Peter Levines Theorie über Reaktionen in traumatischen Situationen

Ein Trauma ist im Nervensystem gebunden.
Es ist eine biologisch unvollständige Antwort des Körpers
auf eine als lebensbedrohlich erfahrene Situation.

Peter Levine (2023)

Manche Menschen, die eine traumatische Situation erleben, entwickeln in der Folge langfristige psychische Symptome, andere verkraften das Ereignis relativ gut. Daher ist es von Interesse, zu verstehen, welche Reaktionsweisen die Chancen erhöhen, eine traumatische Situation so zu verarbeiten, dass sie das weitere Leben nicht oder kaum negativ beeinflusst. Eine erhöhte Wachsamkeit als Traumafolge in Situationen, die dem traumatischen Ereignis ähneln, wird hier als eine gesunde, hilfreiche Erfahrung gewertet, die der frühzeitigen Erkennung von Gefahr dient und die Sicherheit erhöht.

Der Begriff »traumatische Situation« wird im Folgenden für ein Ereignis verwendet, das als Bedrohung für das Leben oder die körperliche Unversehrtheit wahrgenommen wird. Es kann dabei zu einer körperlichen Verletzung kommen, muss aber nicht. Die Befürchtung, verletzt zu werden, die beispielsweise eine Drohung auslösen kann, gehört dazu. Entscheidend ist die Bewertung der Situation im Moment des Ereignisses. Diese kann individuell unterschiedlich ausfallen.

Nehmen wir als Beispiel für eine traumatische Situation einen Fahrradsturz. Körperlich kann der Sturz im günstigen Fall nur eine Prellung und einen Bluterguss zur Folge haben. Ungünstigerweise könnte der Gestürzte auch einen Trümmerbruch des Knies davontragen, dessen Heilung ein bis zwei Jahre dauert. Der Sturz hat aber auch Auswirkungen auf die Psyche. Wahrscheinlich werden die meisten Menschen nach solch einem Ereignis, wenn sie körperlich genesen sind, wieder Fahrrad fahren. Aber es wird auch einige wenige geben, die in der Folge Ängste entwickeln und nie wieder auf stark belebten Straßen in der Innenstadt oder sogar überhaupt nicht mehr Fahrrad fahren.

Levine hat seit den 1960er-Jahren traumatische Prozesse erforscht und gilt als Begründer des *Somatic Experiencing* (SE)®. Er hat den Blick auf die körperlichen Prozesse von Menschen und von wilden Tieren im Moment der traumatischen Situation gerichtet und damit zu einem Verständnis psychotraumatischer Prozesse unter

Einbeziehung des Körpers beigetragen. Gabor Maté fasst in seinem Vorwort Levines Theorie wie folgt zusammen (Levine 2023, S. 12):

> »Die Rettung ist also im Körper zu finden. ›Die meisten Menschen‹, so bemerkt Levine, ›denken, ein Trauma sei ein „psychisches Problem" oder gar eine Gehirnstörung. Ein Trauma passiert jedoch auch im Körper.‹ Tatsächlich zeigt er, dass es zuerst und vor allem im Körper passiert. Die mentalen Zustände, die ein Trauma begleiten, sind zwar wichtig, aber sekundär. Der Körper geht vor, sagt Levine, und der Geist folgt. Deswegen greifen ›Redekuren‹, die den Intellekt oder sogar die Emotionen ansprechen, nicht tief genug.«

Levine stellt in seiner Theorie dar, wie Tiere in der freien Wildbahn, die ständig traumatischen Situationen durch Fressfeinde ausgesetzt sind, durch körperliche Reaktionen wie Zittern und Umschalten von der Schreckstarre in die Bewegung im Anschluss weiterleben, ohne psychische Trauma-Folgesymptome auszubilden. Im Gegensatz zu den Menschen, die in der Folge einer traumatischen Situation eine längerfristige psychische Symptomatik entwickeln, verharren wilde Tiere nur kurz in der Immobilität und lösen diese auf durch Zittern oder erneute Flucht- oder Kampfreaktionen.

Gut zu erkennen ist dies, wenn man eine Maus beobachtet, die von einer Katze gefangen, aber nicht sofort getötet wurde. Patientinnen, die eine Freigängerkatze haben, kennen diese Szene meist. Die Katze spielt mit der Maus. Die Maus verharrt zunächst in Schreckstarre, während die Katze sie mit der Pfote anschubst, damit sie sich wieder bewegt. Dann plötzlich erwacht der Fluchtreflex und die Maus läuft los oder springt der Katze entgegen, um ein Überraschungsmoment zu erzeugen, das sie vielleicht zur Flucht nutzen könnte. Die Maus verharrt also nur eine gewisse Zeit in der Immobilität und wechselt dann unmittelbar wieder in Flucht- oder Kampfreaktionen zurück. Im Gegensatz zu Tieren aus der freien Wildbahn verharren Tiere, die gefangen wurden, oder Menschen deutlich länger in der Schreckstarre, bevor sie sich wieder bewegen.

Auch Zittern und die damit einhergehende Entladung der traumatisch bedingten Muskelanspannung spielt bei Tieren eine Rolle für ihre Fähigkeit, traumatische Situationen ohne Schaden zu überwinden. Dies illustriert ein knapp zweiminütiger Kurzfilm, der das Zittern eines Eisbären zeigt (ChangingYourBeliefs MarietteHam 2020). Die Therapeutin kann diesen Film mit den Jugendlichen zusammen anschauen, um ihnen zu zeigen, wie wichtig die Entladung der Muskelspannung ist, um traumatischen Stress abzubauen und gesund daraus hervorzugehen. Das Verständnis der Bedeutung körperlicher Reaktionen im Moment einer potenziellen Gefahr ist eine wichtige Voraussetzung, um zu erlernen, mit gesunden Körperreaktionen den Stress traumatischer Situationen wieder abzubauen.

Nehmen wir Körperreaktionen auf Gefahr bei anderen wahr, beeinflusst uns dies und kann sogar ansteckend wirken. Levine erläutert dies anschaulich am Tiermodell (Levine 2023, S. 71):

> »In der Serengeti ist die erschrockene Reaktion eines Herdenmitglieds für die anderen Gazellen ein Einsatzzeichen, das Schlimmste zu befürchten und die Umgebung aufmerksam nach der potenziellen Gefahrenquelle zu scannen. Wenn die Tiere den sich anpirschenden Angreifer nicht entdecken können, lassen sie in ihrer Wachsamkeit jedoch schnell wieder nach und grasen friedlich weiter. Augenblicke später hält eine andere Gazelle beim Geräusch eines knackenden Astes inne. Wieder ist die Herde alarmiert, das ›kollektive Nervensystem‹ der Tiere aktiviert und sie machen sich bereit für den ultimativen Einsatz. Sie erstarren einmütig, während sich ihre Muskeln in Vorbereitung auf den maximalen Kraftaufwand bei der Flucht anspannen.«

Dies ist ein anschauliches Bild dafür, wie schnell sich Stress- und Orientierungsreaktionen von einem Individuum auf das nächste übertragen können. Gleichzeitig wird uns anhand dieses Beispiels bewusst, wie unwillkürlich diese Reaktionen in uns ablaufen und wie wichtig Orientierungs- und Stressreaktionen für unsere Sicherheit sind. Man denke nur an unsere ständigen Reaktionen im Straßenverkehr, die uns vor Gefahren bewahren.

Kurz gefasst:

- Manche Menschen, die eine traumatische Situation erleben, entwickeln in der Folge langfristige psychische Symptome, andere verkraften das Ereignis relativ gut.
- Wir reagieren auf eine Gefahr zunächst körperlich. Daher liegt in dem, was im Körper passiert, ein Schlüssel, um Verletzungen und Traumata zu überwinden.
- Wilde Tiere sind ständig traumatischen Situationen ausgesetzt, entwickeln aber keine psychischen Traumafolgestörungen.
- Im Gegensatz zu den Menschen, die in der Folge einer traumatischen Situation eine längerfristige psychische Symptomatik entwickeln, ver-

harren Tiere nur kurz in der Immobilität und lösen diese auf durch Zittern oder erneute Flucht- oder Kampfreaktionen.

- Die Therapeutin kann anhand plastischer Beispiele aus dem Tierreich, wie dem Katz-und-Maus-Spiel oder dem posttraumatischen Zittern eines Eisbären, den Jugendlichen dieses Thema nahebringen.
- Das Tier-Beispiel aus der Serengeti zeigt, wie uns körperliche Orientierungs- und Stressreaktionen von anderen beeinflussen und wie wichtig solche Reaktionen für unser tägliches Überleben sind.

7.1.4 Bilaterale Stimulation und Verarbeitung

Im EMDR (Abk. für engl. *Eye Movement Desensitization and Reprocessing*) wird die Körperempfindung im traumatischen Moment standardmäßig in die Traumaprozessierung miteinbezogen. Die bilaterale Stimulation des Gehirns mittels alternierender Augenbewegungen, Klopfen oder Vibration, auf der EMDR im Wesentlichen basiert, ist ein körperlicher Prozess. Bilaterale Stimulation mittels Augenbewegungen findet allnächtlich in der REM-Phase des Schlafes (REM = engl. *rapid eye movement*) statt, während der sich die Augen unter den geschlossenen Augenlidern schnell nach links und rechts bewegen und so beide Gehirnhälften aktivieren. Sie ermöglicht dem Gehirn die Verarbeitung der Erinnerungen an die alltäglichen Erlebnisse.

Auch alternierende Bewegungen wie beispielsweise Laufen, Fahrradfahren oder Schwimmen bewirken eine bilaterale Stimulation des Gehirns. Dies kann jeder beobachten, der manchmal mit dem Fahrrad und manchmal mit dem Auto zur Arbeit fährt. Vergleichen Sie einmal Ihren Zustand bei der Ankunft zu Hause an Tagen, an denen Sie mit dem Auto gefahren sind, mit solchen, an denen Sie das Fahrrad nahmen! Sie werden feststellen, dass Sie die Erlebnisse auf der Arbeit besser verarbeitet und abgelegt haben, wenn Sie mit dem Fahrrad unterwegs waren. Denn während der Fahrradfahrt hatte ihr Gehirn dank der bilateralen Stimulation durch die Beinbewegungen die Gelegenheit, das Geschehene zu prozessieren.

Die »Schmetterlingsübung«[9] (auch »Schmetterlingsumarmung« genannt) aus der EMDR-Therapie ist eine einfache, jederzeit an-

9 Auf Youtube findet sich ein entsprechendes Video mit dem Titel *Woher kommt die Schmetterlingsumarmung?* zur »Akuthilfe bei Stress/Angst/Panik innerer Druck – Schmetterlingsumarmung || EMDR«, verfügbar unter: https://www.youtube.com/watch?v=qxprsp8MFmg [28.6.2025].

wendbare Körperübung, die der Beruhigung und der Verarbeitung von Stressreaktionen dient: Hierfür werden zunächst die Hände mit den Handflächen zum Körper an den Handgelenken gekreuzt. Dann werden beide Daumen ineinander gehakt. Anschließend legt man die so verbundenen Hände auf die Brust. Sodann klopft man mit den Fingerkuppen beider Hände abwechselnd sanft auf den Brustkorb. Dabei kann man sich in Gedanken oder laut einen hilfreichen Satz aufsagen, wie zum Beispiel: »Ich schaffe das« oder »Ich akzeptiere mich so, wie ich bin«.

Dass alternierende körperliche Stimulationen wie Augenbewegungen, Vibrationen oder Berührungen unser Nervensystem beruhigen und einen Einfluss auf die Verarbeitung des Erlebten haben, ist ein Beispiel für die heilsame Wirkung von Bewegungen und Berührungen auf unsere Psyche.

Kurz gefasst:

- Die Körperempfindung im traumatischen Moment wird standardmäßig in die Traumaprozessierung miteinbezogen.
- Die bilaterale Stimulation des Gehirns durch EMDR, Laufen, Fahrradfahren oder Schwimmen fördert die Verarbeitung des Erlebten.
- Die Schmetterlingsübung kann mittels bilateraler Stimulation Stresssymptome reduzieren und bei der Verarbeitung von Erinnerungen helfen.
- Bilaterale Stimulation ist ein Beispiel für die heilsame Wirkung von Bewegungen und Berührungen auf unsere Psyche.

7.1.5 Körper und Selbstbewusstsein

Wie in Abschnitt 5.4 dargestellt, äußern Jugendliche immer wieder den Wunsch nach einem »besseren Selbstbewusstsein«. Sie thematisieren auch den Zusammenhang zwischen häufigem Medienkonsum und niedrigem Selbstbewusstsein. In Ergänzung zu den bereits dargestellten Interventionen können auch Körperübungen eingesetzt werden, um das Selbstbewusstsein zu verbessern.

Wer sein Selbstvertrauen und seine Selbstsicherheit unterstützen möchte, profitiert davon, sich mit seinem Körper auseinanderzusetzen. Es geht aber nicht darum, durch Schminken, Abnehmen oder den Aufbau von Muskelmasse sein Selbstbewusstsein kurzfristig zu erhöhen. Vielmehr ist das Ziel, ein besseres Gespür für den eigenen Körper, einen besseren sechsten Sinn (siehe Abschnitt 7.1.2) und damit auch mehr Achtsamkeit zu entwickeln. Die Jugendlichen werden eingeladen, neugierig ihren Körper zu erspüren und die Wahrnehmung ihrer Körperempfindungen zu verbessern.

Um diesen Prozess zu fördern, bedarf es einer entsprechenden Sprache und Wortwahl. Geeignete Aufforderungen oder Bemerkungen der Therapeutin sind: »Schaut mal, was in eurem Körper passiert! Seid mal neugierig, was ihr spürt! Schau mal, welche Körperempfindungen du wahrnehmen kannst! Versuch mal zu beschreiben, was du empfindest! Ist es ein Kribbeln oder ein Ziehen oder ein Pochen oder ein Drücken oder ein Pulsieren oder wie fühlt es sich für dich an? Fühlt es sich angenehm warm oder lauwarm an oder ist es kalt oder heiß?«

Wer sich wenig mit seinem Körper beschäftigt, hat häufig kein Vokabular zur Verfügung, um in Worte zu fassen, was er empfindet. Daher sollte die Therapeutin Formulierungshilfen anbieten, damit die Jugendlichen lernen können, zu beschreiben, welche Körperempfindungen sie wahrnehmen. Wie der Leserin vielleicht aufgefallen ist, wurde hier bewusst auf die Wörter »fühlen« oder »Gefühl« zugunsten von »spüren«, »empfinden« und »Körperempfindung« verzichtet. Denn wenn wir das Wort »Gefühl« benutzen, führt uns dieses meist zu Emotionen wie Angst, Wut, Traurigkeit, Freude. Im Unterschied zu diesen Gefühlen, ist das Ziel der Körperübungen das Spüren von Empfindungen wie Druck, Kribbeln, Ziehen, Pochen, Pulsieren, Schmerzen, Anspannung, Entspannung, Temperatur. Diese Differenzierung von Gefühl und Körperempfindung setzt ein spezifisches Vokabular voraus.

Kurz gefasst:

- Körperübungen sind eine wirkungsvolle Methode zur Verbesserung des Selbstbewusstseins.
- Durch die Schulung der eigenen Körperwahrnehmung, also des sechsten Sinns, wird die Achtsamkeit verbessert.
- Die Jugendlichen werden eingeladen, neugierig ihren Körper zu erforschen und ihre Selbstwahrnehmung zu verbessern.
- Die Therapeutin sollte ein spezifisches Vokabular verwenden, um Jugendlichen zu ermöglichen, das Empfundene in Worte zu fassen.

– Ein solches Vokabular ermöglicht die Unterscheidung von Emotionen wie Angst oder Wut und von Körperempfindungen wie Druck, Kribbeln oder Ziehen.

7.2 Die Prozess- und Embodimentfokussierte Psychologie (PEP)

Mit der Klopftechnik PEP (Prozess- und Embodimentfokussierten Psychologie) hat Michael Bohne das Spektrum der körperpsychotherapeutischen Techniken um eine vielseitig anwendbare Intervention erweitert (Reinicke u. Bohne 2022). Die Technik eignet sich, um bei denjenigen, die Körperarbeit eher skeptisch gegenüberstehen, das Eis zu brechen. Daher hat sie sich als Bestandteil des Anfangsrituals der Gruppentherapie etabliert.

Umfassende Beschreibungen finden sich in Bohnes Publikationen. Die Technik kann auch ohne eine Ausbildung in PEP eingesetzt werden.

Aus gruppentherapeutischer Perspektive hat die Klopftechnik zwei Vorteile:

1) Sie ermöglicht es, Probleme zu behandeln, ohne dass diese von der Patientin ausgesprochen werden und ohne dass die Therapeutin weiß, worum es geht. So kann eine Jugendliche in der Gruppe ein Thema bearbeiten, auch wenn es schambesetzt ist und sie es vor der Gruppe nicht ansprechen möchte.
2) Sie hilft effektiv dabei, negative Gedankenschleifen oder Gefühle zu unterbrechen. Damit ermöglicht sie das Umschalten von symptomassoziierten Netzwerken auf Ressourcen.

Fallbeispiel 15:

Ein 15-jähriger Patient litt seit drei Jahren an einer chronifizierten Zwangserkrankung. Er lebte als Einzelkind mit seinen Eltern in gutbürgerlichen Verhältnissen. Die Zwangsgedanken waren so ausgeprägt, dass er zu Hause bis zu einer Stunde an einer Stelle im Raum verharrte und seinen Tagesablauf nicht fortsetzen konnte, weil er in Gedanken Rituale durchführte. Eine abgeschlossene ambulante Verhaltenstherapie und zwei mehrmonatige Aufenthalte in zwei verschiedenen kinder- und jugendpsychiatrischen Kliniken hatten die Symptomatik nicht dauerhaft beeinflusst. Die Psychopharmakotherapie war ausgereizt, führte aber nicht zu einer wesentlichen Verbesserung.

Zu diesem Zeitpunkt wurde im Anschluss an die Kurzzeittherapie ein gruppentherapeutischer Versuch unternommen. Es erforderte einige Überzeugungsarbeit, den Jugendlichen zur Gruppentherapie mit begleitenden Familiengesprächen zu bewegen, da er Angst hatte, sich bei den anderen Jugendlichen »psychisch anzustecken«. Aber schließlich ließ er sich darauf ein.

Vor Beginn des vierten Gruppentermins ergab sich folgende Situation: Der Patient stand mit seiner Mutter, die ihn in die Praxis brachte, im Treppenhaus vor der Praxistür und konnte sich weder bewegen noch die Praxis betreten. Eine Situation, wie sie zu Hause täglich auftrat. Als die Arzthelferin dies bemerkte und den Therapeuten verständigte, hatte seine Mutter bereits seit fünf Minuten erfolglos versucht, ihn zum Weitergehen zu bewegen.

Der Jugendliche reagierte zunächst nicht auf die Ansprache des Therapeuten. Dann entsann sich der Therapeut, dass in der letzten Gruppentherapie die Klopftechnik eingeübt worden war. »Kannst du dich noch erinnern, wie wir letztes Mal zusammen geklopft haben? Lass uns das doch jetzt noch einmal zusammen versuchen!« Durch ein zweiminütiges gemeinsames Klopfen gelang es dem Patienten, die Zwänge zu beenden, die Praxis zu betreten und an der Gruppentherapie teilzunehmen. Nebenbei war die Mutter in dieser Situation mit instruiert worden.

Hinweis: Im Vergleich zur unten dargestellten Klopftechnik wurde in der oben beschriebenen Situation nur geklopft. Die Abschlussaffirmation wurde weggelassen.

Indikation: Die Übung wird eingesetzt, wenn Jugendliche negative Gefühle oder Gedanken belasten und es ihnen schwerfällt, sich von diesen zu distanzieren.

Kurze Anleitung zum Klopfen:

1) Die Vorbereitungsphase:
- Zunächst werden die Jugendlichen aufgefordert, eine Situation aus den letzten Wochen zu erinnern, in der unangenehme Gefühle, Gedanken oder ein innerer oder äußerer Konflikt aufgetreten sind. Diese Situation wird erinnert, aber nicht ausgesprochen.
- Dann entwickeln die Jugendlichen einen zu der Belastungssituation passenden Satz mit einer positiven Selbstaffirmation nach folgendem Muster: *»Auch wenn ich letztens ..., liebe und akzeptiere ich mich so, wie ich bin.«*

Beispiele:
- Auch wenn ich letztens unnötig ausgerastet bin und mich jetzt dafür schäme, liebe und akzeptiere ich mich so, wie ich bin.
- Auch wenn mich Max letztens fies behandelt hat und ich mich hinterher furchtbar gefühlt habe, liebe und akzeptiere ich mich so, wie ich bin.

Dieses Muster kann entsprechend angepasst werden, wenn die Patientin eine für sich geeignetere Formulierung findet.

- Dann suchen die Jugendlichen, angeleitet durch die Therapeutin, durch Tasten mit den Fingern auf der linken Brustseite etwas oberhalb des Herzens den sogenannten »Selbstbewusstseinspunkt«. Hierbei handelt es sich um einen Punkt auf der Brustwand, der auf Druck besonders sensibel oder sogar leicht schmerzhaft reagiert. Diese Suche kann etwas Zeit in Anspruch nehmen.
- Am Ende der Übung massiert jeder kreisförmig mit den Fingern den Selbstbewusstseinspunkt, während er sich den vorbereiteten Selbstaffirmations-Satz aufsagt. Wer den Satz vor den anderen nicht aussprechen möchte, kann ihn in Gedanken für sich aufsagen.

2) Die Klopfphase:
- Geklopft wird mit Zeige- und Mittelfinger einer Hand (wenn es einen Klopfpunkt gibt) oder beider Hände (wenn es zwei Klopfpunkte gibt).
- Den Druck beim Klopfen passt jeder individuell so an, dass es angenehm ist.

  Folgende Punkte werden zusammen beklopft:
  - die Mitte der Stirn
  - die mittleren Enden beider Augenbrauen (hier nur mit den Zeigefingern klopfen)
  - die mittleren Jochbeine unter den Augen
  - das Philtrum zwischen Nase und Oberlippe
  - der Punkt zwischen Unterlippe und Kinn
  - die mittleren beiden Schlüsselbeine
  - die beiden untersten Rippen über dem Bauch
  - die beiden untersten Rippen an der Körperseite

    die linke Hand wie folgt:
    - das seitliche letzte Daumenglied zwischen Gelenk und Nagel
    - das seitliche letzte Glied des Zeigefingers an derselben Stelle
    - den Mittel-, Ring- und kleinen Finger an derselben Stelle
  - zum Schluss die rechte Hand analog der linken

  Die Schlußaffirmation:
- Jede Jugendliche sagt laut oder in Gedanken den vorbereiteten Satz für sich auf, während sie den Selbstbewusstseinspunkt mit kreisenden Bewegungen leicht massiert.

Variationen:
- Man kann mehrere Durchgänge hintereinander klopfen.
- Eine Demonstration des Klopfens in musikalischer Begleitung mit einer Gruppe afrikanischer Jugendlicher findet sich auf Youtube unter »Two fingers – A Trauma Tapping Song from Rwanda (TTT)«[10]. Man kann diesen kurzen Film laufen lassen und zusammen mit der Gruppe mitklopfen.

Kurz gefasst:
- Die Klopftechnik eignet sich gut als Einstieg in die Körperpsychotherapie, um »das Eis zu brechen«.
- Sie ermöglicht es, Probleme zu bearbeiten, ohne dass diese ausgesprochen werden müssen.
- Sie eignet sich gut als Umschalttechnik, um negative Gedankenkreisläufe oder Gefühle zu durchbrechen.

7.3 Psychotherapeutisches Yoga

Die in den Abschnitten 7.3.5 bis 7.3.9 dargestellten Yogaübungen wurden von dem Yogalehrer Afshin Amirsadri entwickelt und gelehrt. Er hat dankenswerterweise alle folgenden Abbildungen und Übungsanleitungen für dieses Buch zur Verfügung gestellt. Die dargestellten 16 Übungen sind eine kleine Auswahl aus weit über hundert möglichen Übungen. Jede Therapeutin, die eine größere Anzahl an Übungen erlernt, wird ihre eigene Auswahl daraus treffen.

7.3.1 Eine Einführung in das traumatherapeutische Yoga

Margarethe Kruczek-Schumacher

Yoga ist für die Behandlung der PTBS wirksamer als alle heute dafür eingesetzten Medikamente.

Bessel van der Kolk (2024)

Diese Aussage von Bessel van der Kolk hat Gewicht und Implikationen für die (Trauma-)Psychotherapie. Wie kam es dazu, dass Yoga den Weg in die Welt der Psychotherapie fand? Oder war es vielmehr die Psychotherapie, die das Yoga für sich entdeckte? Auch wenn

10 Verfügbar unter: https://www.youtube.com/watch?v=SloAkZfRGNE.

das Yoga sich in den letzten zehn Jahren einer zunehmend größer werdenden Popularität erfreut, so hat es in der Psychotherapie doch bereits vor über 40 Jahren Fuß gefasst. Damals wandte der renommierte Psychologe Jon Kabat-Zinn als einer der ersten Yoga-Interventionen im psychotherapeutischen Kontext an. In dem von ihm entwickelten Achtsamkeitstraining (*Mindfulness-Based Stress Reduction,* Abk. MBSR) fügte er bereits Ende der Siebzigerjahre die wichtigsten Elemente von Yoga zu einem wirksamen Programm zusammen (Kabat-Zinn 2011): Dazu gehören *Asanas* (Yoga-Haltungen), die Atem- bzw. Körperbeobachtung *(Body Scan)* und Elemente der Meditation. Mittlerweile ist das Achtsamkeitstraining ein festes Behandlungselement in vielen Kliniken, die sich auf die Therapie von Traumafolge-Symptomen spezialisiert haben.

Die Entwicklung der Psychotherapie, insbesondere der Traumatherapie, hat in den letzten Jahren gezeigt, dass gerade bei der Behandlung von Patientinnen mit Traumafolgestörungen »Redetherapien« immer wieder an ihre Grenzen stoßen. Die dritte Welle der Psychotherapie, deren Schwerpunkt Letztere bildeten, wurde mittlerweile von der vierten Welle abgelöst, die den Körper und auf ihn zugeschnittene Interventionen in den Mittelpunkt stellt. Zu den bekanntesten Formen der Körperpsychotherapie gehören Somatic Experiencing (SE)® (Peter Levine), Sensumotorische Psychotherapie (Pat Ogden), Hakomi (Ron Kurtz), Bodynamic (Lisbeth Marcher), SOMA-Embodiment® (Sônia Gomez und Marcelo Muniz) und viele weitere mehr.

Wenn man bedenkt, dass ein Trauma seine Spuren in Form von Krankheiten, die verschiedene Körpersysteme oder -organe betreffen können, hinterlässt, dann ist es folgerichtig, den Körper nicht nur in die Behandlung mit einzubeziehen, sondern ihn in den Mittelpunkt zu stellen. Yoga bietet hierfür eine Vielfalt an präzisen Interventionsmöglichkeiten an: die Körperposen (Asanas), die Atemübungen (Pranayama), die Arbeit mit Energiezentren (Chakren), die Anwendung von Tönen (Chanten) bis hin zur Meditation. So war es ein »Glückstreffer«, als Davin Emerson, ein Yogalehrer in der Bostoner Klinik des Traumatherapeuten Bessel van der Kolk, nach Möglichkeiten der Kooperation in der Behandlung von Patientinnen mit Traumafolgestörungen fragte. Dies war gewissermaßen die Geburtsstunde des »traumasensiblen Yoga«. Durch die Fortschritte in den medizinischen bildgebenden Verfahren war es den Forscherinnen immer häufiger und präziser möglich, die Auswirkungen von Yogainterventionen (Atemtechniken, Meditation, Arbeit mit Tönen) auf den Körper und das Gehirn zu untersuchen.

Spätestens seit der gezielten Anwendung von Yoga mit seinem Bezug zum Energiekörper und zur Spiritualität sollte daher das bisherige biopsychosoziale Krankheitsmodell, auf dem die Psychotherapie fußt, um zwei Elemente erweitert werden und sich wie in Abbildung 5 präsentieren (BPSSE-Modell).

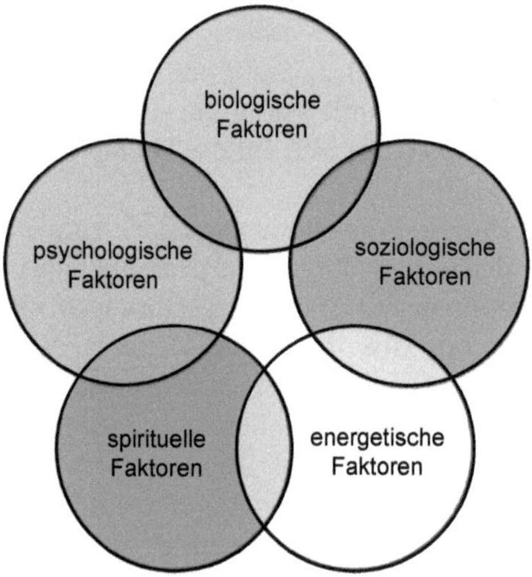

Abb. 5: Das biopsychosoziale spirituell-energetische Krankheitsmodell (BPSSE) (© Victoria Schumacher)

Das bisherige Modell berücksichtigt weder, dass wir Menschen Energiewesen sind, noch dass wir, im Gegensatz zu anderen Lebewesen, auch spirituelle Wesen sind (unabhängig davon, was jede Einzelne unter Spiritualität versteht).

Spiritualität wird gemeinhin beschrieben als

> »die Suche, die Hinwendung, die unmittelbare Anschauung oder das *subjektive Erleben einer sinnlich nicht fassbaren und rational nicht erklärbaren transzendenten Wirklichkeit, die der materiellen Welt zugrunde liegt. Spirituelle Einsichten können mit Sinn- und Wertfragen des Daseins* [Hervorhebungen: M. K.-S.], mit der Erfahrung der Ganzheit der Welt in *ihrer Verbundenheit mit der eigenen Existenz*, mit der ›letzten Wahrheit‹ und absoluter, höchster Wirklichkeit sowie mit der Integration des Heiligen, Unerklärlichen oder ethisch Wertvollen ins eigene Leben verbunden sein« (Wikipedia [12.05.2025]).

So betrachtet kann sich Spiritualität für einen Menschen in seiner Religiosität, seinem Glauben und seiner Verbundenheit zum Göttlichen oder zum Universum äußern, für einen anderen in seiner Verbindung zur Natur, noch andere erleben sie im Gesang, im Tanz (wie beispielsweise Derwische), während Pilgerfahrten oder durch eine Nahtoderfahrung. Die in der oben zitierten Definition erwähnte »Verbundenheit mit der eigenen Existenz« ist etwas, das Menschen mit Traumafolgestörungen häufig fehlt. Sie fühlen sich weder mit sich, das heißt mit ihrem Körper, noch mit anderen Menschen verbunden. Gerade die Spiritualität darf also in der Traumatherapie nicht zu kurz kommen. Immer dann, wenn einem Menschen etwas Schlimmes widerfährt, wenn Verzweiflung, Ratlosigkeit und Hoffnungslosigkeit sich breitmachen, stellt sich der Mensch Fragen wie »Warum passiert das gerade mir?« oder »Was habe ich falsch gemacht?«, oder er fühlt sich »von Gott und allen guten Geistern verlassen« und sucht nach einer Neuausrichtung und -orientierung im Leben. Dabei kann Yoga hilfreich sein.

Auch der energetische Aspekt des vorgestellten BPSSE-Modells bedarf einer Erläuterung. So besagen sowohl die Traditionelle Chinesische Medizin (TCM) als auch das indische Ayurveda (als »Medizin von Yoga«), dass, bevor eine Erkrankung sich auf der grobstofflichen Ebene manifestiert, zunächst die feinstoffliche, das heißt die Energieebene in Mitleidenschaft gezogen wird. Auch bei Patientinnen mit Traumafolgestörungen sollte die Heilung die energetische Ebene mit einbeziehen, damit der grobstoffliche Körper heilen kann und Traumaspuren im Körper aufgelöst werden können. Yoga vermag dazu beizutragen, denn Yoga ist keineswegs nur ein Sport oder eine Freizeitaktivität. Yoga stellt vielmehr eine Art zu leben, eine Lebensweise dar.

Was macht aber Yoga so hilfreich für Patientinnen mit Traumafolgestörungen? Ein Exkurs in die Polyvagaltheorie nach Stephen Porges kann dazu Antworten liefern.

Kurz gefasst:

- Jon Kabat-Zinn hat bereits Ende der 1970er-Jahre Yoga-Interventionen in sein Achtsamkeitstraining *(Mindfulness-Based Stress Reduction)* integriert.
- Yoga bietet eine Vielfalt an Interventionsmöglichkeiten an: die Körperposen (Asanas), die Atemübungen (Pranayama), die Arbeit mit Ener-

giezentren (Chakren), die Anwendung von Tönen (Chanten) und Meditation.

- Das biopsychosoziale Krankheitsmodell sollte zum biopsychosozialen spirituell-energetischen Krankheitsmodell (BPSSE) erweitert werden.
- Die spirituelle und die energetische Ebene sollten in der Psychotherapie miteinbezogen werden.

7.3.2 Die Polyvagaletheorie nach Stephen Porges

Margarethe Kruczek-Schumacher

In der bisherigen klassischen Lehrmeinung wird das autonome Nervensystem in zwei Teile gegliedert, die sich in ihren Funktionen ergänzen: Sympathikus und Parasympathikus. Der Sympathikus macht uns »alltagstauglich«, das heißt, er stellt die notwendige Energie zur Verfügung, um den Alltag zu bewältigen, damit wir unserer Arbeit nachgehen oder Sport treiben können und vieles mehr. Der Sympathikus hat aber noch eine weitere wichtige, lebensrettende Aufgabe: Fühlen wir uns bedroht oder sind es in der Tat, befinden wir uns also in einer gefährlichen Situation, so setzt der Sympathikus die Energie frei, die notwendig ist, um fliehen oder kämpfen zu können. Der Parasympathikus dagegen übernimmt zwei andere, ergänzende Funktionen: Einerseits ist er für die Entspannung und für die Verdauung zuständig *(rest and digest)*, andererseits übernimmt er in lebensgefährlichen Situationen, in denen Flucht oder Kampf aussichtslos sind, die Führung und leitet lebensrettende Reaktionen im Körper ein, die das Überleben garantieren, wie zum Beispiel Dissoziation, Psychosen und körperliche Anästhesie, um nur einige wenige zu nennen. Diese können allerdings mit Traumafolgen einhergehen.

Die Entdeckung von Porges bezieht sich auf den wichtigsten Nerv des Parasympathikus, den Vagusnerv (Porges 2010). Porges hat entdeckt, dass der Vagusnerv, der einer der längsten und verzweigtesten Nerven unseres Körpers ist, sowohl in seiner Beschaffenheit als auch in seiner Funktionalität und den Aufgaben, die er innehat, aus zwei Abschnitten besteht. Porges unterscheidet zwischen dem sogenannten ventralen Vagus und dem dorsalen Vagus. Der ventrale Vagus innerviert die beiden Lungenflügel, die Bronchien, den Kehlkopf sowie den Kiefer und hat weitere Verästelungen im Gesichtsbereich, u. a. zur Augenmuskulatur, den Innenohren bis hin zu der Muskulatur des Hinterkopfs. Der dorsale Vagusnerv hingegen innerviert fast alle inneren Organe, die sich unterhalb des Zwerchfells befinden. Somit sind beide Abschnitte des Vagusnervs an unterschiedlichen Symptomen und Beschwerden beteiligt.

Diese Entdeckung ist für die Traumatherapie von hoher Relevanz. So kann jemand traumatisiert sein mit der Folge, dass sein Sympathikus zu aktiv ist. Dies mag sich auf vielfältige Art sowohl in den Kognitionen und Emotionen als auch im Körper äußern. Die betroffene Person wird möglicherweise von einem ständigen Gedankenkarussell berichten und im Alltag mit Angst, Wut oder gar Rage zu tun haben: Emotionen, die dem Sympathikus zugeschrieben werden. Befindet sie sich überwiegend im Zustand der sympathikotonen Erregung, so wird das Auswirkungen auf ihre Physiologie haben, beispielsweise in Form von hohem Blutdruck, Muskelverspannungen oder Atemschwierigkeiten (vor allem Schwierigkeiten beim Ausatmen).

Anders stellt sich dies bei einem Menschen dar, der als Folge eines traumatischen Erlebnisses eine Überaktivierung des parasympathischen Zweigs des autonomen Nervensystems, und zwar in dem dorsalen Zweig des Vagusnervs zeigt: Diese Person erlebt sich als im Denken verlangsamt, berichtet von Niedergeschlagenheit, Verzweiflung, Depression, Unsicherheit. Ihre Körperhaltung sieht demensprechend aus: eingesackt, sich schützend, mit geringer Körperspannung. Hinzu kommt oft ein niedriger Blutdruck. In so einem Fall spricht man von einer dorsalen Abschaltung oder dorsalen Traumatisierung.

Je nachdem, welche Signale ein Mensch mithilfe seiner neurozeptiven Wahrnehmung in seiner Umgebung oder in seinem Körper registriert, wird einer der Schaltkreise im autonomen Nervensystem aktiviert: der ventrale Vagusnerv bei Sicherheit, der Sympathikus bei erlebter Gefahr, ob real oder nur vorgestellt, der dorsale Vagusnerv bei empfundener Lebensgefahr. Die Interozeption stellt gewissermaßen einen körpereigenen Bodyguard dar, der ständig sowohl die Umgebung als auch das Körperinnere auf Zeichen der Sicherheit beziehungsweise der Unsicherheit überprüft. Dabei reagieren die genannten neuronalen Schaltkreise des autonomen Nervensystems (der Sympathikus, der ventrale oder der dorsale Vagusnerv) sowohl auf die realen als auch auf die lediglich vermuteten oder gespürten Gefahren. Dies macht es Patientinnen mit Traumafolgestörungen oft schwer oder gar unmöglich, sich in ihrem Alltag zu entspannen. Sie sind überwiegend »auf der Hut«.

Passenderweise benutzt Porges zur Veranschaulichung seiner Theorie eine Ampel-Metapher: Fühlt sich ein Mensch sicher, geborgen, mit anderen verbunden und geschützt, steht die Ampel »auf Grün«. Der ventrale Vagusnerv ist aktiviert. Werden jedoch durch die Interozeption Zeichen wahrgenommen, die als Gefahr eingestuft werden, so übernimmt der Sympathikus die Führung im autonomen Nervensystem, um den Menschen auf Kampf oder Flucht vorzubereiten. Die Ampel schaltet »auf Gelb«. Realisiert ein Mensch, dass er in einer Situation weder fliehen noch kämpfen kann, befindet er sich also in einer lebensgefährlichen Situation, so übernimmt der dorsale (untere) Vagusnerv die Führung und die Aktivitäten des Sympathikus und des ventralen Vagusnervs werden deutlich heruntergesetzt. Hier schaltet die Ampel »auf Rot«.

Und nun zurück zum Yoga: Stephen Porges hat mit anderen Forschern zusammen die Psychologie des Yoga neurowissenschaftlich genauer untersucht (Porges et al. 2018) und dabei Überschneidungen zwischen der polyvagalen Theorie und dem sogenannten Guna-Konzept aus der Psychologie des Yoga festgestellt. Als Gunas werden im Yoga die drei Zustände der »Urmaterie« beschrieben: der sattvische, der rajaische sowie der tamasische.

Der sattvische Zustand wird als Zustand der Ausgeglichenheit, der inneren Ruhe, der Reinheit und der geistigen Klarheit beschrieben: ein Zustand, der gleichzusetzen ist mit der Aktivierung des ventralen Vagusnervs. In einem rajaischen Zustand ist der Mensch unruhig und getrieben. Oft begleiten ihn Gefühle der Wut, der Rage oder auch der Angst. Die Aktivierung der Guna-Raja entspricht der Aktivierung des Sympathikus. Und es gibt auch Überlappungen zwischen dem tamasischen Zustand, der Lethargie, Lust- und Energielosigkeit beschreibt, und der Aktivierung des dorsalen Zweigs des Nervus vagus. Bereits vor Tausenden von Jahren wussten die Yogis, mit welchen Yogapraktiken sie den jeweiligen Guna-Zustand beeinflussen oder gar beenden konnten, um in einen kohärenten und ausgeglichenen Zustand zu gelangen.

Dabei geht es weder in der Traumatherapie noch in der Anwendung von Yoga-Interventionen darum, dauerhaft in einem sattvischen Guna-Zustand beziehungsweise einem aktivierten ventralen Vagusnerv zu sein. Vielmehr geht es darum, sich des eigenen Zustandes bewusst zu werden und die Fähigkeit zu haben, zwischen den Zuständen wechseln zu können, das heißt, Fertigkeiten zu entwickeln, den belastenden Zustand einer dauerhaften sympathikotonen Aktivierung oder dorsalen Abschaltung als Folge der Traumatisierung zu beenden.

Hilfreich dafür sind vor allem Bewegung und Atmung. Die neuere Embodimentforschung liefert hierfür zahlreiche Belege. So wurde herausgefunden, dass jede Emotion eine andere Körperhaltung zur Folge, aber auch umgekehrt jede Körperhaltung eine bestimmte Emotion zur Folge hat. Das Gleiche gilt für die Atmung: Jede Emotion hat ein anderes Atemmuster. Und wie die neuesten Studien von Atemforscherinnen belegen, ist es möglich und effektiv, über bewusste Arbeit mit der Atmung Emotionen zu beeinflussen. Dies praktizierten Yogis schon vor über zweitausend Jahren.

Neben der Atmung, der Bewegung und der Fähigkeit, ein Gewahrsein über das, was im Inneren eines Menschen abläuft, zu entwickeln, soll noch ein weiteres Element einer erfolgreichen (Trauma-)Therapie erwähnt werden: die therapeutische Beziehung. Diese erfährt eine andere Qualität und eine neue Tiefe, wenn wir als Therapeutinnen mit körperpsychotherapeutischen Elementen wie Yoga eine Therapie begleiten. Wenn wir mit Patientinnen gemeinsam kleine Yoga-Übungen machen, seien es Asanas oder Atemtechniken, wenn wir mit ihnen summen, chanten oder meditieren, so bekommt die Therapie eine weitere Dimension, die mit sprachgebundenen Interventionen nicht vergleichbar ist. Die genannten Elemente lassen sich als »ABBA-Modell« zusammenfassen (siehe Abb. 6).

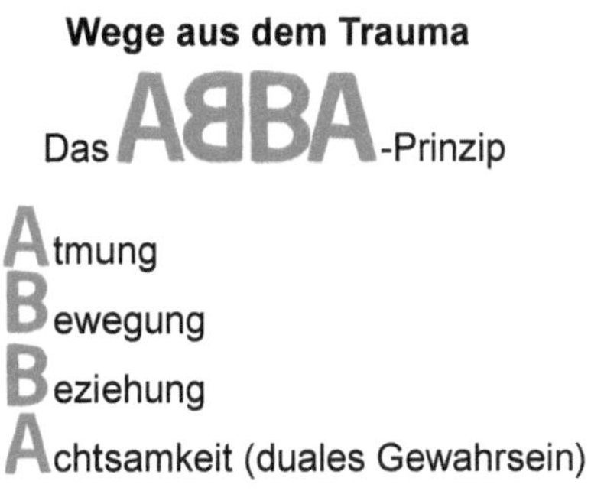

Abb. 6: Das ABBA-Modell (© Victoria Schumacher)

Wie man Kenntnisse der polyvagalen Theorie und des Yoga sinnvoll miteinander verbinden und in der Arbeit mit Patientinnen mit Traumafolgestörungen anwenden kann, wird im folgenden Abschnitt erklärt.

Kurz gefasst:

- Das autonome Nervensystem wird klassischerweise in den Sympathikus, der beispielsweise Flucht- und Kampfreaktionen ermöglicht, und den Parasympathikus, der Entspannung und Verdauung fördert, gegliedert.
- Porges unterteilt den Nervus vagus, der zum Parasympathikus gehört, in einen ventralen und dorsalen Teil.
- Er bezeichnet den ventralen Teil des Vagusnervs als das System der sozialen Verbundenheit.
- Je nachdem, wie sicher die Situation durch die Neurozeption eines Menschen eingeschätzt wird, werden der Sympathikus oder aber der ventrale bzw. der dorsale Teil des Nervus vagus aktiviert.
- Die drei Guna-Zustände der Psychologie des Yoga, der sattvische, der rajaische und der tamasische, entsprechen den drei Zuständen des autonomen Nervensystems, wie sie die Polyvagal-Theorie von Steven Porges beschreibt.

7.3.3 Die spezifische Anwendung ausgewählter Yoga-Interventionen

Margarethe Kruczek-Schumacher

Das Erkennen der Aktivierung eines jeweiligen neuronalen Netzwerks mit den dazugehörenden körperlichen, energetischen, emotionalen und kognitiven Komponenten einerseits sowie das Wissen um das yogische Guna-Konzept andererseits sind die Basis für eine präzise Auswahl therapeutischer Yoga-Interventionen. Diese sollten dem jeweiligen Zustand des autonomen Nervensystems einer Patientin mit Traumafolgestörungen angepasst werden: Eine Patientin, die hauptsächlich in einem Zustand der Dauererregung des Sympathikus ist und in der Folge starke Muskelanspannungen in vielen Körperbereichen hat, die häufig Angst, Panik oder Wut erlebt, deren Gedanken oft rasen und die »wie eine Rakete jederzeit hochgehen könnte«, benötigt andere Interventionen als jemand, dessen dorsaler Vagusnerv überaktiv ist und der sich infolgedessen verzweifelt, depressiv oder hoffnungslos fühlt, der einen zu geringen Muskeltonus aufweist, sich nicht konzentrieren kann und bei dem buchstäblich »die Luft raus« ist. Im ersten Fall sind Interventionen notwendig, die den Parasympathikus (seinen dorsalen Ast) aktivieren, wohingegen im zweiten Fall, wenn also der dorsale Zweig des Parasympathikus ohnehin zu aktiv ist, Interventionen benötigt werden, die den Sympathikus aktivieren beziehungsweise unterstützen.

Zum Einstieg kann die Therapeutin zum Beispiel gezielte Atemtechniken anleiten: Braucht der Parasympathikus Unterstützung, wie im ersten Fall, so sollte man der Patientin vorschlagen, ihre Ausatmung zu verlängern: zum Beispiel drei Sekunden lang einatmen, fünf oder sogar sechs Sekunden ausatmen. Eine Verlängerung der Ausatmung ist mit einer Aktivierung des Parasympathikus verbunden. Im zweiten Fall, wenn also eine Patientin depressiv und verzweifelt ist (ihr Parasympathikus also zu aktiv ist), sollte man ihr vorschlagen, länger einzuatmen und dadurch den zu wenig aktiven Sympathikus zu beüben.

Yoga erweitert die Effekte von Atemtechniken wesentlich: Eine außerordentliche Vielfalt an Asanas (Yogaposen) ermöglicht ein wirksames Miteinbeziehen des Körpers in die (Trauma-)Therapie. Hierzu ist anzumerken, dass Yoga für alle durch Trauma betroffenen Körperbereiche mit der dort gespeicherten Traumaenergie (sogenannten *Holdings*) nicht nur die passenden Asanas, sondern viele andere Interventionen anbietet. Dabei geht es in deren Anwendung nicht um Perfektion in der Ausführung. Vielmehr geht es darum, die Patientin behutsam dabei zu begleiten, ihren Körper wieder »zu bewohnen«, gewissermaßen »nach Hause zu kommen«, anstatt – auch wenn es verständlich und nachvollziehbar ist – sich von ihm getrennt zu fühlen.

Neben den Asanas (siehe Abschnitte 7.3.5 bis 7.3.8) oder der Arbeit mit der Atmung ist das Tönen (Chanten, Summen) sehr effektiv. Hier gilt es zu wissen, in welchem Körperteil die Traumaenergie festgehalten wird. Ist bei einem Patienten zum Beispiel der Magen-Darm-Trakt betroffen (beispielsweise durch ein Magen-Reizdarm-Syndrom), so sollte man einen tiefen Ton (wie zum Beispiel ein »U«) für das gemeinsame Summen (Chanten) wählen. Leidet die Patientin infolge der Traumatisierung unter häufigen Spannungskopfschmerzen oder Migräne, so sollte man einen hohen Ton wählen, der im Kopf Schwingungen erzeugt, wie zum Beispiel ein »I«.

Neben den erwähnten Asanas, den Atemtechniken, den Tönen, die alle passend zum Zustand des autonomen Nervensystems der Patientin ausgesucht werden, kann Meditation hilfreich sein. Hier gilt es, ihre Form dem überaktiven neuronalen Netzwerk anzupassen. Sowohl für Patientinnen, die unter einer Depression leiden, als auch für Patientinnen, die mit Angst, Panikattacken oder Wut zu tun haben, kann Meditation hilfreich sein. Diese kann in beiden Fällen zum

Beispiel als Gehmeditation durchgeführt werden in einem Tempo, mit dem man den zu wenig aktiven Zweig des autonomen Nervensystems unterstützt. Bei einer depressiven Patientin sollte man also sinnvollerweise zunächst mit einem langsamen Tempo beginnen, um dieses dann allmählich zu steigern, bei einer Angstpatientin, deren Sympathikus zu aktiv ist, ist eine umgekehrte Vorgehensweise sinnvoll: zunächst sich dem schnellen Tempo der Patientin anpassen, um dann schrittweise zu verlangsamen. Bildlich lässt sich dies wie in Abbildung 7 zusammenfassen.

Behandlungsziel	Interventionen
Ziel Steigerung des PNS-Tonus Übereregung	Atembeobachtung Gehmeditation längere Ausatmung Atmung durch das linke Nasenloch, Asanas
YOGA ausbalanciertes SNS und PNS	Asanas Atemtechniken Meditation Mudras Mantras
Ziel Steigerung des SNS-Tonus Untererregung	Gehmeditation Viloma-Pranayama längere Einatmung Atmung durch das rechte Nasenloch, Asanas

Abb. 7: Die Steigerung des parasympathischen bzw. des sympathischen Tonus durch Yoga (© Victoria Schumacher)

Um das Repertoire des Yoga in der Arbeit mit Patientinnen mit Traumafolgestörungen zu vervollständigen, möchte ich noch die Arbeit mit den sogenannten Chakren, Energiezentren, erwähnen. Diese entsprechen in ihrer Positionierung auf dem Körper den Stellen, wo sich Nervenplexen und Drüsen befinden. Interessanterweise haben sich bereits Schüler von Sigmund Freund wie Wilhelm Reich und dessen Schüler Stanley Keleman (1985) sowie John Pierrakos (1987) hiermit befasst. So wird in vielen Formen der Körperpsychotherapie mit Selbstberührung oder therapeutischen Berührungen gearbeitet, um die infolge von Traumata bestehenden Holdings aufzulösen.

Trauma hinterlässt seine Spuren nun einmal im Körper und sollte folgerichtig dort aufgelöst werden. *Reden reicht nicht!?* Yoga ist dafür eine effektive und vielfältige Methode, die mit allen Therapiekonzepten und -schulen kombiniert werden kann.

Kurz gefasst:

- Die Auswahl der therapeutischen Yoga-Interventionen durch die Therapeutin sollte dem jeweiligen Zustand des autonomen Nervensystems einer Patientin angepasst werden.
- Bei der Anwendung von Yoga-Interventionen geht es darum, sich des Zustandes des eigenen autonomen Nervensystems bewusst zu werden und die Fähigkeit zu haben, zwischen den verschiedenen Zuständen zu wechseln.
- Atemtechniken sind geeignet, durch gezielte Verlängerung der Ein- oder Ausatmung Entspannung zu fördern oder den Sympathikus zu aktivieren.
- Yoga-Posen (Asanas) können im Körper gespeicherte, traumabedingte Energien (sogenannte Holdings) lösen.
- Die Anwendung von Tönen (das Chanten) beeinflusst Körperregionen und Organsysteme sowie die Zustände des autonomen Nervensystems.

7.3.4 Zur therapeutischen Haltung und Praxis bei Körperübungen

Die dargestellten Übungen in den folgenden Abschnitten ab 7.3.5 sind therapeutische Interventionen und nicht mit den üblichen Yoga-Übungen aus einem Yoga-Kurs zu verwechseln. In diesem Kontext gilt es Folgendes zu beachten:

1) Die Therapeutin sollte achtsam sich selbst gegenüber sein und nur Übungen mit der Gruppe durchführen, bei denen sie sich wohlfühlt und die ihr Spaß machen.
2) Die Therapeutin sollte sich die Übung von jemandem zeigen lassen, der sie beherrscht und von dem sie lernen kann, wie sie im Idealfall abläuft.
3) Die Therapeutin sollte im Rollenspiel mit anderen Personen erprobt haben, Körperübungen anzuleiten. Denn es ist etwas anderes, eine Übung zu zeigen, als die Übung für sich selbst zu machen. Die Therapeutin sollte geübt haben, gleichzeitig einen Bewegungsablauf durchzuführen und Erklärungen

dazu abzugeben sowie auch die andere Person bei der Umsetzung zu beobachten. Denn sie muss in der Lage sein, wahrzunehmen, wie die Jugendlichen damit zurechtkommen, ob ein Mitglied Schwierigkeiten bei der Durchführung hat und ob jemand Unterstützung benötigt.

4) Die Therapeutin sollte sich dessen bewusst sein, dass Übungen, die ihr selbst leichtfallen, für ihre Patientinnen möglicherweise eine Herausforderung darstellen und nur teilweise bewältigt werden können. Damit die Patientinnen es nicht als Misserfolg werten, wenn sie eine Übung nicht ganz schaffen, sollte die Therapeutin vorher ansprechen, dass jede nur bis zu ihrer Grenze gehen sollte. Es sei normal, wenn die Übung nicht auf Anhieb geschafft werde, und es erfordere Training, wie beim Erlernen einer neuen Sportart. Wenn es zu anstrengend werde, dürfe jede eine Pause machen oder die Übung vorzeitig beenden. Auch eine nur zum Teil durchgeführte Übung habe schon eine positive Auswirkung auf den Körper.
5) Einzelne Übungen können expositionsartigen Charakter haben, wie beispielsweise Atemübungen für Patientinnen mit Panikstörungen. Damit die Jugendlichen ein Ende der Anforderung absehen können, ist es wichtig, dass die Therapeutin angekündigt, wie häufig die Übung wiederholt beziehungsweise wie lange die Übung dauern wird. So kann eine Atemtechnik zum Beispiel zwei Minuten durchgeführt oder eine Körperübung fünfmal wiederholt werden. Für die Patientin, die die Übung als anstrengend erlebt, ist es wichtig, um deren Endlichkeit zu wissen, um sie durchhalten zu können. Denn auch beim Zirkeltraining oder wenn wir Liegestützen machen sollen, wollen wir wissen, wie viele Wiederholungen das Ziel sind.
6) Die Therapeutin sollte schon die Bereitschaft zur Teilnahme an der Übung anerkennen nach dem Motto »dabei sein ist alles«. Es ist wichtig, dass kein Leistungsdruck entsteht. Stattdessen sollte eine Art spielerische Neugierde geweckt werden und das Erkunden des eigenen Körpers im Vordergrund stehen. Folgende Sätze können dies einleiten: »Schaut mal, ob ihr etwas in eurem Körper wahrnehmt! Alles kann, nichts muss! Es kann sein, dass ihr etwas spürt. Aber wenn nicht, ist das auch vollkommen okay. Schaut mal, wie sich das anfühlt!

Es kann sein, dass ihr im ersten Moment nichts spürt, aber lasst euch mal darauf ein und schaut, was in eurem Körper passiert!«

7) Die Therapeutin sollte in jedem Einzelfall entscheiden, ob sie ihrer Patientin eine Übung zumuten kann oder nicht. Menschen mit Traumafolgestörungen können durch alles Mögliche getriggert werden, auch durch Körperpositionen. Die Therapeutin kann aber nie alles über ihre Patientinnen wissen und vorhersehen, wer wie genau reagieren wird. Daher sollte sie vor Beginn der Übung die Erlaubnis zum Abbruch geben. Trotzdem sollte sie gerade bei diesen Patientinnen nicht auf Körperübungen verzichten, da diese Traumafolgestörungen teils effektiver beeinflussen als Gespräche oder Reflexionen.
8) Je nach Patientin und deren Symptomatik ergibt es Sinn, eine gewisse Anspannung auszuhalten, da diese eine Exposition darstellt und die Patientin dadurch lernt, Stress auszuhalten und ihre Anspannung zu regulieren.
9) Nicht alle Patientinnen können auf Anhieb Körperempfindungen wahrnehmen oder diese beschreiben. Da es sich bei den Körperübungen für sie oft um Neuland handelt und sie ihre Wahrnehmung für den eigenen Körper erst sensibilisieren müssen, braucht die Therapeutin Geduld. Die Patientinnen profitieren von Anfang an von den Übungen, können dies aber unter Umständen erst nach einiger Zeit verbalisieren.
10) Für einzelne Jugendliche kann es schambesetzt sein, sich bei den Körperübungen vor anderen zu exponieren. In diesem Fall hilft es, die Stühle für die Übung nicht kreisförmig, sondern in eine Richtung auszurichten, sodass die Jugendlichen sich nicht gegenseitig anschauen. Wenn die Therapeutin – wie eine Yoga-Lehrerin vor den Jugendlichen sitzend – die Übungen anleitet, hat sie dabei alle gut im Blick. Sie kann einleitend kurz ansagen, dass sich in den folgenden Minuten jede auf sich konzentrieren und die anderen um sich herum nicht beachten soll oder dass die Überwindung einer Hemmschwelle das Selbstbewusstsein stärkt. Wenn eine Hemmung beim Chanten besteht, können Ohrstöpsel eingesetzt werden, damit sich die Jugendlichen gegenseitig nicht hören.
11) Jede Körperübung hat eine bestimmte Wirkung; sie wirkt beruhigend, aktivierend, hilft Wut abzubauen oder fördert das

Umschalten auf positive Gedanken. Diese Wirkungen werden in den folgenden Beschreibungen der Übungen genannt. Dementsprechend kann die Therapeutin Übungen passend zu den Themen ihrer Patientinnen aussuchen.

12) Nach jeder Übung sollte die Therapeutin das Feedback der Jugendlichen einholen und sie über ihre Körperempfindungen berichten lassen.
13) Für alle im Folgenden dargestellten Körperübungen gilt: Die Therapeutin demonstriert zunächst die Übung, bevor sie sie zusammen mit der Gruppe ausführt.

7.3.5 Achtsamkeitsübungen mit dem Körper

Achtsamkeitsübungen eignen sich gut dafür, eine Gruppentherapiesitzung zu beginnen. Denn sie ermöglichen es den Jugendlichen, vom Stress des Tages Abstand zu nehmen, abzuschalten, sich zu beruhigen und sich auf das Gruppengeschehen einzulassen. Gerade Jugendliche, die noch angespannt von den Erlebnissen des Schultages sind, oder motorisch unruhige profitieren von Achtsamkeitsübungen. Dabei lernen sie, sich selbst besser wahrzunehmen, zu beruhigen und ihre Aufmerksamkeit zu steuern.

Im Folgenden werden einige Übungen vorgestellt (siehe Abb. 8a–c).

Erdung im Sitzen und Atemwahrnehmung (siehe Abb. 8a)

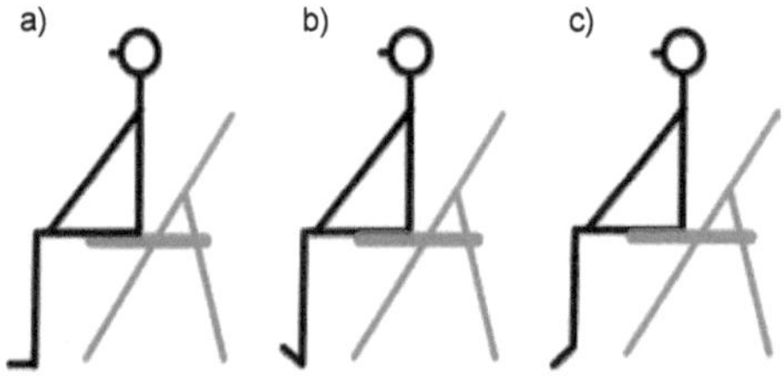

Abb. 8: Erdung im Sitzen und Atemwahrnehmung (a) sowie Erdung im Sitzen und Spüren der Unter- und Oberschenkel (b und c) (© Afshin Amirsadri)

Wirkung: beruhigend und stabilisierend, fördert den Bezug zum eigenen Körper

Anleitung:

Ausgangsposition:

- Zieht die Schuhe aus und nehmt mit euren Fußsohlen Kontakt zum Boden auf.
- Setzt euch auf die Vorderkante eures Stuhls.
- Nehmt die Schultern ein bisschen nach hinten und unten, sodass euer Brustbein nach vorne kommt. Dann sitzt ihr aufrecht.
- Atmet ruhig und entspannt.

→ Diese vier Anweisungen werden bei den folgenden Übungen zusammengefasst als »Nehmt die Ausgangsposition ein«.

- Stellt die Füße hüftbreit auseinander und die Schienbeine senkrecht.
- Legt die Hände auf die Oberschenkel.
- Nehmt mit den Fußsohlen Kontakt zum Boden auf und spürt den Boden.
- Atmet ruhig ein und aus und spürt eure Atmung.
- Spürt eure Atmung in den verschiedenen Bereichen: an den Nasenlöchern …, in der Luftröhre …, in der Lunge …, im Brustkorb, der sich hebt und senkt …, im Bauch, der sich hebt und senkt …, im Rückenbereich …, im Becken …, in den Beinen …, in den Füßen …
- Zur besseren Wahrnehmung der Atmung bringt die Hände dorthin, wo ihr eure Atmung spürt.

Erdung im Sitzen und Spüren der Unter-, der Oberschenkel und der Sitzhöcker (siehe Abb. 8b und 8c)

Wirkung: leicht aktivierend, fördert die Fähigkeit zur Körperwahrnehmung

Vorbemerkung:

Vorab sollte die Therapeutin den im Folgenden verwendeten Begriff »Sitzhöcker« erklären: »Das sind die Knochen am Po, mit denen ihr auf dem Stuhl sitzt.«

Anleitung:

- Nehmt die Ausgangsposition ein (siehe vorherige Übung).
- Spürt eure Waden, dann eure Oberschenkelmuskeln, dann die Position eurer Sitzhöcker und eurer Beckenknochen. Nehmt euch Zeit, wahrzunehmen, was ihr spürt.
- Hebt jetzt eure Füße an, sodass ihr nur noch mit den Fußballen und Zehen den Boden berührt, und übt einen leichten Druck auf den Boden aus.
- Spürt jetzt wieder eure Wadenmuskeln, eure Oberschenkelmuskeln, die Position eurer Sitzhöcker und eurer Beckenknochen. Nehmt euch

– Zeit, wahrzunehmen, was ihr spürt. Achtet darauf, was sich verändert hat.
– Setzt eure Füße wieder mit der ganzen Fußsohle auf den Boden.
– Spürt wieder eure Wadenmuskeln, eure Oberschenkelmuskeln, die Position eurer Sitzhöcker und eurer Beckenknochen. Nehmt euch Zeit, wahrzunehmen, was ihr spürt. Achtet darauf, was sich verändert hat.
– Hebt jetzt eure Vorderfüße an, sodass nur noch eure Fersen den Boden berühren. Drückt die Fersen leicht in den Boden.
– Spürt wieder eure Waden, eure Oberschenkelmuskeln, die Position eurer Sitzhöcker und eurer Beckenknochen. Nehmt euch Zeit, wahrzunehmen, was ihr spürt. Achtet darauf, was sich verändert hat.
– Setzt eure Füße wieder ab und entspannt eure Muskeln.

Wahrnehmung der Körpermitte im Stehen (siehe Abb. 9)

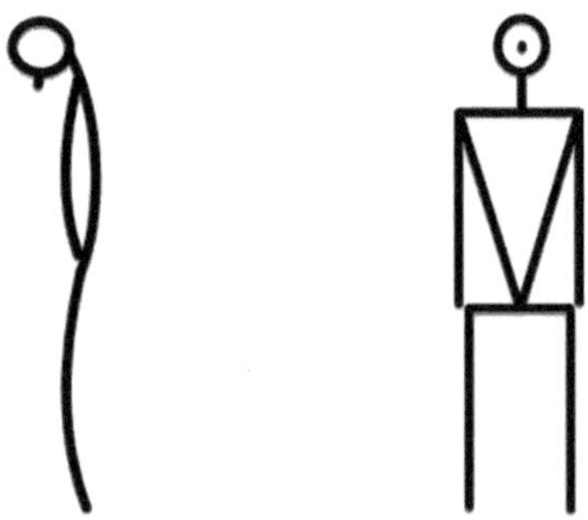

Abb. 9: Wahrnehmung der Körpermitte im Stehen (© Afshin Amirsadri)

Wirkung: beruhigend, unterstützt die Zentrierung

Anleitung:

– Zieht die Schuhe aus.
– Stellt euch hin und nehmt die Füße hüftbreit auseinander.
– Lasst die Fußsohlen und die Zehen weit und breit werden.
– Lenkt euer Bewusstsein in die Fußsohlen und spürt eure Füße auf dem Boden.
– Steht auf den Fersen, spürt aber auch euren Vorderfuß auf dem Boden.
– Nehmt den Kontakt zum Boden wahr und vergleicht rechts und links.
– Verwurzelt eure Füße fest in den Boden und aktiviert eure Arme und Beine.
– Bringt die Schultern leicht nach hinten und unten und hebt euer Brustbein.
– Pendelt einige Male nach rechts und nach links sowie nach vorne und nach hinten.

- Nehmt die Mitte eures Körpers wahr.
- Hebt beim Einatmen die Fersen vom Boden an und kommt auf die Zehen.
- Bringt beim Ausatmen die Fersen zurück zum Boden.

Kurz gefasst:

- Körperliche Achtsamkeitsübungen zu Beginn der Gruppentherapie ermöglichen den Jugendlichen, von den Erlebnissen des Tages abzuschalten und sich auf das Gruppengeschehen zu konzentrieren.
- Im Anschluss an die Übung sollte ein möglichst detailliertes Feedback der Jugendlichen über ihre Körperempfindungen eingeholt werden.
- In diesem Abschnitt dargestellte Übungen:
  - Erdung im Sitzen und Atemwahrnehmung (Abb. 8a)
  - Erdung im Sitzen und Wahrnehmung der Unter-, der Oberschenkel und der Sitzhöcker (Abb. 8b und 8c)
  - Wahrnehmung der Körpermitte im Stehen (Abb. 9)

7.3.6 Nein-Sagen und Wut rauslassen mit Katze, Kuh und Löwe

Die Katze-/Kuh-Übung ist eine Übung zum Nein-Sagen. Dies stellt eine wichtige Kompetenz sowohl in einer konkreten Situation mit einem Gegenüber als auch in der inneren Reflexion oder in einem imaginierten Konflikt dar. Jede kommt im Leben in die Situation, ein Angebot oder eine Bitte ablehnen, einen Vorwurf oder Kritik zurückweisen zu müssen. Spielt man einen in der Zukunft erwarteten Konflikt in Gedanken durch, bereitet man sich unter Umständen darauf vor, sich abzugrenzen. Die verschiedenen Formen des Nein-Sagens kann man mit der Katze-/Kuh-Übung ausprobieren, indem man Situationen antizipiert und die notwendige Energie dafür aktiviert.

Nein-Sagen mit der Katze-/Kuh-Übung (Marjariasana)

Wirkung: aktivierend; hilft, sich zu wehren; unterstützt die Wahrnehmung der Körpergrenzen

Kontraindikation:

Diese Übung lockert Verspannungen in der Rückenmuskulatur. Aber wer kurz vor einem Bandscheibenvorfall steht, kann unter Umständen einen solchen auslösen. Wer starke Rückenschmerzen insbesondere im Lendenwirbelbereich hat, sollte daher nicht an dieser Übung teilnehmen.

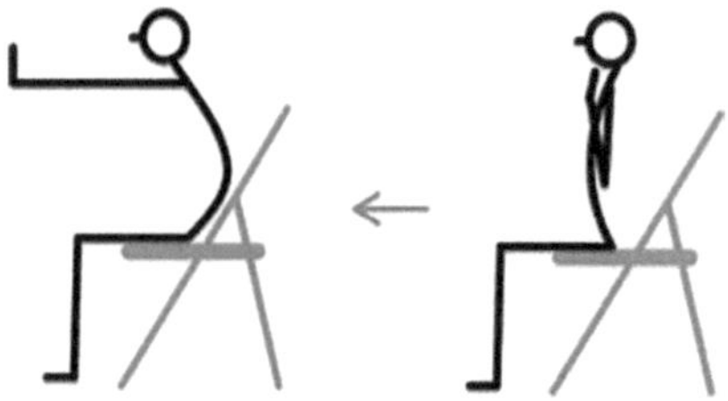

Abb. 10: Katze-/Kuh-Übung (© Afshin Amirsadri)

Vorbemerkung:

Vor Beginn der Übung sollte die Therapeutin den Unterschied zwischen einem konkaven Rücken (Hohlkreuz) und einem konvexen Rücken (Buckel) erklären und demonstrieren.

Anleitung:

- Nehmt die Ausgangsposition ein (siehe Abb. 8a).
- Beugt die Arme und führt die Hände seitlich neben eure Schultern (siehe Abb. 9).
- Richtet eure Handflächen dabei nach vorne.
- Macht einen konkaven Rücken und hebt euer Brustbein vorne an.
- Entspannt dabei die Schultern nach unten.
- Atmet ruhig aus und streckt dabei langsam die Hände parallel zum Boden nach vorne, als würdet ihr etwas wegschieben.
- Zieht gleichzeitig euren Bauchnabel nach innen und macht einen Katzenbuckel.
- Atmet ein und geht in die Ausgangsposition zurück.
- Wiederholt die Übung und koordiniert die Ein- und Ausatmung mit der Bewegung eurer Arme und eures Rückens.

Wut rauslassen mit der Löwenübung (Simhasana)

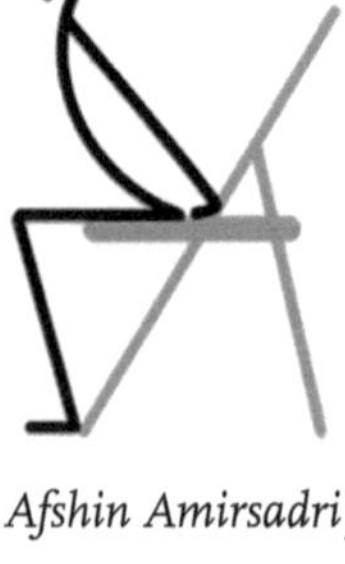

Abb. 11: Löwenübung (© Afshin Amirsadri)

Angestaute Wut rauszulassen ist gesünder, als die Wut runterzuschlucken, denn die mit der Wut verbundene Anspannung kann sich auf Muskeln und Organe übertragen oder einen hohen Blutdruck verursachen. Die Löwenübung eignet sich, um durch Wut angestaute Energie abzureagieren.

Um die Hemmschwelle, die Zunge herauszustrecken, herabzusetzen, kann die Therapeutin vorab ein Video des Jahrhunderte alten Haka-Rituals der neuseeländischen Ureinwohner zeigen[11]. Bei diesem Ritual wird wiederholt die Zunge herausgestreckt, so wie auch in der Löwenübung.

Wirkung: aktiviert, fördert die Kraft zur Selbstverteidigung oder zum Gegenangriff, dient als Ventil für Frustration oder Wut

Anleitung:

- Wir machen die Übung fünfmal, jeweils mit einer Pause dazwischen.
- Nehmt die Ausgangsposition ein (siehe Abb. 8a).
- Legt eure Hände hinter das Gesäß nach vorne gerichtet mit der Handfläche auf der Sitzfläche.
- Macht ein Hohlkreuz und hebt das Brustbein an.
- Entspannt die Schultern nach unten.
- Öffnet den Mund und streckt die Zunge weit raus.
- Atmet laut fauchend aus der Kehle aus.
- Geht anschließend wieder in die Ausgangsposition zurück und atmet ruhig weiter. Entspannt euch dabei.

Kurz gefasst:

- Die Katze-/Kuh-Übung verleiht dem Nein-Sagen und der Abgrenzung körperlichen Ausdruck.
- Sie kann im Anschluss an, in der Vorbereitung auf und bei der Reflexion von Konflikten angewandt werden.
- Sie dient dazu, sich von Ansprüchen, Anforderungen und Bedrängung zu distanzieren.
- Die Löwenübung verleiht Wutgefühlen körperlichen Ausdruck.
- Das Herausstrecken der Zunge wird, wie bei der Löwenübung, auch beim Haka-Ritual der neuseeländischen Ureinwohner praktiziert.

11 Zum Beispiel auf Youtube von WELT Netzreporter unter »Viraler Hit: Wie ein Haka-Tanz die Braut zu Tränen rührte«, verfügbar unter: https://www.youtube.com/watch?v=FecL3mrOd1E [22.4.2025].

- In diesem Abschnitt dargestellte Übungen:
  - Katze-/Kuh-Übung
  - Löwenübung

7.3.7 Atemübungen verbinden Geist und Körper

Betrachten Sie Pranayama niemals als Übung, sondern als Gebet. Atmen ist Leben.

B. K. Sundararaja Iyengar

Pranayama bezeichnet im Sanskrit die Zusammenführung von Körper und Geist im Yoga durch die Verlängerung und Zähmung der Atmung. Die Atmung ist im Yoga von zentraler Bedeutung (Iyengar 2012). Bei der Regulation von An- und Entspannung des gesamten Körpers spielt die Atmung eine zentrale Rolle. Denn beim Ausatmen entspannt sich das Zwerchfell und diese Entspannung überträgt sich auf den gesamten Körper. Außerdem ist die Atmung im autonomen Nervensystem eine Ausnahmeerscheinung. Solange wir sie nicht bewusst steuern, wird die Atmung durch das autonome Nervensystem reguliert und läuft unbewusst ab. Aber im Gegensatz zu allen anderen vom autonomen Nervensystem regulierten Funktionen wie beispielsweise Puls, Blutdruck, Verdauung, Schwitzen, auf die wir willentlich keinen Einfluss haben, ist Atmung bewusst steuerbar.

Gähnen und Seufzen, die mit einer Ausatmung einhergehen, sind Zeichen der Entspannung. Gähnen ist sogar ansteckend und vermag das Entspannungsgefühl von einem auf den anderen Menschen zu übertragen. Musiker lernen, vor Beginn ihres Einsatzes auszuatmen, damit sich ihr Körper entspannt und dadurch die Tonqualität besser wird.

Obwohl die folgenden Atemübungen auf den ersten Blick unspektakulär scheinen, handelt es sich um effektive Interventionen, wie ein Fallbeispiel weiter unten zeigen wird. Atemübungen können unbewusste Impulse, darunter auch Ängste, aktivieren. Daher haben gerade Atemübungen mitunter einen ausgesprochenen Expositionscharakter. Aber gerade die Patientinnen, denen Atemübungen schwerfallen, können besonders von ihnen profitieren. Mit ihrer Hilfe kann es ihnen gelingen, ihr Nervensystem zu beeinflussen und dadurch ihre Selbstwirksamkeit zu steigern. Atemübungen bedürfen häufig der Übung über einen längeren Zeitraum, bis sie ihre volle Wirkung entfalten können.

Kuhgesicht[12] (Gomukhasana) zur Vorbereitung auf Atemübungen

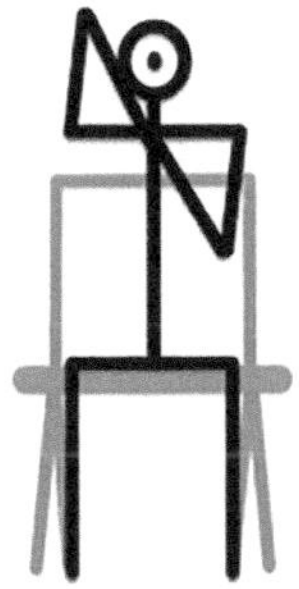

Abb. 12: Kuhgesicht (© Afshin Amirsadri)

Hilfsmaterial: Gurte oder Tücher

Wirkung: aktiviert, energetisiert, öffnet den Brustraum, bereitet auf Atemübungen vor, gibt ein Gefühl der Ausgeglichenheit

Anleitung:

- Nehmt die Ausgangsposition ein (siehe Abb. 8a).
- Bringt die Arme hinter den Körper.
- Atmet bei der ganzen Übung immer entspannt weiter.
- Beugt den rechten Arm und bringt den Handrücken von unten in Richtung Nacken. Eventuell könnt ihr mit der linken Hand etwas nachhelfen.
- Hebt und beugt den linken Arm.
- Greift mit der linken Hand die rechte Hand oder hakt die Fingerspitzen ineinander.
- Wenn sich eure Hände nicht berühren können, gebt mir ein Zeichen. Dann komme ich zu euch und gebe euch ein Tuch / einen Gurt zur Überbrückung.
- Richtet die Wirbelsäule auf und hebt das Brustbein.
- Nehmt die Schultern nach hinten und unten
- Versucht, diese Position 30 Sekunden zu halten.
- Es kann sein, dass ihr es bei dieser Übung nicht gleich geschafft habt, dass sich eure Hände berühren. Das macht nichts.

12 Laut Asfhin Amirsadri erschließt sich der Name »Kuhgesicht« aus der Originalpose, die im Yogasitz mit gekreuzten Beinen durchgeführt wird. Die Beine entsprechen dann der Schnauze und die alternierend nach oben gerichteten Arme den Ohren der Kuh.

– Geht bitte nicht über eure Schmerzgrenze hinweg.
– Danach wechselt die Arme und macht das Gleiche noch einmal spiegelverkehrt.

Entspannung durch langsames Ausatmen

Wirkung: beruhigend, Aktivierung des Parasympathikus; kann bei Panikpatientinnen eine paradoxe Wirkung entfalten, Panik auslösen und ist als Expositionsübung geeignet

Anleitung:

– Nehmt die Ausgangsposition ein (siehe Abb. 8a).
– Wir machen jetzt 15-mal eine Atemübung mit langsamer Ausatmung, die beruhigend wirkt. Wenn es für jemanden unangenehm wird, kann sie jederzeit früher aufhören.
– Zählt dabei in Gedanken die Sekunden, am besten mit 21, 22, 23, ..., denn das entspricht ungefähr einer Sekunde.
– Versucht jetzt, zwei Sekunden einzuatmen und vier Sekunden auszuatmen.
– Dabei zählt ihr in Gedanken beim Einatmen 21, 22 und beim Ausatmen 21, 22, 23, 24.
– Ich sage euch zwischendurch an, bei der wievielten Wiederholung wir sind.

Das Sekundenverhältnis von zwei zu vier kann entsprechend variiert werden, je nachdem, ob man die Wirkung steigern oder den Bewegungsablauf vereinfachen möchte. So kann man mit zunehmender Übung das Verhältnis auf zwei zu fünf, zwei zu sechs oder zwei zu sieben steigern.

Fallbeispiel 16 (siehe auch Fallbeispiel 13):

Eine Patientin mit Panikattacken, nichtpsychotischen Wahrnehmungsstörungen und in der Therapiesituation häufig auftretender körperlicher Unruhe nahm an der Übung in der Gruppe teil. Nach wenigen Durchgängen brach sie die Übung ab. Sie schilderte, dass sie bei dem verlangsamten Ausatmen von einer zunehmenden Unruhe, Erhöhung des Pulses und der Atemfrequenz erfasst worden sei. Sie habe Angst bekommen, dass der beschleunigte Puls in eine Panikattacke münden könne. Die Anspannung der Patientin ließ sich von außen gut beobachten.

Die Jugendliche schaffte es, sich selbst wieder zu beruhigen, während die Therapeutin mit der restlichen Gruppe die Übung zu Ende machte. Im Feedbackgespräch wurde zunächst der Erfolg der Patientin, sich wieder beruhigt zu haben, gewürdigt. Außerdem wurde reflektiert, dass es ein entscheidender Fortschritt für sie sein könnte, um die Panikattacken loszuwerden, wenn es ihr mit der Zeit durch vorsichtiges Üben gelänge, ihre Atmung zu zähmen.

Die Patientin ließ sich in den folgenden Gruppenterminen erneut auf die Übung ein und testete ihre Belastungsgrenze aus. Nach weiteren drei Monaten sistierten die Panikattacken. Dies war sicher nicht alleine auf die Atemübungen zurückzuführen. Aber als die Patientin die Gruppentherapie beendete, antwortete sie beim abschließenden Feedback auf die Frage, was ihr am meisten geholfen habe: »die Körperübungen«.

Aktivierung durch verlängertes Einatmen

Wirkung: aktivierend, energetisierend

Kontraindikation: Diese Übung kann in Hyperventilation münden, wenn man sie zu lange oder zu stark durchführt. Dementsprechend sollten Patientinnen, die aktuell unter Attacken von Hyperventilationen leiden, diese Übung abbrechen, wenn sie merken, dass ihnen die Kontrolle über ihre Atmung entgleitet.

Anleitung:

- Nehmt die Ausgangsposition ein (siehe Abb. 8a).
- Wir machen jetzt 15-mal eine Atemübung mit verlängertem Einatmen, die aktivierend wirkt. Wem es unangenehm ist, der kann jederzeit früher aufhören.
- Wir zählen dabei in Gedanken für uns Sekunden. Am besten zählt ihr 21, 22, 23, ..., denn das entspricht ungefähr einer Sekunde.
- Versucht jetzt, vier Sekunden einzuatmen und zwei Sekunden auszuatmen.
- Ich sage euch zwischendurch an, bei der wievielten Wiederholung wir sind.

Das Sekundenverhältnis von zwei zu vier kann entsprechend variiert werden, je nachdem, ob die Therapeutin die Übung steigern oder vereinfachen möchte.

Der leuchtende Schädel[13] (Kapalabathi)

Wirkung: belebend und stärkend

Kontraindikationen: Nasenbluten, Ohrenleiden, hoher Blutdruck

Anleitung:

- Nehmt die Ausgangsposition ein (siehe Abb. 8a).
  - Wiederholt die folgende Atmung 20-mal.
  - Schließt den Mund ... Atmet langsam ein ...
  - Atmet dann durch die Nase mit einem schnellen, ganz kurzen Stoß aus der Kehle heraus so stark wie möglich aus.
  - Nach dem 20. Mal: Atmet wieder langsam mehrere Atemzüge, bis sich die Atmung beruhigt hat.
- Anschließend kann eine neue Runde erfolgen.
- Es sollten maximal 3 Zyklen hintereinander durchgeführt werden.

Mondatmung[14] (Chandra Bhedana Pranayama)

Wirkung: beruhigend, unterstützt die Interozeption

Anleitung:

- Nehmt die Ausgangsposition ein (siehe Abb. 8a).
- Neigt den Kopf leicht Richtung Brust.
- Bringt den Daumen der linken Hand an den linken Nasenflügel und Ringfinger und kleinen Finger an den rechten Nasenflügel.
- Wiederholt jetzt zehnmal die folgenden Atemzüge:
  - Schließt das rechte Nasenloch und verengt leicht das linke Nasenloch.
  - Atmet langsam, stetig und tief durch das linke Nasenloch ein, bis die Lunge voll ist.
  - Schließt jetzt das linke Nasenloch und öffnet das rechte Nasenloch.
  - Atmet langsam, stetig und tief durch das rechte Nasenloch aus, bis die Lunge leer ist.

Kurz gefasst:

- Der Atmung kommt eine zentrale Rolle bei der Regulation von An- und Entspannung des Körpers zu.
- Im Yoga werden durch die Verlängerung und Zähmung der Atmung Körper und Geist zusammengeführt.

13 Der Name »leuchtender Schädel« (Sanskrit: Kapalabathi) leitet sich aus der Vorstellung ab, dass der Kopf (Schädel) durch die schnelle, stoßartige Ausatmung zum »Leuchten« gebracht wird.

14 Diese Übung heißt »Mondatmung«, weil durch die Atmung das linke Nasenloch aktiviert wird, das mit der kühlenden und beruhigenden Energie des Mondes assoziiert wird.

- Obwohl zunächst unscheinbar, sind Atemübungen äußerst effektiv.
- Es gibt Atemübungen mit beruhigender und mit aktivierender Wirkung.
- Atemübungen können bei Ängsten Expositionscharakter haben und als wiederholte Übung helfen, Ängste zu überwinden.

Es wurden folgende Übungen dargestellt:
- Kuhgesicht
- Entspannung durch langsames Ausatmen
- Aktivierung durch verlängertes Einatmen
- Der leuchtende Schädel
- Mondatmung

7.3.8 Übungen für Schwindel, Bauch- und Kopfschmerzen sowie nicht-psychotische Wahrnehmungsstörungen

Das wird wachsen,
worauf du die Aufmerksamkeit richtest.

Bei psychosomatischen Symptomen ohne körperliche Ursache und bei nichtpsychotischen Wahrnehmungsstörungen (wie in den Fallbeispielen 12 und 13) kommen reine Gesprächstechniken häufig an ihre Grenzen. In Ergänzung zur Gesprächstherapie wirken Körperübungen hier auf mindestens drei Ebenen:

1) Da die Symptome nicht willentlich unterbunden werden können, ist ein Therapieziel, zu lernen, mit diesen Symptomen zu leben. Durch Ablenkung soll der Aufmerksamkeitsfokus vom Symptom auf etwas anderes gelenkt werden. Je kürzer die Zeitspanne, in der sich die Patientin auf das Symptom fokussiert, desto weniger wird das symptomassoziierte Netzwerk im Gehirn gebahnt und umso eher kann die Symptomatik wieder abnehmen. Körperübungen sind eine effektive Methode, um den Aufmerksamkeitsfokus auf etwas anderes zu lenken.
2) Körperübungen ermöglichen es den Patientinnen, positive Erfahrungen mit ihrem Körper zu machen. Angenehme Körpererfahrungen treten in Konkurrenz zu belastenden oder schmerzvollen Empfindungen oder Wahrnehmungen. Dadurch verbessert sich die Beziehung der Patientinnen zu ihrem Körper.
3) Körperübungen verbessern die Interozeption, also die Wahrnehmung der Signale, die der eigene Körper aussendet. Eine

verbesserte Interozeption versetzt uns in die Lage, früher Anzeichen von Stress oder Überlastung zu erkennen und in der Folge besser für uns selbst zu sorgen.

Neben den im Folgenden dargestellten Übungen sind grundsätzlich auch die anderen in den Abschnitten 7.3.6 und 7.3.7 genannten Übungen für psychosomatische und dissoziative Symptome geeignet.

Armrotation

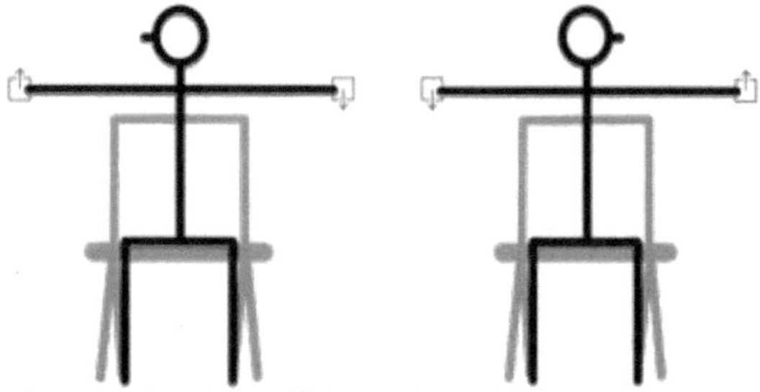

Abb. 13: Armrotation (© Afshin Amirsadri)

Wirkung: hilft, die eigenen Körpergrenzen zu spüren, erleichtert Perspektivwechsel, fördert die Interozeption und die Koordination, hilft bei Ambivalenz

Anleitung:

- Nehmt die Ausgangsposition ein (siehe Abb. 8a).
- Wir machen zehn Durchgänge der folgenden Übung und dann eine Pause.
  - Streckt die Arme seitlich parallel zum Boden.
  - Eine Handinnenfläche schaut Richtung Boden, die andere Richtung Decke.
  - Atmet ein und dreht den Kopf nach rechts.
  - Atmet aus, dreht den Kopf nach links und dreht gleichzeitig beide Hände andersherum.
  - Atmet ein, dreht den Kopf nach rechts und dreht die Hände wieder andersherum.
  - Koordiniert die abwechselnden Bewegungen mit dem Ein- und Ausatmen.
  - Atmet ruhig und langsam und macht ruhige und langsame Bewegungen.

Horizontales Augenyoga

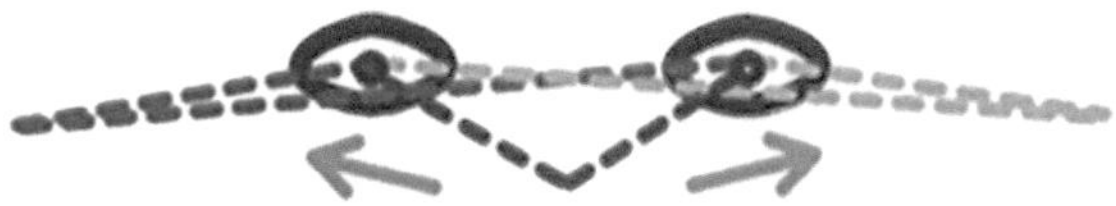

Abb. 14: Horizontales Augenyoga (© Afshin Amirsadri)

Wirkung: ändert den Blickwinkel; hilft, die Perspektive zu wechseln; kann bei Schwindel Expositionscharakter haben

Anleitung:

- Nehmt die Ausgangsposition ein (siehe Abb. 8a).
- Wir machen die Übung zunächst zehnmal und legen dann eine Pause ein.
  - Streckt die Arme nach vorne und die Daumen nach oben.
  - Blickt auf die Daumen.
  - Bewegt beim Folgenden den Kopf und den Oberkörper nicht. Nur die Augen bewegen sich.
  - Bewegt den rechten Arm und Daumen beim Einatmen weit nach rechts und kommt beim Ausatmen zurück in die Mitte. Folgt gleichzeitig mit den Augen dem Daumen.
  - Wiederholt das Gleiche mit dem linken Daumen.

Vertikales Augenyoga

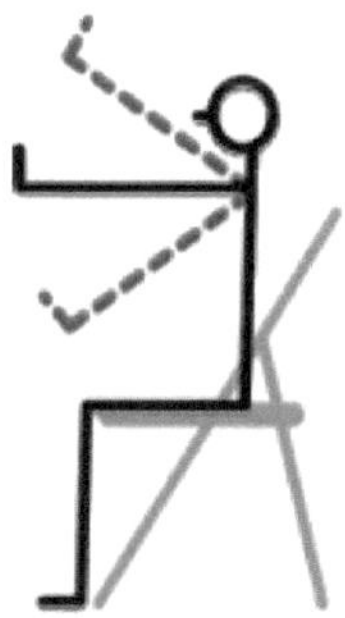

Abb. 15: Vertikales Augenyoga (© Afshin Amirsadri)

Wirkung: wie beim horizontalen Augenyoga

Anleitung:

wie beim horizontalen Augenyoga, nur dass sich hier die Arme und Daumen nach oben und unten bewegen

Fallbeispiel 17 (vgl. Fallbeispiel 12):

Eine Patientin nahm an den Körperübungen in der Gruppe teil, die seit ca. zwei Jahren an Kopfschmerzen und Schwindelattacken litt, was zu vollständigem Schulabsentismus und einer stationären Behandlung in einer kinder- und jugendpsychiatrischen Klinik geführt hatte. Als sie das erste Mal horizontales Augenyoga machte, löste dies einen leichten Schwindel bei ihr aus. Sie brach die Übung ab. Im Feedback wurde besprochen, dass es ein Weg sein könne, den Schwindel an diese Augenbewegungen besser zu gewöhnen, indem sie die horizontale und vertikale Augenbewegung weiter übte, aber jeweils nur so lange, bis erste Schwindelsymptome auftraten. Im Verlauf der Gruppentherapie erlernte die Jugendliche weitere Körperübungen aus dem therapeutischen Yoga und die Klopftechnik. Letztere Übungen lösten keinen Schwindel bei ihr aus.

Zum Zeitpunkt ihrer Verabschiedung aus der Gruppentherapie traten die körperlichen Symptome nicht mehr auf. In der Feedbackrunde äußerte sie auf die Frage, was sie glaube, was ihr in der Gruppentherapie am meisten geholfen habe: »die Körperübungen«.

Fingeryoga (Mudras)

Hintergrundwissen: Wussten Sie schon, dass die sogenannte Merkel-Raute ein Hakini-Mudra ist?

Wirkung: balanciert die Körperhälften, unterstützt Weisheit

Anleitung:

- Die Übung dauert ungefähr drei Minuten.
- Nehmt die Ausgangsposition ein (siehe Abb. 8a).
- Setzt die Fingerkuppen beider Hände aufeinander.
- Spreizt die Finger leicht.
- Der Daumen zeigt dabei nach schräg oben zum Bauch oder zur Brust.
- Die anderen Finger zeigen nach schräg unten.
- Entspannt dabei eure Hand- und Fingermuskeln.
- Richtet eure Aufmerksamkeit auf eure Fingerspitzen.
- Lasst euch Zeit.
- Konzentriert auch ganz auf die Empfindungen in euren Fingerspitzen.
- Wer mag, kann dabei die Augen schließen.

Schütteln

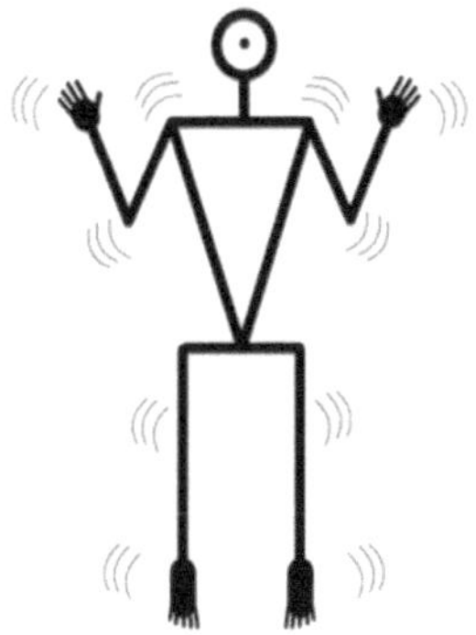

Abb. 16: Schütteln (© Afshin Amirsadri)

Wirkung: entspannt und lockert, entlädt Aggressionen

Anleitung:

– Wir machen diese Übung erst einmal nur zwei Minuten.
– Steht auf.
– Schüttelt erst die Hände und Arme in verschiedene Richtungen.
– Nehmt dann die Füße und Beine dazu.
– Ihr könnt dabei auch hüpfen.
– Sprecht dabei verschiedenen Vokale wie A, E, I, O, U laut aus und experimentiert dabei mit eurer Stimme.

Kurz gefasst:

– Bei psychosomatischen und dissoziativen Symptomen sind Körperübungen, beispielsweise die aus dem therapeutischen Yoga oder die Klopftechnik, eine wirksame Ergänzung herkömmlicher Methoden in der Psychotherapie.

Körperübungen:

- sind hervorragende Umschalttechniken, um den Fokus von einem Symptom auf etwas anderes zu lenken und das symptomassoziierte neuronale Netz zu verlassen;
- ermöglichen positive Erfahrungen mit dem eigenen Körper;
- verbessern die Interozeption und somit die frühzeitige Wahrnehmung von Stress.

Es wurden folgende Übungen dargestellt:

- Armrotation

- Horizontales Augenyoga
- Vertikales Augenyoga
- Fingeryoga
- Schütteln

7.3.9 Verbindung durch Singen (Chanten) und was das mit dem Schnurren von Katzen zu tun hat

Töne und Frequenzen sowie Singen (Chanten) und Summen haben ihren festen Platz im jahrtausendealten Yoga. Auch die Musiktherapie nutzt die heilende Wirkung des Singens. Beim Summen oder Singen kommen mehrere positive Effekte zum Tragen:

- Töne stiften Verbindung, da sich ihre Schwingungen auf andere Gegenstände oder Lebewesen übertragen.
- Auch der eigene Körper gerät durch akustische Frequenzen in Schwingung, was das Gefühl von Ganzheit fördert.
- Gemeinsames Singen verbindet die Mitglieder der singenden Gruppe.
- Beim Singen atmen wir verlängert aus. Dadurch entspannt sich der ganze Körper und der Parasympathikus wird aktiviert.
- Summen und Singen helfen, sich auf die Gegenwart zu fokussieren und Probleme in den Hintergrund rücken zu lassen.

Bei Katzen kann man die entspannende Wirkung von Tönen in Form des Schnurrens beobachten. Wer schon einmal eine schnurrende Katze auf dem Schoß gehabt hat, weiß, dass die Schwingungen des Schnurrens sich auf den menschlichen Körper übertragen und eine ansteckende und entspannende Wirkung haben. Katzen schnurren nur, wenn sie entspannt sind und sich in der Gegenwart eines Menschen oder anderer Katzen befinden. Das Schnurren hat somit etwas mit Verbindung und Beziehung zu tun.

Für das Chanten kann die Therapeutin eine Anleitung zu Hilfe nehmen, wie sie beispielsweise auf Youtube angeboten werden, etwa die »AUM Atemmeditation[15]«. Es gibt auch AUM-Meditationen auf Youtube, mit denen man mitsummen kann, beispielsweise wenn

15 Ein Beispiel für eine Anleitung ist verfügbar unter: https://www.youtube.com/watch?v=2Xy2mPiJ5Gs&t=159s.

man alleine chantet.[16] Manche Jugendliche schämen sich zu singen und fürchten die Bewertung durch die anderen Gruppenmitglieder. Daher sollte auch hier die Sitzanordnung parallel ausgerichtet werden. Zusätzlich können Ohrstöpsel genutzt werden, um die Hemmschwelle abzubauen. Ein weiterer Schritt, um die Hemmschwelle abzubauen, ist es, den Jugendlichen zu erlauben, ganz leise zu chanten oder, falls sie sich zu sehr schämen, nur in Gedanken zu chanten, aber zumindest mitzuatmen.

Atemwahrnehmung durch Summen

Anleitung:

- Wir werden jetzt zehnmal zusammen summen.
- Nehmt die Ausgangsposition ein (siehe Abb. 8a).
- Die Hände ruhen auf den Oberschenkeln.
- Atmet ruhig ein und aus. Spürt eure Atmung.
- Lasst die Atmung frei fließen.
- Atmet ein und summt beim Ausatmen den Konsonanten M…
- Ihr könnt dabei mit der Stimme spielen und verschiedene Frequenzen ausprobieren, höher oder tiefer.
- Versucht dabei zu spüren, wo im Körper ihr die Schwingungen des Summens am stärksten wahrnehmen könnt.
- Ihr könnt eure Hände auf diese Körperstelle legen, um sie besser zu spüren.

Diese Übung lässt sich analog auf das Singen der fünf Vokale übertragen.

Kurz gefasst:

- Töne und Frequenzen sowie Singen (Chanten) und Summen werden im Yoga und in der Musiktherapie aufgrund ihrer heilenden Wirkung genutzt.
- Beim Singen verlängert sich die Ausatmung, wodurch sich der Körper entspannt.
- Singen und Summen stiften Verbindung und helfen, sich auf den Augenblick zu fokussieren.

16 Ein Beispiel zum Mitsummen ist verfügbar unter: https://www.youtube.com/watch?v=4QYMssC6JvY.

- Das Schnurren der Katze ist ein gutes Beispiel für die entspannende Wirkung des Summens.
- Mögliche Übungen sind die Atemwahrnehmung durch Summen, das Singen von Vokalen oder die AUM-Meditation.

7.4 Psychische Gesundheit und Sport

Heidrun Lioba Wunram

In den vorangegangenen Abschnitten wurde umfassend dargestellt, wie körpertherapeutische Techniken (unter anderem Bewegungen im Rahmen des therapeutischen Yogas oder Berührungen und Klopftechniken im Sinne von PEP) ihre Wirkungen unter anderem über sympathikovagale Wege oder die bilaterale/bihemisphärische Aktivierung entfalten. Neben den körpertherapeutischen Verfahren nimmt Sport per se (*physical activity* oder *exercise*) in der Behandlung psychiatrischer Erkrankungen eine immer größere Rolle auch im Jugendalter ein.

Die allgemeinen Bewegungsempfehlungen für Kinder und Jugendliche des deutschen Bundesministeriums für Gesundheit stützen sich auf die Leitlinien der Weltgesundheitsorganisation (WHO) von 2020 und die nationalen Empfehlungen für Bewegung und Bewegungsförderung (Pfeifer u. Rütten 2017; Bundesministerium für Gesundheit 2022). Laut WHO werden für Kinder und Jugendliche mindestens 60 Minuten pro Tag mäßige bis starke aerobe Aktivität empfohlen sowie muskel- und knochenstärkende Kraftübungen an mindestens drei Tagen pro Woche (siehe Tabelle 4). Pfeifer und Rütten raten zu 90 Minuten Bewegung moderater bis hoher Intensität, wovon 60 Minuten auch Alltagsaktivitäten (zum Beispiel mindestens 12.000 Schritte) sein dürfen (Rütten u. Pfeifer 2017; Bundesministerium für Gesundheit 2022).

Trotz dieser generellen Bewegungsempfehlungen haben es Sport und Bewegung noch nicht in die Behandlungsleitlinien für Depressionen und/oder Angststörungen im Kindes- und Jugendalter geschafft (Schulte-Körne et al. 2023), obwohl in den deutschen Erwachsenen-Leitlinien zu Angststörungen und Depressionen Sport als ergänzende Behandlung explizit empfohlen wird (BÄK, KBV u. AWMF 2022). Die *European Psychiatric Association* empfiehlt dezidiert bei Depres-

Trainingsart	WHO Leitlinien 2020			2020 Unterschiede zu den 2010er Leitlinien
	Kinder (5 bis 17 Jahre):	Erwachsene (18 bis 64 Jahre):	Ältere Erwachsene (>65 Jahre):	
Ausdauer-belastungen	60 Min. pro Tag moderate bis intensive (mindestens drei mal pro Woche) körperliche Aktivität*	Mindestens 150–300 Min. moderate Ausdauerbelastungen oder mindestens 75–150 Min. intensive körperliche Belastungen, pro Woche	Mindestens 150–300 Min. moderate Ausdauerbelastungen oder mindestens 75–150 Min. intensive körperliche Belastungen, pro Woche	Ausdauerbelastungen sind nicht mehr auf mindestens zehn Minuten begrenzt, jede Minute zählt.
Krafttraining	Intensive Ausdauerbelastungen und kräftigende Aktivität mindestens drei mal pro Woche	An mindestens zwei Tagen pro Woche kräftigende Übungen für alle größeren Muskelgruppen für zusätzliche Gesundheitseffekte	An mindestens zwei Tagen pro Woche kräftigende Übungen für alle größeren Muskelgruppen für zusätzliche Gesundheitseffekte	Ähnliche Empfehlungen
Sitzzeit	Sitzzeit reduzieren, insbesondere Zeit hinter Bildschirmen	Sitzzeit reduzieren und durch körperliche Aktivität jeder Art ersetzen	Sitzende Zeit reduzieren und durch körperliche Aktivität jeder Art ersetzen	Keine Empfehlungen zu Sitzen und Inaktivität
Andere Empfehlungen			An mindestens drei Tagen Gleichgewichtsübungen und Krafttraining um Stürze zu vermeiden	Keine Empfehlungen hierzu

* Moderate, körperliche Belastungen: 3–6 METs (metabolisches Äquivalent), intensive (Englisch „vigorous") Belastungen: > 6 METs. Ein MET ist der geschätzte Ruheumsatz. Dieser ist als eine Sauerstoffaufnahme von 3,5 ml/min/kg definiert, was einem Energieverbrauch von 1 kcal pro kg Körpergewicht pro Stunde (4 kJ/kg/h) entspricht. Wenn eine Person mit 80 kg 1 h mit 7 MET Sport

Tab. 4: WHO-Leitlinien 2020 und Vergleich zu den Leitlinien von 2010 (BÄK, KBV u. AWMF 2022)

sionen, Störungen aus dem psychotischen Formenkreis sowie bipolaren Störungen 2–3-mal pro Woche angeleitetes aerobes und/oder Krafttraining über 45–60 Minuten mit moderater Intensität (Stubbs et al. 2018).

Laut Steuerungsgruppe für die angemeldete S3-Leitlinie »Behandlung von depressiven Störungen bei Kindern und Jugendlichen« (Prof. Dr. med. Schulte-Körne, Leitlinien-Symposium DGKJP-Kongress Rostock 2024) sei die Studienlage im Kinder- und Jugendbereich für eine Behandlungsempfehlung für Sport immer noch nicht ausreichend. Andere Länder sehen das anders: So ist in den britischen Leitlinien bei leichten Depressionen im Kindes- und Jugendalter Sport als Behandlung empfohlen (NICE 2019). Damit unterscheidet sich die Situation in Deutschland also von den internationalen Empfehlungen.

In der Tat nimmt die empirische Evidenz zu Sport in der Behandlung psychischer Störungen bei Kindern und Jugendlichen zwar zu, ist aber in vielen Bereichen noch schwach.

Die größte Evidenz gibt es für depressive Störungen: Hier zeigen mehrere Meta-Analysen kleine bis mittlere Effektstärken zur Wirksamkeit von Sport in der Behandlung der adoleszenten Depression (Axelsdóttir et al. 2021; Oberste et al. 2020; Larun et al. 2006). Bereits bei Angststörungen gibt es deutlich weniger: In der Meta-Analyse von Carter et al. (2021) zeigte sich zwar ein moderater Effekt von Sport in der Behandlung generalisierter Angststörungen, in den neun eingeschlossenen randomisiert-kontrollierten Studien finden sich jedoch keine klinischen Stichproben. Bei Psychosen und prodromalen Erkrankungen oder Krankheitsbildern wie der posttraumatischen Belastungsstörung im Jugendalter ist die Evidenz ebenfalls gering. Hier gilt insbesondere zu bemängeln, dass die Stichproben der existierenden Studien sehr klein sind (Dean et al. 2017; Rosenbaum et al. 2014). Ähnliches gilt für Autismus-Spektrum-Störungen, Zwangserkrankungen und Tourettesyndrom (Kauczor-Rieck, Allroggen u. Gradl-Dietsch 2024).

Über welche Mechanismen Sport und Bewegung auf die psychische Gesundheit wirken, ist ein hoch spannendes aktuelles Thema. Ein komplexes Erklärungsmodell stellt die neurobiologische Sichtweise dar: Sport wirkt als Neuromodulator über verschiedene physiologische Mechanismen und versucht so, der neuronalen Pathologie entgegenzusteuern (Wunram et al. 2023). Viele Studien sind mit Erwachsenen oder auch an Mausmodellen durchgeführt worden. Aber auch im Jugendbereich wächst langsam die Evidenz (Gadad et al. 2018; Matta Mello Portugal et al. 2013). Es gibt verschiedene Angriffspunkte im Sinne der Neuromodulation: Neuroendokrinologie, Neuroimmunologie, Neuroneogenese, neuronale Exzitationsgleichgewichte und neurokognitive Mechanismen (siehe Zusammenfassung bei Wunram et al. 2023). Die Wege sind sehr komplex und miteinander verwoben (siehe Abb. 17). Sport scheint parallel an verschiedenen Stellschrauben die Pathologie in Richtung Gesundung umzukehren.

Regelmäßige sportliche Aktivität normalisiert die in der Depression fehlregulierte Hypothylamus-Hypophsen-Nebennierenrinden-Achse (HPA-Achse oder Stressachse) und scheint langfristig zu einer Senkung von Entzündungsmarkern wie z. B. Interleukin 6 und Tumornekrosefaktor (TNF) α zu führen. Die Produktion neurotroper Faktoren wie des *Brain-derived Neurotrophic Factor* (BDNF) kommt wieder in Gang und trägt potenziell zur Steigerung kognitiver Funktionen bei (Zhao et al. 2020). Dies verringert möglicherweise die neurokognitive Vulnerabilität und reduziert die depressionsinhärenten kognitiven Defizite (Perini et al. 2019).

Neben den neuromodulatorischen Faktoren müssen natürlich die psychophysischen, psychosozialen und psychotherapeutischen Aspekte beachtet werden. Soziale Interaktion, Erwerb von Kompetenzen, Verbesserung der Selbstwirksamkeit oder auch die Ablenkung von negativen Gedanken sind als Mechanismen zu nennen (Lubans et al. 2016; Bruner et al. 2021).

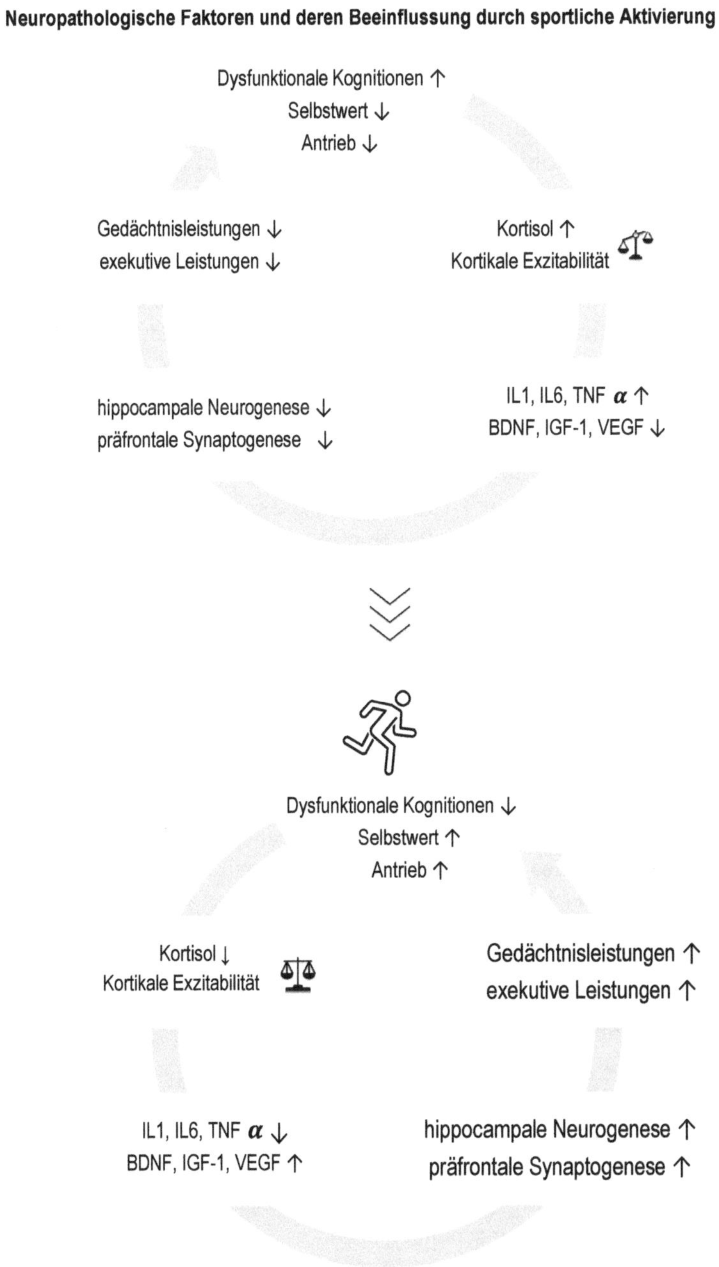

Abb. 17: Neuromodulatorische Mechanismen sportlicher Aktivität (Wunram et al. 2023, S. 83)

Trotz der vielen positiven Seiten von Bewegung und Sport gibt es auch Hemmnisse und Barrieren im Jugendbereich, die gut analysiert werden sollten: Kein guter Ratschlag zur heilenden Wirkung von Sport hilft, wenn die inneren und äußeren Barrieren zu groß sind. Eine Cochrane Review befasst sich aktuell mit diesem Thema (McCartan et al. 2020).

Welche sportlichen Aktivitäten nun in welcher Frequenz und Intensität durchgeführt werden sollten, um die bestmögliche Wirkung zu erzielen, wird aktiv beforscht (Zhang et al. 2023). In den britischen NICE-Guidelines werden angeleitete kardiovaskuläre Aktivitäten und/oder Krafttraining dreimal pro Woche für 45–60 Minuten für mindestens 12 Wochen empfohlen (NICE 2019). Aber die Studien bezüglich der optimalen Intensität, Frequenz und Bewegungsart variieren noch sehr (Stubbs et al. 2018).

Abschließend bleibt zu erwähnen, dass das Fach der Sportpsychiatrie sich nicht nur mit den therapeutischen Auswirkungen von Sport und Bewegung auf die mentale Gesundheit befasst. Auch die Gegenseite der Medaille muss gesehen werden: sportspezifische Störungen im Leistungs-, aber auch Freizeitsport, wie beispielsweise die *Muscle dysmorphophobia*, die *Anorexia athletica* oder auch die *Activity dependence* (Ströhle 2018; Claussen et al. 2024).

Kurz gefasst:

- Sport in der Behandlung der kinder- und jugendpsychiatrischen Störungen ist ein aktuell sehr beforschtes Feld. Neben den therapeutischen Wirkungen der Sporttherapie scheint auch »Sport per se« effektiv zu sein.
- Die neurobiologischen Mechanismen spielen synergistisch mit den psychophysischen, psychotherapeutischen und psychosozialen Faktoren zusammen.
- Welche Art der Aktivität in welcher Intensität und Frequenz durchgeführt werden sollte, bleibt noch nicht abschließend zu beurteilen.
- Als Ziel sollte zumindest eine Verringerung der Inaktivität stehen, vergleichbar mit den Leitlinien zur Adipositas im Kindes- und Jugendalter (AGA u. DAG 2019). Die Guidelines zur Bewegung der WHO könnten zudem als Orientierungspunkt dienen.

8 Eine Auswahl ergänzender Interventionen

8.1 Thema Essen

Das Thema Essen ist auf mehreren Ebenen für die Gruppentherapie und die Familiengespräche von Interesse, auch dann, wenn es nicht um Patientinnen mit Essstörungen geht:

- Regelmäßige Mahlzeiten und ein Essensrhythmus wirken stabilisierend auf die Psyche.
- Gemeinsame Mahlzeiten in der Familie sind Orte familiärer Begegnung und beeinflussen das Familienklima.
- Gesunde Ernährung wirkt sich positiv auf das Mikrobiom (die Darmflora) und damit auf die körperliche und psychische Gesundheit aus.
- Wer selbst kocht, ernährt sich gesünder, als wer überwiegend Fertigmahlzeiten kauft oder essen geht.
- Achtsame Ernährung ist ein Teil der Selbstfürsorge.
- Die Fertigkeit des Kochens ist ein Schritt des Autonomieprozesses, denn wer kochen kann, kann sich selbst und gegebenenfalls andere versorgen.
- Mit zunehmender Autonomie junger Erwachsener spielen gemeinsame Mahlzeiten mit Freunden oder der Partnerin eine Rolle.

8.1.1 Warum gemeinsame Mahlzeiten in der Familie?

Es lohnt sich, in Familiengesprächen einen neugierigen Blick auf das Thema der gemeinsamen Mahlzeiten zu werfen. Die Therapeutin kann erfragen, ob und wann in der Familie Mahlzeiten zusammen eingenommen werden, wie die Atmosphäre dabei empfunden wird und – falls es Konflikte gibt – wie die Sitzordnung am Tisch ist. Es ist überraschend, wie häufig es vorkommt, dass Familienmitglieder überwiegend oder ausschließlich für sich alleine essen.

Dabei gibt es verschiedene Muster:

- Nur die Jugendliche entzieht sich den Mahlzeiten, während der Rest der Familie noch zusammen isst. Ein Grund hierfür kann sein, dass sie abends spät nach Hause kommt und überwie-

gend Zeit mit Freundinnen verbringt. Häufiger bei Jungen als bei Mädchen kommt es vor, dass sie den Computer nicht verlassen wollen, weil sie mit Freunden online am Computer spielen und das Spiel nicht unterbrechen wollen. Sie nehmen dann oft das Essen mit auf ihr Zimmer und essen vor dem Computer.
- Jeder in der Familie isst für sich: Beispielsweise kommen die Eltern zu unterschiedlichen Zeiten abends nach Hause und warten mit dem Essen nicht aufeinander. Ihre Kinder essen ebenfalls alleine.

In jedem Fall ist das Fehlen gemeinsamer Mahlzeiten der Verlust eines Kommunikationsraums, bei dem sich die Familie begegnet. Wann sonst am Tag kommen alle Familienmitglieder in einem Raum zusammen und haben dabei die Gelegenheit, in Kontakt zu treten und sich auszutauschen? Allerdings manifestieren sich während des Essens auch Spannungen und Konflikte, sofern solche in der Luft liegen.

Sollte die Menge dessen, was die Jugendliche isst, ein Thema während der Mahlzeiten sein, kann die Therapeutin empfehlen, die Autonomie der Jugendlichen zu wahren und es ihr zu überlassen, wie viel sie isst. Entscheidend sollte die Anwesenheit bei den Mahlzeiten sein und dass alle eine Zeit lang zusammen am Tisch sitzen, unabhängig davon, wie viel Hunger die Einzelne hat.

Die Therapeutin sollte Familien anbieten, über fehlende oder konfliktreiche Familienmahlzeiten gemeinsam zu sprechen. Verbesserungen, die an dieser Stelle erzielt werden, entfalten ihre Wirkung häufig über die Mahlzeiten hinaus auf das gesamte Familienklima.

Fallbeispiel 19 (vgl. Fallbeispiele 13 und 16):

Eine 17-jährige Patientin mit Panikattacken und nichtpsychotischen optischen Halluzinationen kam abends unter der Woche regelmäßig erst um 22:00 Uhr von ihren Freundinnen nach Hause, weil sie Angst hatte, abends zu Hause Panikattacken zu bekommen. Da die Familie auch morgens nicht zusammen frühstückte, gab es keine gemeinsamen Mahlzeiten. Die Eltern aßen abends getrennt. Die Familie hatte bezüglich dieses Themas keinerlei Leidensdruck.

Im Familiengespräch wurde auf Anregung der Therapeutin beschlossen, dass die Patientin unter der Woche beziehungsweise am Vorabend von Schultagen um 20:00 Uhr nach Hause kommen solle. Um ihr das Ankommen zu Hause zu erleichtern, wurde außerdem entschieden, dass zwischen 20:00 und 21:00 Uhr, wenn der Vater nach Hause kam, ein gemeinsames Abendessen eingenommen werden solle.

Neben dieser systemischen Intervention sowie der Thematisierung der komplementären Entwicklungsaufgaben wurden Ego-State-Therapie und Körperübungen in der Gruppe eingesetzt mit dem erfreulichen Ergebnis, dass die Symptomatik schließlich aufhörte.

Wenn es chronische Konflikte während der Mahlzeiten gibt, kann als erste Intervention die Sitzordnung am Tisch verändert werden. Die Diskussion darüber, wer wo sitzen könnte, gibt Aufschluss über die Familienstruktur. Darüber hinaus sollte mit der ganzen Familie nach Lösungen gesucht werden, wie besser mit Konflikten am Essenstisch umzugehen wäre.

8.1.2 Die Kulturtechnik des Kochens: ein gemeinsames Projekt

Das Jugendalter ist ein guter Zeitpunkt, um an die Kulturtechnik des Kochens herangeführt zu werden. Jugendliche oder junge Erwachsene können mit ihren Eltern, für ihre Familie oder mit Freundinnen zusammen kochen. Wer schon ein bisschen kochen kann, wenn er von zu Hause auszieht, vermag sich selbst besser zu versorgen. Beim Kochen und Einkaufen von Nahrungsmitteln können sich Jugendliche damit auseinandersetzen, was eine gesunde Ernährung ausmacht. In der Gruppentherapie ist das gemeinsame Kochen jedes zweite Quartal ein beliebtes Projekt. Dabei werden die Fertigkeiten Handlungsplanung, Einkaufen, Teamwork und Zubereitung von Mahlzeiten eingeübt.

Das Kochprojekt wird in folgende Schritte aufgeteilt:

1) Die Entscheidung für ein Rezept: Zunächst werden Vorschläge gesammelt, um dann mittels Abstimmung ein Rezept auszuwählen.
2) Eine Einkaufsliste wird erstellt: Dazu werden alle Zutaten mit Mengenangaben auf die Flipchart geschrieben, und es wird aufgeteilt, wer was bis zum nächsten Mal mitbringt. Gegebenenfalls müssen die Mengenangaben auf die Anzahl der Personen in der Gruppe umgerechnet werden. Gegen Quittung werden die Auslagen von der Praxis erstattet.
3) Die Jugendliche, deren Vorschlag ausgewählt wurde, muss ein Rezept beschaffen, aus dem die einzelnen Arbeitsschritte hervorgehen.

4) Das Gericht wird zusammen gekocht: Die Arbeitsschritte werden aufgeteilt, so dass jede eine oder mehrere Aufgaben übernimmt.
5) Das frisch zubereitete Gericht wird gemeinsam gegessen: Wer keinen Hunger hat, muss natürlich nichts essen. Wenn etwas übrigbleibt, kann jede, die möchte, etwas in mitgebrachten Dosen mit nach Hause nehmen.
6) Anschließend wird zusammen die Spülmaschine eingeräumt und der Arbeitsplatz gereinigt.

Das Kochprojekt stiftet ein Gemeinschaftsgefühl und ist eine bei den Jugendlichen geschätzte Abwechslung zum üblichen Setting der Gruppentherapie.

8.1.3 Ernährung und Mikrobiom

Anlässlich des gemeinsamen Kochprojekts oder auch unabhängig davon kann die Therapeutin mit den Jugendlichen die Themen gesunde Ernährung und Mikrobiom besprechen.

In den letzten Jahren häufen sich Artikel und Publikationen zum Thema Mikrobiom und der sogenannte Darm-Hirn-Achse (Tran et al. 2025). Das Mikrobiom bezeichnet die Gesamtheit aller Bakterien auf der Haut und den Schleimhäuten. Im Folgenden wird der Begriff jedoch, wie bei manchen anderen Publikationen, nur für die Bakterien des Magen-Darm-Traktes verwendet. Die Forschung ist auf diesem Gebiet noch am Anfang und viele Erkenntnisse über das Mikrobiom sind noch nicht gesichert. Es gibt aber Hinweise darauf, dass:

- Kinder einer normalen Geburt, deren Magen-Darm-Trakt mit Bakterien der Vaginalflora besiedelt wurde, seltener bestimmte Autoimmunerkrankungen bekommen;
- Naturvölker durch die ballaststoffreichere sowie zucker- und fettärmere Ernährung eine gesündere Darmflora haben als die Bevölkerung der Industrienationen;
- das Mikrobiom das Immunsystem beeinflusst;
- das Mikrobiom durch Botenstoffe die Psyche beeinflusst;
- das Mikrobiom Einfluss auf die Entstehung beziehungsweise Prophylaxe von Nahrungsmittelallergien hat.

Die Bakterienzusammensetzung des Mikrobioms wird von der Nahrung beeinflusst. An dieser Stelle kann die Ernährungspyramide in der Gruppe besprochen werden (Bundeszentrum für Ernährung 2024). Ballaststoffreiche Ernährung fördert eine gesunde Magen-Darm-Flora, wohingegen fett- und zuckerreiche Ernährung einen ungünstigen Einfluss hat. Nahrungsmittel-Fertigprodukte enthalten mehr Zucker und Fett als selbst gekochtes Essen. Aber es hängt auch davon ab, was und wie man kocht. Das Essen in der Gastronomie enthält im Durchschnitt mehr Fett und Zucker im Vergleich zu Mahlzeiten, die aus gekauften Grundnahrungsmitteln selbst zubereitet werden. Im Tierversuch wurde gezeigt, dass der einmalige Konsum eines Burgers in den darauffolgenden Tagen durch eine kurzfristige Veränderung des Mikrobioms die Immunabwehr herabsetzt (Schweitzer 2023). Es hat also etliche Vorteile, wenn man kochen kann. Das gesündeste Essen entsteht in der eigenen Küche. Und es ist billiger, eigene Mahlzeiten herzustellen, als ausschließlich Fertigprodukte zu kaufen oder essen zu gehen.

Kurz gefasst:

- Gemeinsame Mahlzeiten in Familien sind wichtige Kommunikations- und Begegnungsräume.
- Manche Familien profitieren davon, wenn in den Familiengesprächen das Thema gemeinsamer Mahlzeiten aufgegriffen wird.
- In der Gruppentherapie ist das gemeinsame Kochen ein beliebtes Projekt, bei dem die Jugendlichen Handlungsplanung, Einkaufen, Teamwork und die Zubereitung von Mahlzeiten üben.
- Anlässlich des Koch-Projekts können verschiedene Aspekte gesunder Ernährung in der Gruppe thematisiert werden:
  - die Bedeutung des Mikrobioms für die körperliche und psychische Gesundheit;
  - der Einfluss der Zusammensetzung unserer Ernährung auf das Mikrobiom;
  - die sozialen Dimensionen des Kochens;
  - der Stellenwert des Kochens für Autonomie und Achtsamkeit.

8.2 Thema Schlaf

Schlafprobleme kommen bei jugendlichen Psychotherapiepatientinnen häufig vor. Dem Somnologen Martin Glos und der Sprecherin der Arbeitsgruppe Pädiatrie der deutschen Gesellschaft für Schlafforschung und Schlafmedizin, Barbara Schneider, zufolge haben Jugendliche aufgrund ihrer körperlichen Entwicklung abends weniger Schlafdruck und werden später müde als Erwachsene, selbst wenn sie spätabends keine elektronischen Geräte oder Medien mehr nutzen (Berres u. Lutteroth 2024). Daher wäre es für Jugendliche besser, wenn die Schule eine Stunde später anfinge. Aber auch die abendliche Computernutzung hat wahrscheinlich einen negativen Effekt auf den Schlaf (Glos et al. 2020).

Dauerhafte Schlafprobleme schwächen Körper und Psyche (Berres u. Lutteroth 2024):

> »Auf Dauer kann ernster Schlafmangel bei Jugendlichen zu psychischen Erkrankungen, Wachstumsstörungen und Übergewicht führen. Und zu Konzentrations- und Lernschwierigkeiten.«

Daher sollten Schlafprobleme von der Psychotherapeutin aktiv erfragt und primär psychotherapeutisch behandelt werden. Eine Behandlung mit Melatonin oder schlafanstoßenden Psychopharmaka sollte nur in therapieresistenten Ausnahmefällen erwogen werden. Im Anhang findet sich eine Anleitung für Patientinnen und Eltern, um Schlafproblemen zu begegnen: Schlaf gut und träume süß! Step by step …

8.2.1 Schlafhygiene

Wenn es um Schlafstörungen geht, sollte zunächst das Thema Schlafhygiene besprochen werden. Auch wenn die richtige Schlafhygiene nicht jedes Schlafproblem löst, so ist sie doch die Basis für einen gesunden Schlaf. Erst wenn die essenziellen Rahmenbedingungen für einen gesunden Schlafrhythmus umgesetzt werden, kann in einem darauffolgenden Schritt spezifischer auf individuelle, hartnäckigere Schlafstörungen eingegangen werden. Daher seien hier die Grundpfeiler, die in der Gruppentherapie besprochen werden können, kurz dargestellt:

- Gesunder Schlaf ist an einen Rhythmus gebunden: Wer Schlafprobleme hat, sollte versuchen, einen regelmäßigen Schlafrhythmus mit festen Bettgehzeiten zu finden. Tagsüber sollte maximal ein Mittagsschlaf von 20 bis 30 Minuten praktiziert werden. Denn wer tagsüber mehr schläft, wird abends nicht müde.
- Wenn unser Gehirn das Bett ausschließlich mit Schlafen verbindet, kann das Einschlafen besser gelingen. Um eine solche Assoziation anzubahnen, darf das Bett nur zum Schlafen genutzt

werden. Liegt man tagsüber häufig im Bett, um zum Beispiel zu lesen oder sich mit dem Mobiltelefon zu beschäftigen, verbindet unser Gehirn das Bett nicht mehr ausschließlich mit Schlaf. Solche Tätigkeiten sollten an andere Orte verlegt werden.
- Um das Einschlafen zu habituieren, sind ein Einschlafritual oder eine Bettgeh-Routine hilfreich. Wer vor dem Einschlafen eine Art Ritual praktiziert, bereitet Körper und Geist auf die Nachtruhe vor. Dies können einfache Routinen sein, wie zum Beispiel Schulsachen bereitlegen, den Eltern Gute Nacht sagen, Zähne putzen, Rollladen herunterlassen und anschließend ins Bett gehen. Bei wem das nicht reicht, kann die Therapeutin ein Bettgeh-Ritual anregen (siehe Abschnitt 8.2.2).
- Wer Einschlafprobleme hat, sollte spätestens eine Stunde vor dem Einschlafen nicht mehr auf elektronische Bildschirme inklusive Mobiltelefonen schauen, da der Blaulichtanteil von Bildschirmen eine wachhaltende Wirkung auf das Gehirn ausübt. Und selbst wenn ein Blaulichtfilter genutzt werden sollte, ist davon auszugehen, dass die nächtliche Nutzung von Mobiltelefonen bei Menschen mit chronischen Einschlafstörungen eher eine wachhaltende Wirkung hat.
- Einzelne schlaflose Nächte sind nicht pathologisch und sollten entkatastrophisiert werden. Wenn man lange wachliegt und grübelt, sollte man ab einem gewissen Zeitpunkt aufstehen und außerhalb des Bettes einer angenehmen Tätigkeit nachgehen, ohne dabei auf einen Bildschirm zu schauen, zum Beispiel ein Buch lesen. Erst wenn man dabei wirklich müde geworden ist, sollte man einen erneuten Einschlafversuch unternehmen und sich erst dann wieder ins Bett legen. Natürlich ist man nach einer weitgehend schlaflosen Nacht am nächsten Tag müde und energielos, aber wenn man bis zum darauffolgenden Abend durchhält, wird man aufgrund des Schlafdefizits dann umso besser schlafen. Wichtig ist, dass man tagsüber nicht lange schläft, damit abends ein Schlafdruck entsteht.

Das Thema Schlafhygiene sollte immer auch mit den Eltern besprochen werden, denn häufig brauchen Jugendliche bei der Umsetzung Unterstützung durch Erwachsene. Darüber, wie die Eltern ihre Kinder am besten unterstützen können, sollte im Familiengespräch ein Konsens mit allen Beteiligten gefunden werden.

8.2.2 Das Einschlafritual

Wer Einschlafprobleme hat, sollte sich ein Einschlafritual angewöhnen. Dabei sind der Fantasie keine Grenzen gesetzt und individuelle Lösungen gefragt. Beim Einschlafritual geht es darum, sich zum Ende des Tages etwas Gutes zu tun und sich, hypnotherapeutisch gesprochen, in eine Entspannungstrance zu versetzen. Wem es gelingt, sich auf etwas Positives und Angenehmes zu fokussieren, der kann sein Nervensystem beruhigen und sich so auf das Einschlafen vorbereiten.

Auszugsweise seien hier einige Beispiele genannt:

- eine heiße Milch mit Honig oder einen Entspannungstee genießen;
- sich mit jemandem über die Erlebnisse des Tages austauschen;
- wer gläubig ist, kann beten und alle seine geliebten Nächsten aufzählen, um sie behüten zu lassen;
- Körperübungen (siehe Abschnitte 7.2 und 7.3) können eingesetzt werden;
- Imaginationsübungen (siehe Abschnitt 8.4) eignen sich, um sich zu beruhigen;
- ein Hörspiel hören;
- eine Entspannungsmeditation auf Youtube hören;
- ein paar Seiten in einem Buch lesen;
- mit jemandem kuscheln;
- ein Haustier streicheln;
- mit der inneren Stärke, dem inneren Helfer oder dem beschützenden Selbst (siehe Abschnitt 6.5) Kontakt aufnehmen;
- sich an den letzten schönen Urlaub erinnern.

Nebenbei: Bei jüngeren Kindern sollten die Eltern mit den Kindern zusammen das Einschlafritual durchführen, damit diese vor dem Einschlafen mithilfe der Bezugsperson zur Ruhe kommen. Abendliches Vorlesen ist die gängigste Form des Einschlafrituals bei Kindern.

8.2.3 Umgang mit Albträumen

Albträume hat jede und sie sind vollkommen normal. Wenn aber Albträume häufig auftreten, als belastend empfunden werden und zu Schlafstörungen führen, sollten sie therapeutisch bearbeitet werden.

Bevor die Therapeutin mit der Behandlung von Albträumen beginnt, sollte sie grundsätzlich über das Thema Träume, um das sich viele Mythen ranken, aufklären:

- Alle Menschen träumen jede Nacht. Träume sind Teil der gesunden, unbewussten Verarbeitung von Themen, die uns beschäftigen, darunter auch Ängste und Konflikte.
- Menschen erinnern sich unterschiedlich häufig an ihre Träume. Auch das ist ganz normal und sollte nicht bewertet werden. Manche Menschen erinnern sich fast täglich an ihre Träume, manche nur einmal im Monat. Weder das eine noch das andere ist von Vorteil. Es kann spannend sein zu wissen, was man geträumt hat. Genauso gut kann es aber auch entlastend sein, nicht zu wissen, womit sich das Unterbewusstsein in der Nacht beschäftigt hat.
- Schlechte Träume sind, wenn sie nicht zu häufig auftreten, weder ein Warnsignal noch ein Anzeichen für psychische Probleme. Im Gegenteil: Die Bearbeitung von unterbewussten Ängsten, Aggressionen und Konflikten im Traum trägt zur psychischen Stabilität bei und macht den Kopf frei für neue, alltägliche Herausforderungen.
- Träume sind keine Voraussagen für die Zukunft. Gegenstände oder Lebewesen, die in Träumen auftauchen, haben keine festgeschriebene symbolische Bedeutung.
- Neueren Forschungen zufolge existiert die besondere Begabung des sogenannte Klarträumens. Ein Teil der Bevölkerung ist in der Lage, während des Träumens zu realisieren, dass man träumt, und kann sogar den Verlauf des Traumes willentlich beeinflussen. Diese Begabung kann genutzt werden, um Träumen eine positive Wendung zu geben.

Vorschläge zur Behandlung von belastenden Albträumen:

- Als Erstes sollte besprochen werden, was die Jugendliche tun kann, wenn sie nach dem Aufwachen aus dem Albtraum weiterhin Angst hat und nicht wieder einschlafen kann. Hier können in einem ersten Schritt imaginative Techniken (siehe Abschnitt 8.4) angewandt werden.
- Wenn imaginative Übungen nicht ausreichend helfen, sollte die Jugendliche aufstehen, das Licht anmachen und eine Körperübung durchführen, zum Beispiel eine beruhigende Übung aus dem therapeutischen Yoga (siehe Abschnitt 7.3), eine Klopftechnik (siehe Abschnitt 7.2) oder eine beliebige Gymnastik- oder Dehnübung.

- Wahlweise können auch andere Ablenkungstechniken eingesetzt werden, wie Musik oder eine Entspannungsmeditation hören, etwas lesen. Aufregende Filme sollten gemieden werden, da sie den Adrenalinspiegel erhöhen und so wachhalten.
- Gelingt es der Jugendlichen nicht, sich nachts selbst zu beruhigen, braucht sie Hilfe und Beistand durch eine Bezugsperson. Dies sollte im Familiengespräch mit den Eltern erörtert werden.
- In einem nächsten Schritt kann die Umgebung des Bettes mit schützenden Objekten versehen werden. Infrage kommen Traumfänger, bei Gläubigen entsprechende Symbole der Religion, ein Bild von einem Schutzengel oder einer anderen beschützenden Figur. Hier sollten die Vorschläge der Jugendlichen eingeholt werden. Es können auch in der Therapie gemalte Bilder zum Einsatz kommen oder beispielsweise Abbildungen von Superhelden im Internet gesucht und ausgedruckt werden.
- Eine weitere imaginative Technik ist der »Traumwächter«. Dieser bewacht die Tür, durch die die Träume vom Unterbewusstsein ins Bewusstsein eintreten. Wir erinnern uns nur an die Träume, die ins Bewusstsein gelangen. Von den Träumen, die im Unterbewusstsein verbleiben, wissen wir nach dem Aufwachen nichts mehr. Die Jugendliche kann jeden Abend vor dem Einschlafen mit ihrem Traumwächter in Kontakt treten und ihn bitten, in der kommenden Nacht keine Angst auslösenden Träume ins Bewusstsein hereinzulassen. Wenn dies funktioniert hat, sollte sie sich am nächsten Morgen bei ihrem Traumwächter dafür bedanken.
- Mithilfe des Ego-State-Ansatzes kann versucht werden, den oder die Ich-Zustände zu kontaktieren, die die Albträume hervorrufen. Gelingt dies, können sie gewürdigt und in Kontakt mit der inneren Stärke, dem inneren Helfer und dem beschützenden Selbst gebracht werden.

Fallbeispiel 20 (vgl. Fallbeispiele 6 und 11):

Ein 17-jähriger unbegleiteter Flüchtling, der auf der Flucht schwere Traumata mit körperlichen Verletzungen erfahren hatte, litt vier Jahre lang an Schlafstörungen mit hartnäckigen Albträumen und Angstzuständen nach dem Aufwachen. Eine schlafanstoßende Medikation mit einem Neuroleptikum konnte dies nicht beeinflussen. Die Albträume wurden über Jahre psychotherapeutisch behandelt.

Der erste Behandlungsschritt erfolgte in einer Flüchtlingsgruppe in der Flüchtlingsambulanz der Klinik. Hier erlernte der Patient Körperübungen, die er nachts nach dem Aufwachen einsetzte, um sich von den Ängsten abzulenken und zu beruhigen.

Der zweite Behandlungsschritt erfolgte in der Einzeltherapie. Hier wurde die Umgebung des Bettes mit einem Traumfänger und der Abbildung eines Schutzengels versehen und mittels des EMDR-Traumprotokolls ein wiederkehrender Albtraum durchgearbeitet.

Der dritte Behandlungsschritt erfolgte in der Gruppentherapie. Hier tauschte sich der Patient mit anderen Jugendlichen aus, die ebenfalls unter Schlafstörungen litten. Zusammen wurden imaginative Stabilisierungstechniken erlernt. Außerdem brachte der Patient den anderen Jugendlichen seine Körperübungen bei.

In einem vierten Behandlungsschritt wurden die Betreuer seiner Wohngruppe miteinbezogen. Dies war in einer Phase intensiver Albträume erforderlich, in der der Patient die Hilfe von Bezugspersonen benötigte. Da er sich nicht traute, die Nachtbereitschaft der Wohngruppe, die normalerweise nachts schlief, zu wecken, wurde im gemeinsamen Gespräch mit seinem Bezugsbetreuer geklärt, dass die Nachtwache für ihn da sei. Mit der Nachtbereitschaft wurde besprochen, mit dem Patienten einen beruhigenden Tee zusammen zu trinken und ein Kartenspiel zur Ablenkung zu spielen, bis der Patient sich soweit beruhigt habe, dass er einen erneuten Einschlafversuch machen konnte.

Aufgrund der Hartnäckigkeit der Albträume, die über Jahre persistierten, wurde das Therapieziel dahingehend angepasst, dass der Patient lernen sollte, mit den Albträumen bestmöglich zu leben.

Am Ende der Gruppentherapie berichtete er, dass er jetzt gut schlafen könne und kaum noch Albträume habe. Zu diesem Zeitpunkt war das Neuroleptikum bereits abgesetzt worden. Der junge Erwachsene hatte sich verselbstständigt und wohnte in einer eigenen Wohnung.

Kurz gefasst:

- Jugendliche haben physiologisch weniger Schlafdruck als Erwachsene und werden später müde.
- Abendliches Computerspielen ab zwei Stunden hat negative Auswirkungen auf den Schlaf.
- Dauerhafte Schlafprobleme beeinträchtigen die körperliche und psychische Gesundheit.

- Schlafprobleme sollten primär psychotherapeutisch und nur in therapieresistenten Ausnahmefällen mit Melatonin oder Psychopharmaka behandelt werden.
- Als Erstes sollte die Schlafhygiene in der Gruppe und im Familiengespräch thematisiert werden.
- Daraufhin sollte ein Einschlafritual erarbeitet und eingeübt werden.
- Die Behandlung von belastenden Albträumen umfasst eine Aufklärung über das Träumen, imaginative und Körperübungen zur Beruhigung nach dem Aufwachen, bei Bedarf die Einbeziehung von Bezugspersonen und weitere spezifische Methoden zur Beeinflussung von Albträumen.

8.3 Verantwortungsvoller Umgang mit Medien

Jugendliche werden heutzutage stark von sozialen Medien, dem Internet und Computerspielen beeinflusst. Deren Auswirkungen auf die Psyche von Jugendlichen sollten wir nicht unterschätzen. Leider haben wir Erwachsenen häufig wenig Einblick in das Nutzungsverhalten der Jugendlichen, noch können wir das meiste hinreichend beurteilen. Interessanterweise sehen aber viele Jugendliche selbst den Einfluss der sozialen Medien kritisch.

Fallbeispiel 21:

Eine 15-jährige Jugendliche nannte als Therapieauftrag ein besseres Selbstbewusstsein und dass sie ihre äußere Erscheinung, mit der sie unzufrieden war, positiver sehen wolle. Von außen betrachtet sah die Patientin attraktiv aus, sofern man so etwas überhaupt objektiv beurteilen kann, denn die Schönheit liegt ja bekanntlich im Auge des Betrachters.

Nun ergab es sich, dass das Mobiltelefon der Patientin kaputtging und sie zwei Wochen warten musste, bis sie ein neues bekam. Die Patientin äußerte von sich aus, ohne danach gefragt zu werden, dass sie sich in diesen zwei Wochen deutlich selbstbewusster gefühlt habe. Diese Verbesserung führte sie darauf zurück, dass sie sich keine Bilder im Internet angesehen und keine sozialen Medien genutzt habe.

Beim Thema soziale Medien empfiehlt es sich für die Therapeutin, eine neugierige Haltung einzunehmen und das Thema zu vertiefen, wenn es von den Jugendlichen angesprochen wird. Hier können die Gruppenmitglieder als Expertinnen befragt werden und mittels Reihum-Technik kann die Perspektivenvielfalt erhöht werden. Wenn es um Abgrenzung vom Einfluss sozialer Medien geht, können imaginative Techniken und Körperübungen eingeflochten werden. Da es dem Unterbewusstsein nicht gelingt, ein negativ beschriebenes Ziel (wie beispielsweise »weniger Medien nutzen«) zu verinnerlichen, sollte eine Zieldefinition unbedingt erfassen, womit die Jugendliche ihre Zeit stattdessen verbringen möchte.

Alternativ zu sozialen Medien können Live-Kontakte und Begegnungen in den Aufmerksamkeitsfokus gerückt werden. Da soziale Medien aus dem heutigen Leben der Jugendlichen nicht mehr wegzudenken sind, geht es darum, das richtige Maß zu finden. Dies gelingt am ehesten, wenn eine Balance zwischen Medienkonsum und analogen Kontaktformen und Beschäftigungen gelingt. Hier können Jugendliche in der Gruppe voneinander lernen.

Wenn Jugendliche von sich aus thematisieren, dass ihr Selbstbewusstsein unter dem sozialen Druck der Medien leidet, gibt dies Anlass, die Themen Selbstbewusstsein und Identität (siehe Abschnitt 5.4) zu vertiefen.

Je nach Anlass steht das Thema Cybermobbing auf der Agenda. Hier kann in der Gruppe erörtert werden, wie man sich davor schützen kann. Sollten Jugendliche von Cybermobbing betroffen sein, sind das Familiengespräch und die Kontaktaufnahme zu Lehrerinnen, Schulsozialarbeiterinnen oder in allerdings seltenen Fällen den Eltern der Täterinnen indiziert (siehe Abschnitt 5.3.3). Je nach Ausmaß des Mobbings sollte eine Strafanzeige erwogen werden.

Liegt eine Mediensucht vor, kann diese meist nur zusammen mit den Eltern und Jugendlichen angegangen werden. Für Eltern, die sich ohnmächtig fühlen, empfiehlt sich hier die Haltung der »Neuen Autorität« (Omer 2016). Die Methode von Haim Omer überträgt das Konzept des gewaltfreien Widerstandes von Mahatma Ghandi auf Eltern und Führungspersonen. In Extremfällen kann eine stationäre Behandlung indiziert sein. Außerdem können spezialisierte Angebote wie zum Beispiel Ambulanzen oder Behandlungsprogramme für Mediensucht erwogen werden.

Kurz gefasst:
- Die Themen soziale Medien, Internet und Computerspiele beschäftigen Jugendliche und werden in die Gruppentherapie eingebracht.
- Seitens der Therapeutin empfiehlt sich zunächst eine neugierige Haltung.
- Die Jugendlichen können sich gegenseitig als Expertinnen beraten.
- Möglicherweise ergeben sich daraus folgende Ansätze:
  - Abgrenzungstechniken
  - eine Stärkung analoger Kontaktformen und Beschäftigungen
  - die Thematisierung von Selbstbewusstsein und Identität
- Bei Cybermobbing sind Familiengespräche und die Kontaktaufnahme zu Lehrerinnen und Schulsozialarbeiterinnen indiziert.
- Bei Mediensucht können Eltern von Haim Omers Haltung der »Neuen Autorität«, orientiert am gewaltfreien Widerstand, profitieren.

8.4 Imaginative Stabilisierungstechniken

Imaginative Stabilisierungstechniken kommen zum Einsatz, um die Beschäftigung mit belastenden Themen oder ein Grübeln zu unterbrechen oder um sich von einem unangenehmen Gefühl beziehungsweise einer Körperempfindung zu distanzieren. Sie erhöhen die Fähigkeit zur Selbststeuerung, indem Ressourcenkreisläufe aktiviert werden und die Abgrenzungsfähigkeit gestärkt wird. Bei der Auswahl der geeigneten Stabilisierungstechnik gibt es individuelle Präferenzen. Daher ergibt es Sinn, mehrere Techniken zur Auswahl vorzustellen.

Im Anschluss an die Übungen erfolgt jeweils eine Feedbackrunde, in der die Jugendlichen schildern, wie die Übung bei ihnen funktioniert hat und was sie empfunden haben. Die Übung wird zudem als Hausaufgabe aufgegeben, um auszuprobieren, wie sie bei der Einzelnen im Alltag ankommt. Wenn sie nicht gewirkt hat, wird eine andere Übung als Alternative ausprobiert.

8.4.1 Der sichere Ort

Der sichere Ort eignet sich, um von Ängsten oder anderen negativen Gefühlen und Gedanken abzuschalten und sich zu beruhigen. Er wird erfahrungsgemäß von vielen Jugendlichen gut angenommen.

Anleitung:

- Sucht euch eine Körperposition aus, die angenehm ist und an der euch nichts stört, sodass ihr fünf Minuten in dieser Position bleiben könnt, ohne euch dabei viel bewegen zu müssen. Wenn ihr zum Beispiel den Kopf anlehnen wollt, könnt ihr den Stuhl an die Wand rücken und den Kopf anlehnen. Oder wenn ihr euch hinlegen wollt, kann ich euch eine Yogamatte und ein Kopfkissen geben.
- Ihr könnt bei der folgenden Übung entweder einen Punkt im Raum anschauen, der euch nicht ablenkt, oder die Augen zumachen.

Diese beiden ersten Anweisungen werden bei den Übungen in den Abschnitten 8.4.2 und 8.4.3 als »Nehmt die Ausgangsposition ein« zusammengefasst.

- Stellt euch einen Ort vor, an dem ihr euch vollkommen sicher fühlt.
- Das kann ein realer Ort sein aus eurem jetzigen Alltag oder ein Ort aus der Vergangenheit, zum Beispiel aus einem früheren Urlaub, oder ein fiktiver Ort aus einem Film oder einer Geschichte oder ein Ort eurer Fantasie.
- Nehmt euch in Ruhe die Zeit, die ihr braucht, um euch für einen Ort zu entscheiden. Nehmt nur einen Ort, an dem ihr euch wirklich sicher fühlt.
- Wenn euch etwas an diesem Ort stört, dann sucht euch entweder einen anderen Ort aus oder verändert den Ort in eurer Fantasie so, dass euch nichts mehr daran stört. (Pause)
- Wenn ihr euch für einen Ort entschieden habt, nickt bitte kurz, damit ich sehe, wann ich weitermachen kann. (Pause)
- Stellt euch jetzt vor, wo genau an diesem Ort ihr euch aufhaltet: Sitzt ihr auf einem Stuhl oder liegt ihr auf einem Bett oder einer Wiese oder am Strand …? (Pause)
- Stellt euch genau vor, was ihr um euch herum sehen könnt. Wie sieht es um euch herum aus? Stellt euch möglichst viele Details vor. (Pause)
- Stellt euch als Nächstes vor, welche Geräusche ihr an diesem Ort hört. Auch wenn sie nur ganz leise sind oder es sich um Hintergrundgeräusche handelt. (Pause)
- Dann stellt euch vor, wie es an diesem Ort riecht. (Pause)
- Als Letztes stellt euch vor, wie es sich auf eurer Haut anfühlt, da, wo ihr gerade sitzt, liegt oder steht. Wie ist die Unterlage beschaffen und wie fühlt sie sich an? Oder spürt ihr einen Luftzug oder Wind auf eurer Haut? (Pause)
- Und jetzt lasst nochmal alle diese Eindrücke in Ruhe auf euch wirken und geht dabei mit eurer Aufmerksamkeit durch euren Körper: Versucht, wahrzunehmen, wie sich dieses Gefühl der Sicherheit und

- Entspannung anfühlt und an welcher Stelle eures Körpers ihr etwas spüren könnt. (Pause)
- Zu diesem sicheren Ort könnt ihr in Gedanken jederzeit gehen, wenn ihr euch fünf Minuten Zeit nehmt. Immer, wenn ihr es braucht, könnt ihr an diesen Ort gehen und dort Ruhe finden und Kraft schöpfen.

8.4.2 Die Tresor-Übung

Die Tresor-Übung ist eine Distanzierungstechnik, die geeignet ist, belastende Gedanken oder Gefühle wegzupacken und Abstand zu gewinnen.

Anleitung:

- Nehmt die Ausgangsposition ein (siehe Abschnitt 8.4.1).
- Sucht euch jetzt einen unangenehmen Gedanken oder ein unangenehmes Gefühl aus, das euch in den letzten Wochen belastet hat: etwas, das ihr gerne vergessen würdet oder loswerden wollt. (Pause)
- Stellt euch vor, dieser Gedanke oder dieses Gefühl würde sich in einen Gegenstand verwandeln: einen Gegenstand, kein Lebewesen. Jeder Gegenstand ist möglich, es gibt dabei keine Grenzen für eure Fantasie. (Pause)
- Wenn ihr einen Gegenstand gefunden habt, nickt bitte kurz, damit ich sehe, wann ich weitermachen kann. (Pause)
- Stellt euch jetzt diesen Gegenstand ganz genau vor: Wie sieht er aus? Welche Farbe hat er? Wie groß ist er? Aus welchem Material ist er beschaffen? Wie fühlt er sich an, wenn ihr ihn berührt? Kalt oder warm? Hart oder weich? Wie ist seine Oberfläche beschaffen? (Pause)
- Stellt euch nun einen Tresor vor, der groß genug ist, damit der Gegenstand hineinpasst.
- Stellt euch genau vor, um was für einen Tresor es sich handelt: Wie groß ist er? Aus welchem Material ist er? Welche Farbe hat er? Wie dick sind die Wände? Wie sieht die Tresortür aus? Hat sie ein Rad zum Drehen oder einen Griff zum Öffnen? (Pause)
- Wie ist der Verschlussmechanismus? Ist es ein Schloss mit Schlüssel oder eine Zahlenkombination oder ein Scanner für die Hand oder das Auge? Oder ist es noch ein anderer Mechanismus? (Pause)
- Ihr könnt den Tresor öffnen und verschließen. Falls es einen Schlüssel gibt, dann seid ihr in seinem Besitz. Falls es Zahlen sind, kennt ihr die Kombination. Und falls es ein Scanner ist, dann passt eure Hand oder euer Auge exakt in das System.
- Öffnet jetzt den Tresor und räumt den Gegenstand in den Tresor.
- Schließt dann die Tresortür und verriegelt sie. (Pause)
- Jetzt sucht euch einen Ort aus, an den ihr den Tresor bringen könnt, sodass ihr ihn nicht mehr seht und vergessen könnt. Dieser Ort kann

irgendwo auf der Welt sein, nur nicht hier in diesem Haus oder dort, wo ihr wohnt. (Pause)

- Wenn ihr euch für einen Ort entschieden habt, nickt bitte kurz, damit ich weiß, dass ich mit euch weitermachen kann. (Pause)
- Überlegt jetzt, was ihr braucht, um den schweren Tresor an diesen Ort zu transportieren. Wahrscheinlich braucht ihr ein paar Arbeiterinnen, die euch helfen, den Tresor auf die Ladefläche eines Wagens zu heben. Vielleicht hat der Wagen auch einen Kran. Vielleicht wird der Tresor anschließend in ein Flugzeug oder auf ein Schiff verladen. (Pause)
- Wenn ihr mit dem Tresor an dem Ort angekommen seid, stellt euch vor, wie ihr den Tresor dort absetzt. Vielleicht vergrabt ihr ihn auch oder ihr werft ihn ins Wasser ... (Pause)
- Anschließend fahrt ihr zurück in die Praxis und kommt wieder hier in diesem Raum an.

8.4.3 Die Lichtstromtechnik

Die Lichtstromtechnik eignet sich für belastende Gefühle, insbesondere für unangenehme Körperempfindungen wie Verspannungen und Schmerzen.

Anleitung:

- Nehmt die Ausgangsposition ein (siehe Abschnitt 8.4.1).
- Ihr könnt bei der folgenden Übung entweder einen Punkt im Raum anschauen, der euch nicht ablenkt, oder die Augen zumachen.
- Sucht euch jetzt ein unangenehmes Gefühl wie Angst oder eine unangenehme Körperempfindung wie eine Verspannung oder einen Schmerz aus, die ihr loswerden oder zumindest verbessern wollt. (Pause)
- Fühlt jetzt in euch hinein und schaut, wo in eurem Körper ihr Verspannungen spürt oder Schmerzen habt. Wenn es sich um ein Gefühl wie zum Beispiel Angst oder Wut oder Nervosität handelt, spürt in euren Körper hinein, an welcher Stelle eures Körpers ihr dieses Gefühl wahrnehmen könnt. Ist es ein Druck oder ein Ziehen oder ein Kribbeln oder eine andere Empfindung? (Pause)
- Stellt euch jetzt vor, dass es in einer unendlichen Entfernung von dieser Erde im Weltall bei den Sternen eine Lichtquelle gibt, Lichtjahre entfernt ...
- Diese Lichtquelle ist unerschöpflich und sendet bis in alle Ewigkeit ein heilendes Licht aus.
- Stellt euch vor, welche Farbe dieses heilende Licht für euch hat. Ist es weiß ... oder gelb ... oder orange ... oder hat es eine andere Farbe eurer Wahl? (Pause)

- Dieses unerschöpfliche, heilende Licht strömt durch das ganze Weltall, an den Sternen und Galaxien vorbei, durch die Atmosphäre der Erde, durch das Dach dieses Hauses und durch euch hindurch. (Pause)
- Stellt euch vor, wie es durch euren Kopf, euren Hals, eure Arme bis in die Fingerspitzen strömt ... (Pause)
- ... durch euren Brustkorb, euren Bauch, bis in die Beine und die Zehenspitzen ..., durch euren ganzen Körper ... (Pause)
- Und dabei durchströmt dieses heilende, unerschöpfliche Licht jede einzelne von euren Körperzellen und versetzt sie in leichte Schwingungen ... (Pause)
- Durch diese Schwingungen überträgt sich die heilende Kraft des Lichts auf euren Körper ... Das Licht lädt euch mit positiver, heilender Energie auf und spendet euch Kraft ... (Pause)
- Achtet jetzt auf die Körperstelle, an der ihr ein unangenehmes Gefühl hattet, und beobachtet, wie auch sie von dem Licht durchströmt und in Schwingungen versetzt wird ... (Pause)
- Schaut, ob sich an dem Gefühl vielleicht etwas verändert ... (Pause)
- Ihr könnt das Licht jetzt noch so lange durch euch hindurchströmen lassen, wie es euer Körper braucht, um sich mit positiver Energie aufzuladen ... (Pause)
- Nehmt euch die Zeit, die ihr braucht, egal ob es zehn Sekunden sind oder eine halbe Minute oder eine ganze Minute oder mehrere Minuten ... (Pause)
- Und wenn ihr genug positive Energie aufgenommen habt, könnt ihr die Übung beenden, jede zu dem Zeitpunkt, wie es für sie am besten passt ...
- und dann kehrt ihr zurück in diesen Raum, auf euren Stuhl.

Kurz gefasst:

- Imaginative Stabilisierungstechniken kommen zum Einsatz, um die Beschäftigung mit belastenden Themen oder Grübeln zu unterbrechen oder um sich von einem unangenehmen Gefühl beziehungsweise einer Körperempfindung zu distanzieren.
- Der sichere Ort eignet sich, um von Ängsten oder anderen negativen Gefühlen und Gedanken abzuschalten und sich zu beruhigen.
- Die Tresor-Übung ist eine Distanzierungstechnik, die geeignet ist, belastende Gedanken oder Gefühle wegzupacken und Abstand zu gewinnen.
- Die Lichtstromtechnik eignet sich für belastende Gefühle, insbesondere für unangenehme Körperempfindungen wie Verspannungen und Schmerzen.

8.5 Eine Intervention zu den Bedürfnissen unter den Ängsten

Die folgende Intervention ist abgeleitet von Gunther Schmidts Vortrag[17] zum Thema: »Hypnosystemische Therapie bei Ängsten, Panik und Zwängen«. Der Vorteil dieses Ansatzes liegt, ähnlich wie bei der Ego-State-Therapie, darin, dass die Ängste nicht wegtherapiert werden sollen, sondern der Umgang mit ihnen modifiziert wird, sodass es besser gelingen kann, mit ihnen zu leben.

Ausgeprägte Ängste sollten parallel zur Gruppentherapie immer auch im Familiensetting behandelt werden, weil sie Hinweise auf anstehende, noch nicht bewältigte Entwicklungsschritte in der familiären Koevolution sind (siehe Abschnitt 5.1.2).

Bevor auf die spezifischen Ängste eingegangen wird, stellt die Therapeutin eine Reflexion über die Funktionen von Angst voran: Das Ziel kann nicht sein, ein Leben ohne Angst zu führen. Denn Ängste haben eine wichtige Funktion in unserem Leben: Sie warnen uns vor Gefahren. Hätten wir überhaupt keine Ängste, gerieten wir schneller in Unfälle, würden uns häufiger verletzen und am Ende vielleicht sogar früher sterben. Ängste haben sich deswegen in der Evolution von uns Menschen behauptet, weil sie einen Selektionsvorteil darstellten, das heißt, wir Menschen haben seit so langer Zeit dank unserer Ängste überlebt. Wenn vor Tausenden von Jahren zum Beispiel eine Menschengruppe Angst vor wilden Tieren in einem bestimmten Gebiet hatte und daher zunächst ein Lager aufschlug, statt weiterzugehen, oder einen Umweg um dieses Gebiet machte, dann überlebte diese Gruppe wahrscheinlich. Ein Clan hingegen, der weniger Angst hatte und sich in das gefährliche Gebiet hineinwagte, wurde möglicherweise von den Raubtieren dort gefressen. Auf diese Weise sicherten Ängste das Überleben der Menschen.

Nun muss man noch etwas anderes über Ängste wissen, um sie besser zu verstehen: Ängste sind Reaktionen unseres Unterbewusstseins und unseres Körpers. Das Unterbewusstsein macht 80 % unserer Gehirnaktivität aus. Nur 20 % dessen, was in unserem Gehirn vor sich geht, ist uns bewusst. Da das Unterbewusstsein mächtiger und schneller ist als unser Bewusstsein und unser rationales Denken, können wir das Aufkommen von Ängsten weder verhindern noch

17 Vortrag im Therapieforum des Kölner Alexianer-Krankenhauses am 26.4.2023.

unterdrücken. Im Gegenteil: wenn wir versuchen, eine aufkommende Angst zu unterdrücken, wird sie höchstwahrscheinlich dadurch paradoxerweise noch verstärkt. Deswegen sollten wir Ängste als Signale unseres weisen Unterbewusstseins deuten, die uns etwas sagen wollen. Man könnte zum Beispiel erstmal mit einer gewissen Neugierde auf eine in uns aufkommende Angst reagieren: »Aha ..., ich spüre da eine Angst in mir hochsteigen ..., interessant ..., das ist ein intelligentes Signal meines weisen Unterbewussten ..., mhm ..., was will mir mein Körper damit sagen?«

Gelingt uns eine solche Begegnung mit der Angst, so akzeptieren wir sie zunächst erst einmal, anstatt gegen sie anzukämpfen. Dadurch können wir uns in einem nächsten Schritt der Frage zuwenden, welches unbewusste, anerkennenswerte und ungestillte Bedürfnis hinter dieser Angst steckt. Damit lenken wir unsere Aufmerksamkeit von der Angst auf das darunterliegende Bedürfnis und können uns damit auseinandersetzen, was wir bräuchten, um die Angst besser auszuhalten. Beispielsweise kann hinter einer Angst der Wunsch nach Unterstützung stehen oder das Bedürfnis nach Nähe und Kontakt oder nach Entlastung und Stressreduktion. Vielleicht ergibt sich daraus die Konsequenz, Menschen im jeweiligen Umfeld anzusprechen und um Hilfe zu bitten. Damit kommen wir aus der Opferposition, in die uns eine lähmende Angst bringt, heraus und können auf die Handlungsebene gehen.

Kurz gefasst:

- Der Ansatz von Gunther Schmidt trägt zum Verständnis der unterbewussten Funktionen von Ängsten bei.
- Ängste waren in der Evolution ein Selektionsvorteil. Sie haben die wichtige Aufgabe, uns vor Gefahren zu bewahren.
- Ängste sind Reaktionen unseres Unterbewusstseins und somit schneller und mächtiger als das Bewusstsein. Daher können Ängste nicht verhindert oder unterdrückt werden.
- Wenn wir Ängste als intelligente Signale unseres Unterbewussten verstehen, können wir der Frage nachgehen, welches anerkennenswerte Bedürfnis hinter ihnen steckt.
- Dies führt uns zu der Frage, was wir bräuchten, um die Angst besser auszuhalten.

Danksagung

An erster Stelle gilt mein Dank Dr. Wilhelm Rotthaus, der das Manuskript vollständig korrigiert und das Vorwort verfasst hat. Er hat mich auch sein Konzept der komplementären Entwicklungsaufgaben von Jugendlichen und Eltern gelehrt und es für dieses Buch zur Verfügung gestellt. Weiterhin danke ich Margarethe Kruczek-Schumacher für ihre drei ausführlichen Beiträge zum traumatherapeutischen Yoga, Afshin Amirsadri für die zahlreichen Abbildungen und Anleitungen zum therapeutischen Yoga, Privatdozentin Dr. Heidrun-Lioba Wunram für ihren Beitrag zu Sport und psychischer Gesundheit, Victoria Schumacher für mehrere Grafiken, meinem Vater, Sabine Mühle, Roman Schmitz und Dr. Gabriele Förderer für ihre Korrekturen und ihr Feedback sowie meiner Mutter, meiner Schwester und allen Freunden, darunter Oliver Abraham, mit denen ich mich immer wieder über dieses Buch austauschen konnte und die mich dazu ermutigten, weiterzuschreiben. Last, but not least danke ich den Jugendlichen und ihren Familien meiner Gruppenpsychotherapie der letzten sechs Jahre, von denen ich viel lernen durfte, sowie meinem Praxisteam, das mir den Rücken freihielt, sodass ich neben dem Praxisbetrieb dieses Buch schreiben konnte.

Fabian Schneider
Köln, im Juni 2025

Anhang: Ein Programm für guten Schlaf

Schlaf gut und träume süß! Step by step …

für Jugendliche und Erwachsene (für Kinder sollten andere Strategien angewandt werden)

Guter Schlaf ist wichtig für die körperliche und psychische Gesundheit: Das Gehirn wird im Schlaf versorgt und gereinigt, die Erinnerungen an die Erlebnisse des Tages werden verarbeitet und »verstaut«, damit Platz da ist für die neuen Eindrücke des nächsten Tages.

Step 0: Was kann ich alleine und wobei brauche ich Hilfe?

Jugendliche und Erwachsene können vieles alleine. Aber für uns alle gilt: Wenn ich alleine nicht weiterkomme, brauche ich Unterstützung. Hier solltet ihr als Erstes eure Eltern oder andere Verwandte fragen. Wenn die nicht weiterwissen, könnt ihr überlegen, ob ihr eine Profihelferin (zum Beispiel eine Therapeutin) sucht.

Step 1: Der Schlafrhythmus

Wir Menschen sind »Rhythmustiere« und haben eine »innere Uhr«. Wer Schlafprobleme hat, sollte tagsüber maximal 30 Min. Mittagsschlaf machen und möglichst ungefähr zur gleichen Zeit abends ins Bett gehen. Erwachsene Menschen brauchen in der Regel 7–8 Stunden Schlaf pro Nacht, Kinder etwas mehr. Wer abends zu früh ins Bett geht, liegt beim Einschlafen länger wach, weil der Körper noch keinen sogenannten Schlafdruck hat.

Wenn der Schlaf-Wach-Rhythmus erst einmal so richtig durcheinandergeraten oder umgedreht ist (tags schlafen und nachts wach sein), kann es sehr schwer sein, wieder in einen gesunden Rhythmus zu kommen. Dann braucht eine Jugendliche die Hilfe der Eltern und die Familie sollte psychotherapeutische Beratung in Anspruch nehmen. Wenn es auch mit Unterstützung nicht gelingt, tagsüber wach zu bleiben, sollte als letzte Hilfsmöglichkeit eine stationäre Behandlung in Erwägung gezogen werden.

Step 2: Keine Wachmacher ab 15:00 Uhr

Wer Probleme hat, einzuschlafen, sollte ab 15:00 Uhr koffein-, teein- oder taurinhaltige Getränke meiden (Kaffee, Cola, schwarzen oder grünen Tee, Energydrinks, …). Auch Kakao macht wach (Schokolade, kakaohaltige Getränke).

Step 3: Kein Blaulicht (Medien-Karenz)

Spätestens 30 Min. vor dem Zu-Bett-Gehen sowie die ganze Nacht solltest du nicht auf jegliche Bildschirme schauen: Gemeint sind Smartphone, Fernseher, Computer und alle anderen elektronischen Geräte ...

Warum? Neurologischen Erkenntnissen zufolge senden Bildschirme Licht mit einem erhöhten Anteil des blauen Spektrums aus. Unglücklicherweise weckt dieses Licht das Gehirn auf. Und auch wenn ein Blaulichtfilter genutzt wird: Wenn du Probleme hast einzuschlafen und das Smartphone in der Einschlafsituation nutzt, entfaltet es höchstwahrscheinlich eine wachhaltende Wirkung.

Auch auf dem Smartphone eingehende Nachrichten stören den Schlaf, wenn das Smartphone piept oder vibriert oder der Bildschirm leuchtet.

Step 4: Schlafhygiene: das Bett als »Einschlaf-Schalter«

Es sollte der Leitspruch gelten: »Im Bett sind nur Schlafen und Sex erlaubt!«, denn nur wenn wir im Bett nichts anderes tun (also nicht tagsüber auf dem Bett liegend lesen, das Smartphone nutzen, ...), assoziiert unser Gehirn mit dem Bett Schlaf. Wenn ich mich immer nur zum Schlafen ins Bett lege, wird schon das Ins-Bett-Legen dem Gehirn signalisieren: »Jetzt bitte einschlafen!« Das nennt man *Assoziation:* Das Gehirn reagiert auf einen Sinnesreiz (hier: ins Bett legen) automatisch mit einer Reaktion (hier: müde werden und einschlafen).

Daher wird auch empfohlen, wenn wir länger als eine Stunde erfolglos im Bett versucht haben einzuschlafen, nicht länger liegenzubleiben, sondern aufzustehen und sich außerhalb des Bettes mit etwas zu beschäftigen – zum Beispiel zu lesen (keine Bildschirmaktivitäten: siehe oben) –, bis wir wieder müde werden. Erst dann solltest du dich wieder für einen neuen Einschlafversuch ins Bett legen.

Diese Strategie gilt auch für Durchschlafstörungen, wenn du nachts aufwachst und es nicht klappt, wieder einzuschlafen.

Step 5: Die schlaflose Nacht entkatastrophisieren!

Eine einzelne schlaflose Nacht ist nicht schlimm, solange du dann tagsüber nicht lange schläfst und damit deinen Schlaf-Wach-Rhythmus durcheinanderbringst. Denn häufig schläfst du dann am nächsten Abend wieder gut ein. Wenn sich aber mehrere schlaflose Nächte aneinanderreihen, solltest du Hilfe in Anspruch nehmen.

Step 6: Das Einschlaf-Ritual zum Runterkommen

Rituale helfen bei Veränderungen und Übergangssituationen (wie abends vom Wach- in den Schlafzustand). Hier sind der Fantasie keine Grenzen gesetzt. Man kann ein Glas warme Milch trinken, ein paar Seiten in einem Buch lesen, eine Yoga-Übung machen, den anderen

Familienmitgliedern einen Gute-Nacht-Kuss geben, beten, ein Hörspiel hören ...

Möchtest du vielleicht eine Art Meditation zum Einschlafen hören?

So etwas kannst du zum Beispiel auf Youtube unter »Ohrinsel einschlafen[18]« finden.

Step 7: Auspowern

Sport und Bewegung helfen gut dabei, abends müde zu werden.

Es gibt aber Menschen, die, wenn sie spät abends noch Sport machen, dabei ihren Kreislauf so sehr aktivieren, dass sie anschließend länger brauchen, um schlafen zu können. Dann hilft es, den Zeitpunkt des Sports nach vorne zu verlegen.

Du kannst vor dem Einschlafen auch eine entspannende Körperübung, beispielsweise eine Yogapose, machen, um dein Nervensystem zu beruhigen.

Step 8: Träum was Schönes schon vor dem Einschlafen!

Werde Herr über deine Gedanken mithilfe von Imagination (gedanklicher Vorstellung), Bildern und Symbolen, Geschichten, Musik und anderem zur Entspannung.

Alles ist hilfreich, was dich weg vom Grübeln oder Nachdenken über Probleme hin zu angenehmen Gedanken führt und positive Bilder in deinem Kopf, angenehme Gefühle oder ein Gefühl der Sicherheit hervorruft. Hier seien nur einige Beispiele genannt: Traumfänger, Fantasiereisen, Erinnerungen an den letzten Urlaub, autogenes Training, Entspannungsmusik, lesen, ein schönes Bild über das Bett hängen, Imaginationsübungen von Therapeutinnen lernen, ... Das kann alles durchaus auch Spaß machen!

Step 9: Albträume und Traumata

Für häufig wiederkehrende Albträume oder für durch traumatische Erlebnisse ausgelöste nächtliche Ängste gibt es mittlerweile gute psychotherapeutische Behandlungsmethoden, zum Beispiel EMDR *(Eye Movement Desensitization and Reprocessing)*, aber auch andere Verfahren, die im Rahmen einer Psychotherapie angewandt werden können. Meistens lassen sich damit deutliche Verbesserungen erzielen oder die Albträume und Ängste gehen langfristig sogar ganz weg.

Step 10: Der Grübel-Stuhl

Wenn du im Bett endlos grübeln musst und es dir nicht gelingt, dich davon abzulenken, kannst du den Grübel-Stuhl-Trick ausprobieren: Stehe auf, zieh dir was Warmes an und setze dich auf einen Stuhl oder in einen

18 Beispielsweise verfügbar unter: https://www.youtube.com/watch?v=7mkTIISAM7I&list=PL8xeCNoUSggoWS7G9a99ApqKQX_qQgY4O&index=6.

Sessel. Hier kannst du so lange grübeln, bis du keine Lust mehr hast, du vom Grübeln müde geworden bist oder die Grübel-Gedanken von selbst aufhören. Lege dich erst wieder ins Bett, wenn du fertig mit Grübeln bist!

Solltest du allerdings auch nach einer Stunde nicht mit dem Grübeln aufhören können, empfehlen wir dir, dich aktiv davon abzulenken ... Dies kannst du zum Beispiel mit einer Einschlaf-Meditation tun oder mit einer Ablenkungstechnik, die du in der Therapie gelernt hast ...

Step 11: Sparsamer Einsatz von Medikamenten

Medikamente sollte man nur in sehr seltenen Ausnahmefällen einsetzen, wenn Psychotherapie nicht ausreicht. Keinesfalls aber sollte man nur Medikamente einnehmen ohne psychotherapeutische Behandlung.

Das klare Signal sollte immer sein: Ein Medikament kann das Problem langfristig nicht lösen, sondern es müssen andere Wege gefunden werden.

Wenn aber eine wöchentliche Psychotherapie und das oben genannte Programm nicht ausreichend helfen, kann eine Kinder- und Jugendpsychiaterin, nach Absprache mit der Psychotherapeutin, für kurze Zeit Medikamente, die nicht abhängig machen, verschreiben. Wichtig ist, vorher mit den Patientinnen und den Eltern zu vereinbaren, dass die Medikamente auf alle Fälle nur vorübergehend verabreicht und langfristig wieder abgesetzt werden.

Verzeichnis der Abbildungen

Literatur

AGA u. DAG (2019): Evidenzbasierte (S3-)Leitlinie der Arbeitsgemeinschaft Adipositas im Kindes- und Jugendalter (AGA), der Deutschen Adipositas-Gesellschaft (DAG) und der Deutschen Gesellschaft für Kinder- und Jugendmedizin (DGKJ). Therapie und Prävention der Adipositas im Kindes- und Jugendalter. AWMF-Nr. 050-002, Version August 2019. Verfügbar unter: https://register.awmf.org/assets/guidelines/050-002l_S3_Therapie-Praevention-Adipositas-Kinder-Jugendliche_2019-11.pdf [12.3.2025].

Andersen, T. (1990): Das reflektierende Team. Dialoge und Dialoge über Dialoge. Dortmund (Modernes Leben).

Andreas, S. (1994): Virginia Satir. Muster ihres Zaubers. Paderborn (Junfermann).

Asen, A. u. M. Scholz (2019): Praxis der Multifamilientherapie. Heidelberg (Carl-Auer), 4. Aufl.

Axelsdóttir, B., S. Biedilae, A. Sagatun, L. V. Nordheim a. L. Larun (2021): Review: Exercise for depression in children and adolescents – a systematic review and meta-analysis. *Child and Adolescent Mental Health* 26 (4): 347–356. DOI: 10.1111/camh.12438.

BÄK, KBV u. AWMF (2022): Nationale VersorgungsLeitlinie Unipolare Depression – Langfassung, Version 3.2. AWMF-Register-Nr. Nil-005. Verfügbar unter: register.awmf.org/de/leitlinien/detail/nvl-005 [12.1.2025]. DOI: 10.6101/AZQ/000505.

Barkowski, S., D. Frenzl, G. M. Burligame u. B. M. Strauss (2016): Wie wirksam ist Gruppenpsychotherapie im Vergleich zu Einzelpsychotherapie? *Gruppenpsychotherapie und Gruppendynamik* 52 (2): 142–155.

Berres, I. u. J. Lutteroth (2024): Teenager. 20 Minuten, die vieles verändern würden. *Der Spiegel* 15, 6.4.2024: 14.

Bohm, D. (2021): Der Dialog. Das offene Gespräch am Ende der Diskussion. Stuttgart (Klett-Cotta).

Bruner, M. W., C. D. McLaren, J. T. Sutcliffe, L. A. Gardner, D. R. Lubans, J. J. Smith a. S. A. Vella (2021): The effect of sport-based interventions on positive youth development: a systematic review and meta-analysis. *International Review of Sport and Exercise Psychology* 16(1): 368–395. DOI: 10.1080/1750984X.2021.1875496.

Bühring, P. (2020): Gruppentherapie. Bereicherung der Einzelarbeit. *Deutsches Ärzteblatt* 7: 306–307.

Bundesministerium für Gesundheit (2022): Bewegungsförderung bei Kindern und Jugendlichen in Deutschland. Bestandsaufnahme (Langversion). Verfügbar unter: https://www.bundesgesundheitsministerium.de/service/publikationen.html.

Bundeszentrum für Ernährung (2024): Ernährungspyramide. Wieviel esse ich wovon? Verfügbar unter: https://www.bzfe.de/ernaehrung/die-ernaehrungspyramide/die-ernaehrungspyramide-eine-fuer-alle/ernaehrungspyramide-wie-viel-esse-ich/ [12.3.2025].

Burlingame, G. M., A. Joyce a. B. Strauss (2013): Small group treatment: Evidence for effectiveness and mechanisms of change. In: M. J. Lambert (Hrsg.): Bergin and Garfield's Handbook of psychotherapy and behavior change. New Yorck (Wiley), 6th ed., pp. 640–689.

Burlingame, G. M., K. R. MacKenzie a. B. Strauss (2004): Small group treatment: Evidence for effectiveness and mechanisms of change. In: M. J. Lambert (Hrsg.): Bergin and Garfield's Handbook of psychotherapy and behavior change. New Yorck (Wiley), 5th ed., pp. 647–696.

Carter, T., M. Pascoe, A. Bastounis, I. D. Morres, P. Callaghan a. A. G. Parker (2021): The effect of physical activity on anxiety in children and young people: a systematic review and meta-analysis. *Journal of Affective Disorders* 285: 10–21. DOI: 10.1016/j.jad.2021.02.026.

ChangingYourBeliefs MarietteHam (2020): polarbear shaking trauma. Verfügbar unter: https://www.youtube.com/watch?v=xDlR-wl7iFI [12.3.2025].

Cierpka, M. (2001): Geschwisterbeziehungen aus familientherapeutischer Perspektive. Unterstützung, Bindung, Rivalität und Neid. *Praxis der Kinderpsychologie und Kinderpsychiatrie* 50 (6): 440–453.

Claussen, M. C., A. Currie, E. Koh Boon Yau, M. Nishida, V. Martínez, J. Burger, S. Creado, A. Schorb, R. F. Nicola, A. Pattojoshi, R. Menon, I. Glick, J. Whitehead, C. Edwards a. D. Baron (2024): First international consensus statement on sports psychiatry. *Scandinavian Journal of Medicine & Science in Sports* 34 (4). DOI:10.1111/sms.14627 [17.3.2025].

Dean, D. J., A. D. Bryan, R. Newberry, T. Gupta, E. Carol a. V. A. Mittal (2017): A supervised exercise intervention for youth at risk for psychosis. An open-label pilot study. *Journal of Clinic Psychiatry* 78 (9). DOI: 10.4088/JCP.16m11365.

Deutscher Bundestag (2024): 21 Prozent der 15-Jährigen von Mobbing betroffen. hib – heute im Bundestag, 27. März. Verfügbar unter: https://www.bundestag.de/presse/hib/kurzmeldungen-998488 [28.03.2025].

Dreher, E. u. M. Dreher(1985): Entwicklungsaufgaben im Jugendalter. In: D. Liepmann u. A. Sticksrud (Hrsg.): Entwicklungsaufgaben und Bewältigungsprobleme in der Adoleszenz. Göttingen (Hogrefe), S. 65–70.

Eidenschink, K. (2024): Die Kunst des Konflikts. Konflikte schüren und beruhigen lernen. Heidelberg (Carl-Auer).

Ferstl, E. (2014): Marie und der Zauber der Verwandlung. Fallbeispiel einer Traumabehandlung mit Ego-State-Therapie. In: W. Brächter (Hrsg.): Der singende Pantomime. Ego-State-Therapie und Teilearbeit mit Kindern und Jugendlichen. Heidelberg (Carl-Auer), S. 227–240.

Fritzsche, K. u. W. Hartman (2023): Einführung in die Ego-State-Therapie. Heidelberg (Carl-Auer), 5. Aufl.

Furman, B. (2019): Es ist nie zu spät, eine glückliche Kindheit zu haben. Dortmund (Modernes Lernen), 8. Aufl.

Gadad, B. S., M. K. Jha, A. Czysz, J. L. Furman, T. L. Mayes, M. P. Emslie a. M. H. Trivedi (2018): Peripheral biomarkers of major depression and antidepressant treatment response: Current knowledge and future outlooks. *Journal of Affective Disorders* 233: 3–14. Verfügbar unter: https://doi.org/10.1016/j.jad.2017.07.001 [12.3.2025].

Gibran, K. (2013): Der Prophet. Köln (Anaconda).

Glos, M., S. Zimmermann, T. Penzel, K. Lederer u. I. Fietze (2020): Einfluss von abendlicher Computerspielnutzung auf Parameter der Alertness und des Schlafs bei Jugendlichen. Verfügbar unter: https://refubium.fu-berlin.de/handle/fub188/36835 [12.3.2025].

Hanswille, R. B. (Hrsg.) (2024): Systemische Therapie mit Kindern, Jugendlichen und ihren Familien. Heidelberg (Carl-Auer).

Iyengar, B. K. S. (2012): Licht auf Pranayama. Das grundlegende Lehrbuch der Atemschule des Yoga. München (O. W. Barth).

Kabat-Zinn, J. (2011): Gesund durch Meditation. Das vollständige Grundlagenwerk zu MBSR. München (O.W. Barth).

Kassenärztliche Vereinigung Nordrhein (2024): Gruppenpsychotherapie. Verfügbar unter: https://www.kvno.de/praxis/abrechnung-honorar/gruppenpsychotherapie [12.3.2025].

Kauczor-Rieck, K., M. Allroggen u. G. Gradl-Dietsch (2024): Sport- und Bewegungstherapie in der Behandlung psychischer Störungen bei Kindern und Jugendlichen. *Zeitschrift für Kinder- und Jugendpsychiatrie und Psychotherapie* 52. DOI: 10.1024/1422-4917/a000961.

Keleman, S. (1985): Emotional Anatomy. Berkley, Kalifornien (Center Press).

Langenbach, M. u. S. Pape (2022): Ambulante Gruppentherapie als psychotherapeutisches Behandlungsverfahren. *Psychotherapie aktuell* 14 (4): 6–11.

Larun, L., L. V. Nordheim, E. Ekeland, K. B. Hagen a. F. Heian (2006): Exercise in prevention and treatment of anxiety and depression among children and young people. Cochrane Database of Systematic Reviews. DOI: 10.1002/14651858.cd004691.pub2.

Levine, P. (2023): Sprache ohne Worte. Wie unser Körper Trauma verarbeitet und uns in die innere Balance zurückführt. München (Kösel).

Liddle, H. (2009): Das MDFT-Manual. Multidimensionale Familientherapie. Theoretische Grundlagen und Praxis. Verfügbar unter: https://www.infodrog.ch/files/content/ff-de/spohr_mdft-manual_2009.pdf [12.3.2025].

Linsenhoff, A. (2020): Wirksamer werden. *Psychotherapeutenjournal* 1: 4–11.

Lubans, D., J. Richards, C. Hillman, G. Faulkner, M. Beauchamp, M. Nilsson, P. Kelly, J. Smith, L. Raine a. S. Biddle (2016): Physical Activity for Cognitive and Mental Health in Youth: A Systematic Review of Mechanisms. *Pediatrics 138* (3), e20161642. DOI: 10.1542/peds.2016-1642.

Matta Mello Portugal, E., T. Cevada, R. Sobral Monteiro-Junior, T. Teixeira Guimarães, E. da Cruz Rubini, E. Lattari, C. Blois a. A. Camaz Deslandes

(2013): Neuroscience of Exercise: From Neurobiology Mechanisms to Mental Health. *Neuropsychobiology*,68 (1): 1–14. DOI: 10.1159/000350946.
McCartan, C. J., J. Yap, J. Firth, B. Stubbs, M. A. Tully, P. Best, P. Webb, C. White, S. Gilbody, R. Churchill, J. J. F. Breedvelt a. G. Davidson (2020): Factors that influence participation in physical activity for anxiety or depression. A synthesis of qualitative evidence, March 2020, Cochrane Database of Systematic Reviews. DOI: 10.1002/14651858.cd013547.
Moon, H. (2022): Coaching A-Z. The Extraordinary Use of Ordinary Words. Vancouver, B. C. (Page Two).
Moon, H. [Institute of Coaching] (2023): Creating meaning together. Verfügbar unter: https://www.youtube.com/watch?v=mVU05xIrOfI [12.3.2025].
NICE (2019): Depression in children and young people: identification and management. NICE guideline, NG 134, 25.6.2019. Verfügbar unter: www.nice.org.uk/guidance/ng134 [12.3.2025].
Oberste, M., M. Medele, F. Javelle, H. Lioba Wunram, D. Walter, W. Bloch, S. Bender, O. Fricke, N. Joisten, D. Walzik, N. Großheinrich a. P. Zimmer (2020): Physical Activity for the Treatment of Adolescent Depression: A Systematic Review and Meta-Analysis. Frontiers in Physiology 11:185. DOI: 10.3389/fphys.2020.00185.
Olbrich, E. (1982): Die Entwicklung der Persönlichkeit im menschlichen Lebenslauf. In: R. Oerter u. L. Montada (Hrsg.): Entwicklungspsychologie. München (Urban & Schwarzenberg), S. 91–123).
Omer, H. (2016): Autorität durch Beziehung. Die Praxis des gewaltlosen Widerstandes in der Erziehung. Göttingen (Vandenhoeck & Ruprecht).
Perini, G., M. C. Ramusino, E. Sinforiani, S. Bernini, R. Petrachi a. A. Costa (2019): Cognitive impairment in depression. Recent advances and novel treatments. Verfügbar unter: https://doi.org/10.2147/NDT.S199746 [12.3.2025].
Pfeifer, K. u. A. Rütten (2017): Nationale Empfehlungen für Bewegung und Bewegungsförderung. *Gesundheitswesen* 79 (Suppl. 1): 2–S. Verfügbar unter: http://dx.doi.org/10.1055/s-0042-123346 [12.3.2025].
Pierrakos, J. (1987): Core Energetik. Zentrum Deiner Lebenskraft. Essen (Synthesis).
Pollani, E. (2022): Hypnose – Ego-State-Therapie – Eye Movement Integration: Drei wirkungsvolle Behandlungsmöglichkeiten in der Traumatherapie. In: M. Bohne, M. Ohler, G. Schmidt u. B. Trenkle (Hrsg.): Reden reicht nicht!? Bifokal-multisensorische Interventionsstrategien für Therapie und Beratung. Heidelberg (Carl-Auer).
Porges, S. (2010): Die Polyvagal-Theorie. Neurophysiologische Grundlagen der Therapie. Paderborn (Junfermann).
Porges, S., M. B. Sullivan, M. Erb, L. Schmalzel, S. Moonaz u. T. J. Noggle (2018): Yoga therapy and polyvagal theory. The convergence of traditional wisdom and contemporary neuroscience for self-regulation and resiliency. Verfügbar unter: https://www.frontiersin.org/journals/human-neuroscience/articles/10.3389/fnhum.2018.00067/full [12.3.2025].

Porges, S. W. u. S. Porges (2023): Sicherheit und Heilung finden. Lichtenau (Probst).

Reinicke, C. u. M. Bohne (2022): Klopfen mit Kindern. Heidelberg (Carl-Auer), 2. Aufl.

Rosenbaum, S., A. Tiedemann, C. Sherrington, J. Curtis a. P. B. Ward (2014): Physical activity interventions for people with mental illness. A systematic review and meta-analysis. *The Journal of Clinic Psychiatry* 75 (9): 964–974. DOI: 10.4088/JCP.13r08765.

Rotthaus, W. (2015): Ängste von Kindern und Jugendlichen. Heidelberg (Carl-Auer).

Rotthaus, W. (2019): Schulprobleme und Schulabsentismus. Heidelberg (Carl-Auer), S. 109–115.

Rotthaus, W. (2023a): Der aktuelle Stand der Systemischen Kinder- und Jugendlichenpsychotherapie. *Forum für Kinder- und Jugendpsychiatrie, Psychosomatik und Psychotherapie* 33 (3+4): 101–119.

Rotthaus, W. (2023b): Suizidhandlungen von Kindern und Jugendlichen. Heidelberg (Carl-Auer).

Rotthaus, W. (2025): Bezogene Bewältigung der Entwicklungsaufgaben von Kindern, Jugendlichen, jungen Erwachsenen und ihren Eltern. *Kontext* 56 (1): 51–63.

Satir, V., J. Banmen, J. Gerber, u. M. Gomori (2011): Das Satir-Modell. Paderborn (Junfermann).

Schäfer, S. (2022): Editorial. *Psychotherapie aktuell* 4: 3.

Schmidt, G. (2019): Liebesaffären zwischen Problem und Lösung. Heidelberg (Carl-Auer), 8. Aufl.

Schmidt, G. (2022): Die Gruppe als Kompetenztreibhaus – Zur hypnosystemischen Gruppenpsychotherapie. In: C. C. Unterholzer u. H. Gröger, H. (Hrsg.): Handbuch der systemischen Gruppenpsychotherapie. Heidelberg (Carl-Auer).

Schulte-Körne, G., C. Klingele, C. Zsigo u. M. Kloek (2023): S3-Leitlinie Depressive Störungen im Kindes- und Jugendalter: Wo geht es hin? Bundesgesundheitsblatt 66: 767–773. Verfügbar unter: https://doi.org/10.1007/s00103-023-03721-4 [12.3.2025].

Schweitzer, J. (2023): Schon ein einziger Burger kann Folgen haben. In: *DIE ZEIT* 36 (aktualisiert am 24.8.2023). Aus der Serie: Frisch erforscht. Verfügbar unter: https://www.zeit.de/2023/36/fast-food-gesundheit-darm-immunsystem-forschung.

Siegel, D. (2017): Das achtsame Gehirn. Freiburg im Breisgau (Arbor)

Strauß, B. u. D. Mattke (2018): Gruppenpsychotherapie, Lehrbuch für die Praxis. Berlin (Springer).

Ströhle, A. (2018): Sports psychiatry. Mental health and mental disorders in athletes and exercise treatment of mental disorders. *European Archive of Psychiatry and Clinical Neuroscience* 269: 485–498.

Stubbs, B., D. Vancampfort, M. Hallgren, J. Firth, N. Veronese, M. Solmi, S. Brand, J. Cordes, B. Malchow, M. Gerber, A. Schmitt, C. U. Correll, M. De

Hert, F. Gaughran, F. Schneider, F. Kinnafick, P. Falkai, H. J. Möller a. K. G. Kahl (2018): EPA guidance on physical activity as a treatment for severe mental illness. A meta-review of the evidence and position statement from the European Psychiatric Association (EPA), supported by the International Organization of Physical Therapists in Mental Health (IOPTMH). *European Psychiatry* 54: 124–144. DOI: 10.1016/j.eurpsy.2018.07.004.

Tran, M., S. Trinh, C. Voelz, J. Seitz u. L. Käver (2025): Zusammenhänge zwischen Mikrobiom, Darm-Hirn-Achse und Essstörungen: Aktuelle Ergebnisse. *Forum für Kinder- und Jugendpsychiatrie, Psychosomatik und Psychotherapie* 35 (1): 5–41.

Trenkle, B. (2024): Die Löwen-Geschichte. Hypnotisch-metaphorische Kommunikation und Selbsthypnosetraining. Heidelberg (Carl-Auer), 8. Aufl.

Tschuschke, V. (1996): Forschungsergebnisse zu Wirkfaktoren und Effektivität bei Gruppentherapie mit Jugendlichen. *Praxis der Kinderpsychologie und Kinderpsychiatrie* 45 (1), 38–47.

Van der Kolk, B. (2024): Verkörperter Schrecken. Traumaspuren in Gehirn, Geist und Körper und wie man sie heilen kann. Lichtenau (Probst).

Von Schlippe, A. u. J. Schweitzer (2003): Lehrbuch der systemischen Therapie und Beratung. Göttingen (Vandenhoeck & Ruprecht).

Watkins, J. G. u. H. H. Watkins (2019): Ego-States – Theorie und Therapie. Ein Handbuch. Heidelberg (Carl-Auer), 4. Aufl.

Watzlawick, P. (1983): Anleitung zum Unglücklichsein. München (Piper).

WHO (2020): WHO guidelines on physical activity and sedentary behaviour. Genf (World Health Organization).

Wittfoth, M. (2022): Über die Wiederentdeckung des Körpers. In: M. Bohne, M. Ohler, G. Schmidt u. B. Trenkle: Reden reicht nicht!? Heidelberg (Carl-Auer), S. 61–70.

Wunram, H. L., A. Kasparbauer, M. Oberste u. S. Bender (2023): Bewegung als Neuromodulator. Wie körperliche Aktivität die Physiologie der adoleszenten Depression reguliert. *Zeitschrift für Kinder- und Jugendpsychiatrie und Psychotherapie* 52 (3): 77–93. DOI: 10.1024/1422-4917/a000954.

Yalom, I. D. (2021): Theorie und Praxis der Gruppenpsychotherapie. Ein Lehrbuch. Stuttgart (Klett-Cotta).

Zanotta, S. (2014): »Nein! Hört mich denn niemand?«. Trauma-Behandlung mit Ego-State-Therapie. In: W. Brächter (Hrsg.): Der singende Pantomime. Ego-State-Therapie und Teilearbeit mit Kindern und Jugendlichen. Heidelberg (Carl-Auer), S. 241–255.

Zhang, Y., G. Li, C. Liu, J. Guan, Y. Zhang a. Z. Shi (2023): Comparing the efficacy of different types of exercise for the treatment and prevention of depression in youths. A systematic review and network meta-analysis. *Front Psychiatry* 2 (14): 1199510. DOI: 10.3389/fpsyt.2023.1199510.

Zhao, J. L., W. T. Jiang, X. Wang, Z. D. Cai, Z. H. Liu a. G. R. Liu (2020): Exercise, brain plasticity, and depression. *CNS Neuroscience & Therapeutics* 26 (9), 885–895. DOI: 10.1111/cns.13385.

Über den Autor

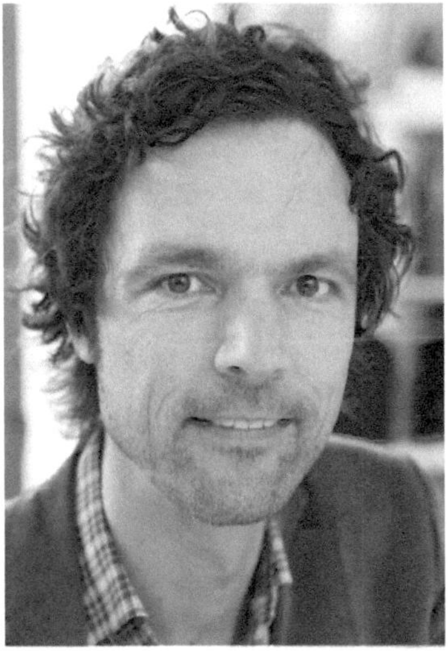

Fabian Schneider, Dr. med.; Facharzt für Kinder- und Jugendpsychiatrie und -psychotherapie; Ausbildungen in Verhaltenstherapie, Systemischer Therapie, EMDR, traumatherapeutischem Yoga und Ego-State-Therapie; seit 2012 niedergelassen in eigener Praxis; seit 2019 praktizierender Gruppenpsychotherapeut.

Alexander Korittko

Posttraumatische Belastungsstörungen bei Kindern und Jugendlichen

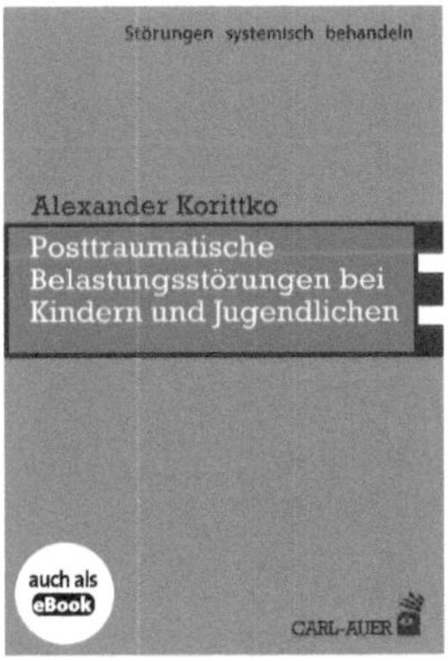

Mit einem Geleitwort
von Gerald Hüther

Mit einem Vorwort
von Dorothea Weinberg

293 Seiten, Kt, 3., aktual. Aufl. 2025
ISBN 978-3-8497-0610-4

„Wer mit traumatisierten Kindern und Jugendlichen therapeutisch arbeitet, wird durch dieses Buch sicherlich angeregt, inspiriert und ermutigt! Korittko gelingt in einer sympathisch anschaulichen Sprache eine umfassende Beschreibung der Belastungsstörungen. Dies und die vielen Beispiele aus der Praxis machen das Lesen zu einem Vergnügen – trotz der Schwere des Themas." Kontext

„Umfassend, mit einem liebevollen Blick auf die betroffenen Kinder und Jugendlichen, so einfach in der Beschreibung und gleichzeitig so präzise wie möglich, praxisrelevant auf der Grundlage langjähriger Erfahrung – das macht dieses Buch für mich besonders wertvoll. Sie sollten es lesen und in ihrer Nähe griffbereit halten, wenn Sie jemand sind, der traumatisierte Kinder und Jugendliche kompetent zu begleiten versucht."
Dr. Gerald Hüther

„Das Buch bietet einen ausgezeichneten Überblick zum Thema der Posttraumatischen Belastungsstörungen bei Kindern und Jugendlichen. Ganz systemisch wird man zu unterschiedlichen Perspektiven eingeladen, mit Theoriekonstrukten bekanntgemacht, bekommt Fallgeschichten geschildert und Interventionen präzisiert. Zentral bleibt dabei eine Grundidee: Hilfreiches therapeutisches Handeln nimmt fraglos das gesamte Familiensystem und den Kontext der Kinder und Jugendlichen in den Blick. Vielleicht ist es diese freundliche Unbeirrbarkeit Alexander Korittkos, die einen am Ende des Buches bestärkt, zuversichtlich und hoffnungsvoll zurücklässt."
Zeitschrift für systemische Therapie und Beratung

Carl-Auer Verlag • www.carl-auer.de